U0340715

本书为国家自然科学基金（81373497）资助项目

SHIYONG YIXUE YANJIU JIBEN JISHU YU FANGFA

实用医学研究基本技术与方法

卢春凤　陈廷玉　主编

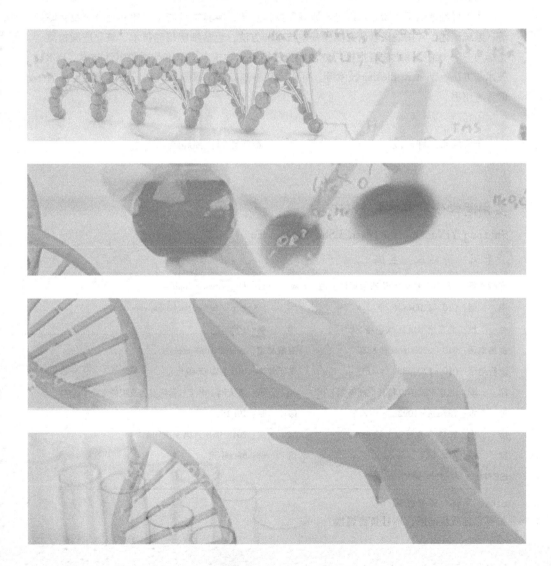

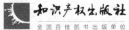

知识产权出版社

全国百佳图书出版单位

图书在版编目（CIP）数据

实用医学研究基本技术与方法/卢春凤，陈廷玉主编. —北京：知识产权出版社，2018.8

ISBN 978 – 7 – 5130 – 5650 – 2

Ⅰ.①实… Ⅱ.①卢… ②陈… Ⅲ.①医学—研究方法 Ⅳ.①R – 3

中国版本图书馆 CIP 数据核字（2018）第 139342 号

内容提要

本书详细阐明了实验技术的基本原理、操作步骤，实验中可能出现的问题及解决策略等；系统论述了常用的医学研究实验基本技术与方法，包括细胞培养技术、氧化应激检测指标与方法、细胞凋亡检测指标与方法、免疫细胞化学技术、单细胞凝胶电泳技术、PCR 技术与方法、Western Blotting 技术等。可作为从事基础医学科学研究者、医学教育工作者的参考用书。

责任编辑：许　波　　　　　　　　　　责任印制：孙婷婷

实用医学研究基本技术与方法

ShiYong YiXue YanJiu JiBen JiShu Yu FangFa

卢春凤　陈廷玉　主编

出版发行：知识产权出版社有限责任公司	网　　址：http://www.ipph.cn
电　　话：010 – 82004826	http://www.laichushu.com
社　　址：北京市海淀区气象路 50 号院	邮　　编：100081
责编电话：010 – 82000860 转 8380	责编邮箱：xubo@ cnipr.com
发行电话：010 – 82000860 转 8101	发行传真：010 – 82000893
印　　刷：北京中献拓方科技发展有限公司	经　　销：各大网上书店、新华书店及相关专业书店
开　　本：787mm×1092mm　1/16	印　　张：19.25
版　　次：2018 年 8 月第 1 版	印　　次：2018 年 8 月第 1 次印刷
字　　数：315 千字	定　　价：58.00 元

ISBN 978 -7 -5130 -5650 -2

前　言

医学，是通过科学或技术的手段处理人体的各种疾病或病变的学科，是一门应用学科，实践性强。科学规范的实验操作是每名医学科技工作者必须掌握的一门技术，也是在实验中获取准确数据和保障实验顺利完成的关键，更是科研工作者必须掌握的基本功。因此，努力提高常用医学实验基本操作技能势在必行。

本书是作者在多年研究生教学及科研工作的基础上，收集整理了国内外相关的医学研究资料，在编写每种实验技术与方法时结合了自身的经验和体会，不仅讲述了实验的基本原理和实验过程，更详细阐明了每个实验的影响因素，在不同条件下如何改进实验方法，提出了实验中可能出现的问题及解决策略，尽可能使每个实验都具有可操作性及指导性。编写过程中注重创新能力和实际操作能力，科学性强、结构严谨。本书系统地论述了医学研究实验常用的细胞培养技术、氧化应激检测指标与方法、细胞凋亡检测指标与方法、免疫细胞化学技术、单细胞凝胶电泳技术、PCR 技术与方法、Western Blotting 技术等。

全书在强调掌握基本理论、基本知识和基本技能的基础上，进一步突出规范性、科学性、先进性和适用性的要求；具有系统规范、先进新颖、内容丰富，例证、数据及图表充实等特点；是医学及相关实验室必备的工具书，既可作为高等医学院校各专业本科生、硕士研究生、博士研究生的教科书，也可作为从事医学科学研究人员及教师的参考书和工具书，以指导其更好地从事和完成科学研究工作。

由于时间仓促，加上编者水平有限，书中难免有疏漏和不妥之处，恳请读者指正，以臻完善。

本书受国家自然科学基金（81373497）项目资助。

目　　录

第一章　细胞培养基本技术

　　高等生物是由多细胞构成的整体，在整体条件下研究单个细胞或某一群细胞在体内的功能活动是十分困难的，但如果把活细胞放到体外培养，并进行观察和研究就非常方便。活细胞离体后要在一定的生理条件下才能存活和进行生理活动，而高等动植物细胞要求的生存条件更为严格。所以细胞培养技术（Cell culture technique）就是选用最佳生存条件对活细胞进行培养和研究的技术。细胞培养技术也叫细胞克隆技术（Cell cloning technique），是由一个细胞经过培养成为简单的单细胞或极少分化的多细胞，并且通过细胞培养可得到大量的细胞或其代谢产物。因为生物产品都是从细胞得来，所以细胞培养技术是生物技术中最核心、最基础的技术。细胞培养是广义的组织培养的一种形式，泛指所有体外培养，其含义是指从活体动物体内取出组织，在模拟体内生理环境等特定的条件下，进行孵育培养，使之生存并生长。细胞培养技术现已广泛应用于生物学、医学、新药研发等各个领域，成为最重要的医学研究基本方法和技术。

第一节　细胞培养概述

一、细胞培养的基本概念

1. 体外培养（*In vitro* culture）

是指将活体结构成分或活的个体从体内或其寄生体内取出，放在类似于体内生存环境的体外环境中，即模拟体内环境，使其生长和发育的方法。

2. 细胞培养（Cell culture）

是指将活细胞尤其是分散的细胞在体外进行培养的方法。

3. 组织培养（Tissue culture）

是在人为创造的无菌条件下，从生物体内取出活的组织或组织块置于培养基内，并放在适宜的环境中，进行连续体外培养以获得组织或个体。

4. 器官培养（Organ culture）

是将活体的一部分进行分离培养，是广义的组织培养形式之一。将部分或整体器官在不损伤正常组织结构的条件下进行体外培养，仍保持组织的三维结构，并能模仿在各种状态下的器官功能。

二、细胞培养方式

细胞培养方式大致可分为群体培养和克隆培养两种。群体培养（Mass culture）是将含有一定数量细胞的悬液置于含有特定培养液的培养瓶中，使细胞贴壁生长，每个细胞距离较近，汇合后形成均匀的单细胞层；克隆培养（Clonal culture）是将高度稀释的游离细胞悬液置于含有特定培养液的培养瓶中，各个细胞贴壁生长后，彼此距离较远，经过生长增殖，每一个细胞形成一个细胞集落，称为克隆（Clone）。一个细胞克隆中的所有细胞均来源于同一个祖先细胞。此外，为了制取细胞产品而设计了旋转培养法，使用大容量的圆培养瓶，在培养过程中不断地转动，使培养的细胞始终处于悬浮状态中而不贴壁。

正常细胞培养的世代数有限，只有肿瘤细胞或发生转化的细胞才能无限生长。所谓转化是指正常细胞在某种因子的作用下发生突变而具有癌性的细胞。

1. 原代培养

原代培养（Primary culture）是指直接从机体取下细胞、组织和器官后立即进行培养。原代培养的细胞保持原有细胞的基本性质，如果是正常细胞，仍然保留二倍体数。原代培养的细胞生长比较缓慢，而且繁殖一定的代数后（一般10代以内）停止生长，需要更换细胞培养基。将细胞从培养器中取出，把一部分移至新的培养器中再进行培养。

2. 细胞株

细胞株（Cell strain）是指通过选择法或克隆形成法从原代培养物或细胞

系中获得具有特殊性质或标志物的细胞群，即细胞株是用单细胞分离培养或通过筛选的方法，由单细胞增殖形成的细胞群。细胞株能够繁殖 50 代左右，其特殊性质或标志必须在整个培养期间始终存在。

3. 细胞系

原代培养物经首次传代成功后即为细胞系（Cell line），因此细胞系可泛指一般可能传代的细胞，即从肿瘤组织培养建立的细胞群或培养过程中发生突变或转化的细胞，在培养条件下可无限繁殖。其中不能继续传代，或传代次数有限的细胞系称为有限细胞系（Finite cell line）；可以连续培养的细胞系则称为无限细胞系（Continuous cell line），可培养 50 代以上并无限培养下去。常见的细胞系有人宫颈癌上皮细胞（HeLa）、人肝母细胞瘤（HepG2）、人肺癌上皮细胞（A549）、人乳腺癌上皮细胞（MCF7）、卵巢细胞（CHO）、大鼠嗜铬细胞（PC12）等。

4. 克隆

克隆即无性繁殖系或无性系。对细胞来说，克隆是指由同一个祖先细胞通过有丝分裂产生的遗传性状一致的细胞群。

三、体内、外细胞的差异与分化

1. 体内、外细胞的差异

因为细胞离体后，失去了神经体液的调节和细胞间的相互影响，生活在缺乏动态平衡相对稳定环境中，细胞长时间离体，所以易发生变化，包括：分化现象减弱；形态功能趋于单一化或生存一定时间后衰退死亡；发生转化获得不死性，变成可无限生长的连续细胞系或恶性细胞系。因此，培养中的细胞可视为一种在特定条件下的细胞群体，它们既保持着与体内细胞相同的基本结构和功能，也有一些不同于体内细胞的性状。

2. 体内、外细胞的分化

体外培养的细胞分化能力并未完全丧失，只是环境的改变，细胞分化的表现和在体内不同。细胞是否表现分化，关键在于是否存在使细胞分化的条件，如小鼠红白血病细胞在一定的因素作用下可以合成血红蛋白；血管内皮细胞在类似基膜物质底物上培养时能长成血管状结构；杂交瘤细胞能产生特异的单克隆抗体等，这些变化均属于细胞分化行为。

四、细胞培养的一般过程

细胞培养的一般过程包括准备工作、取材、细胞培养、细胞冻存及细胞复苏等。

（一）准备工作

准备工作对开展细胞培养非常重要，工作量也较大，应给予足够的重视，准备工作中某一环节的疏忽可导致实验失败或无法进行。准备工作的内容包括：器皿的清洗、干燥与消毒，细胞培养基与其他试剂的配制、分装及灭菌，无菌室或超净台的清洁与消毒，培养箱及其他仪器的检查与调试等。

（二）取材

在无菌环境下从机体取出某种组织细胞，经过一定的处理，如消化分散细胞、分离等后接种在一定的培养器皿中，这一过程称为取材。如果是细胞株的扩增培养则无取材这一过程。从理论上讲，各种动物和人体内的所有组织均可以用于体外培养。实验表明，幼体组织尤其是胚胎组织比成年个体的组织容易培养；分化程度低的组织比分化程度高的组织容易培养；肿瘤组织比正常组织容易培养。

取材时应注意以下几点：①取组织时应严格保持无菌，同时也要避免接触其他的有害物质；②取病理组织、皮肤及消化道上皮细胞时容易带菌，为减少污染可事先用抗菌素处理；③取材后应立即处理，尽快培养。如果不能立即培养，可将组织块切成黄豆般大小的组织小块，然后将组织小块放在培养液中，置于冰箱中于4℃下保存。

（三）细胞培养

将取得的组织细胞接种在培养瓶或培养板中的过程称为培养。如果所要培养的对象是组织块，可直接把组织块接种在培养器皿底部，几个小时后组织块就可贴牢在培养器皿底部，再加入细胞培养基。如果所要培养的对象是细胞，一般应在接种前进行细胞计数，按要求以一定的量（以每毫升细胞数表示）接种在培养器皿中并直接加入一定量的细胞培养基（细胞计数的具体操作方法见本章第四节）。

细胞培养时应注意以下两点：①细胞接种在培养器皿中后，应立即放入二氧化碳培养箱中，使细胞尽早进入生长状态；②正在培养中的细胞应每隔一定时间观察一次，观察的内容包括：细胞是否生长良好，形态是否正常，有无污染；细胞培养基的 pH 值是否过酸或过碱，常用酚红指示剂指示细胞培养基的 pH 值；定时检查培养温度；定时检查培养箱中 CO_2 浓度等。

一般原代培养在培养初期细胞有一段潜伏期，潜伏期为数小时到数十天，细胞在潜伏期时一般不分裂，但可贴壁和游走。过了潜伏期后细胞进入旺盛的分裂生长期。细胞长满瓶底后要进行传代培养，将一瓶中的细胞消化悬浮后分至两到三瓶中继续培养。每传代一次称为"一代"。二倍体细胞一般只能传几十代，而转化细胞系或细胞株则可无限地传代下去。转化细胞可能具有恶性性质，也可能仅有不死性（Immortality）而无恶性。培养正在生长中的细胞，即指数生长期细胞是进行各种医学研究的良好材料。

（四）细胞冻存

为了保存细胞，特别是不易获得的突变型细胞或细胞株，要将细胞冻存。冻存时一般用液氮，冻存温度为 −196℃。将细胞收集至冻存管中，加入含保护剂的细胞培养基，以一定的冷却速度冻存，最终保存于液氮中。在极低的温度下，细胞保存的时间几乎是无限的（具体操作方法见本章第四节）。冻存过程中保护剂的选用、细胞密度、降温速度及复苏时温度、融化速度等均对细胞活力有影响。目前，冻存细胞常用的保护剂为二甲亚砜（Dimethyl sulfoxide，DMSO）或甘油。

（五）细胞复苏

复苏一般采用快融方法，即从液氮中取出冻存管后，立即放入 37℃ 水中，使之在 1min 内迅速融解，然后将细胞转入培养器皿中进行培养（具体操作方法见本章第四节）。

五、主要仪器设备及消耗品

（一）设施

细胞培养常用的设施包括：无菌室、超净工作台、电热恒温培养箱（CO_2

培养箱)、倒置显微镜、液氮储存罐、电热鼓风干燥箱、低温冰箱、电子天平、恒温水浴槽、离心机、压力蒸汽消毒器、自动三重纯水蒸馏器、纯水仪、无菌过滤器、抽气泵、酸缸、细胞计数板、微量加样枪和电子细胞计数仪等。

1. 超净工作台

超净工作台(Clean bench)通过风机将空气吸入预过滤器,经由静压箱进入高效过滤器过滤,将过滤后的空气以垂直或水平气流的状态送出,可以排除工作区原来的空气,将尘埃颗粒和生物颗粒带走,以形成无菌的、高洁净的工作环境。超净工作台根据气流的方向分为垂直流超净工作台(Vertical flow clean bench)和水平流超净工作台(Horizontal flow clean bench);根据操作结构分为单边操作及双边操作两种形式;按其用途又可分为普通超净工作台和生物超净工作台。需注意超净工作台与生物安全柜(Biosafety cabinet)不同。超净工作台只能保护在工作台内操作的试剂等不受污染,并不保护工作人员,而生物安全柜是负压系统,能有效保护工作人员。

2. CO_2 培养箱

CO_2 培养箱是进行细胞、组织或细菌培养必需的关键设备,CO_2 培养箱是在普通培养的基础上加以改进的,主要是能加入 CO_2,以满足培养细胞、组织或细菌所需的环境。CO_2 培养箱是通过 CO_2 浓度传感器来控制 CO_2 的浓度。CO_2 培养箱通常设定的条件为 37℃,5% CO_2。使用 CO_2 培养箱培养细胞时应注意以下几点:①用螺旋口瓶培养细胞时,需将瓶盖微松,以保证通气;②保持培养箱内空气干净,定期消毒;③箱内放置灭菌蒸馏水,保持箱内湿度,避免培养液蒸发。

(二) 塑料器材

细胞培养所需的塑料器材包括:细胞培养板、细胞培养瓶、细胞培养皿、带刻度吸管、不带刻度吸管、各种规格离心管、冻存管、0.22μm 滤器、各种规格的枪头等。

1. 细胞培养板

细胞培养板是细胞培养实验中常用和重要的耗材。细胞培养板依据底部形状的不同可分为平底(U 形)和圆底(V 形);根据材质的不同有 Terasaki 板和普通细胞培养板;常用的细胞培养板规格有 96 孔板、48 孔板、24 孔板、12

孔板和6孔板等。不同孔板所加培养液的液面都不宜太深，一般为 2～3mm，结合不同孔的底面积就可算出各培养孔的适宜加液量。若加液量过多，会影响气体（氧气）交换，而且在搬动过程中易溢出造成污染。不同的实验需要细胞培养板的规格、形状各不相同，具体选择时根据培养细胞的类型、所需培养体积及不同的实验目的而定。各种规格的细胞培养板所接种的细胞密度，即细胞接种量（个/mL）可参考表1-1，在实验中也可依据具体实验的目的不同灵活掌握。

表1-1　各种规格细胞培养板可接种的细胞数量

细胞培养板的规格	培养面积（cm^2）	孔容量（mL）	细胞接种量（个/mL）
96 孔板	0.32	0.37	（4～5）×10^4
48 孔板	1.00	1.70	1.3×10^5
24 孔板	1.75	2.90	2.5×10^5
12 孔板	3.90	6.50	5.0×10^5
6 孔板	9.50	16.5	1.2×10^6

2. 细胞培养瓶

常用细胞培养瓶的规格有 12.5cm^2、25cm^2、35cm^2、75cm^2 和 150cm^2 等，每种培养瓶在接种细胞时的细胞接种量不同，各种规格培养瓶所接种的细胞密度（个/mL）可参考表1-2，在实验中也可依据具体实验的目的不同灵活掌握。

表1-2　各种规格细胞培养瓶的容量和接种的细胞数量

细胞培养瓶面积（cm^2）	容量（mL）	工作体积（mL）	细胞接种量（个/mL）
12.5	25	2	5.0×10^5
25.0	50	5	1.0×10^6
35.0	75	10	2.0×10^6
75.0	250	15	4.0×10^6
150	700	40	1.1×10^7

3. 细胞培养皿

常用细胞培养皿的规格有 35mm、60mm、100mm、150mm 等，每种培养皿在接种细胞时的细胞接种量不同，各种规格培养皿所接种的细胞密度（个/mL）可参考表1-3，在实验中也可依据具体实验的目的不同灵活掌握。

表1-3　各种规格细胞培养皿接种细胞数量

细胞培养皿的规格	细胞接种量（个/mL）
35mm 培养皿	1.0×10^6
60mm 培养皿	2.6×10^6
100mm 培养皿	7.0×10^6
150mm 培养皿	1.8×10^7

（三）橡胶器材

橡胶制品最好是硅制品，用来做各种瓶或试管的塞子、盖子。

（四）金属器材

剪刀、镊子、手术刀、解剖刀、血管钳、组织镊、眼科剪刀、眼科镊等手术器械。

（五）其他物品

牛皮纸、硫酸纸、铝箔纸、棉布、铝饭盒、纱布、棉花、滤纸、各种规格的试剂瓶、注射器和针头等。

六、细胞培养的无菌环境

（一）无菌室

1. 无菌室的结构

无菌室一般由更衣间、缓冲间、操作间三部分组成。

2. 无菌室的消毒和防污染

为保持无菌室的无菌状态，需要对无菌室经常进行消毒处理。通常采用以下方式对无菌室进行消毒：使用前采用紫外照射 1~2h；每周再用甲醛、乳酸、过氧乙酸熏蒸 2h；每月用新洁尔灭擦拭地面和墙壁 1 次。但在实际工作中要根据无菌室建筑材料的差异来选择合适的消毒方法。

此外，还应注意防止无菌室的污染。造成无菌室污染的可能包括：送入无菌室的风没有被过滤除菌；进出无菌室时，使外界空气直接对流进入无菌室的操作间等。

（二）超净工作台

工作原理：鼓风机驱动空气通过高效过滤器得以净化，净化的空气被慢慢吹过台面空间而将其中的尘埃、细菌甚至病毒颗粒带走，使工作区构成无菌环境。根据气流在超净工作台的流动方向不同，可将超净工作台分为侧流式、直流式和外流式三种类型。

超净工作台的使用与保养：超净工作台的平均风速保持在 0.32 ~ 0.48 m/s 为宜，过大、过小均不利于保持净化度；使用前最好开启超净工作台内紫外灯照射 10 ~ 30min，然后让超净工作台预工作 10 ~ 15min，以除去臭氧和使超净工作台的工作台面空间呈净化状态；使用完毕后，要用 70% 酒精将超净工作台的台面和台内四周擦拭干净，以保证超净台无菌。还要定期用福尔马林熏蒸超净工作台。

七、常用培养器皿的清洗消毒

细胞培养需要大量的消耗性物品，如玻璃器皿、金属器皿、塑料、橡胶制品、布类、纸类等。因此，掌握细胞培养常用器皿的清洗、消毒和灭菌知识，学会清洗、消毒方法是从事细胞培养工作必需的。

（一）清洗

在离体条件下，有害物质可直接同细胞接触，细胞对任何有害物质十分敏感，极少残留物都可以对细胞产生明显的毒副作用。因此，新的或重新使用的器皿都必须严格进行清洗处理，达到不含任何残留物的要求。

1. 玻璃器皿的清洗

玻璃器皿的洗涤一般分为浸泡、刷洗、烘干、浸酸和冲洗 5 个步骤。

（1）浸泡：新的或使用过的玻璃器皿要先用清水浸泡，软化和溶解附着物。新玻璃器皿使用前要先用自来水简单刷洗，然后用 5% 盐酸浸泡过夜；使用过的玻璃器皿往往附有大量蛋白质和油脂，干涸后不易刷洗掉，故应立即浸入清水中备刷洗。

（2）刷洗：将浸泡后的玻璃器皿放到洗涤剂水中，用软毛刷反复刷洗。不要留死角，并防止破坏器皿表面的光洁度。将刷洗干净的玻璃器皿洗净、烘干或晾干，备浸酸。

（3）烘干：将刷洗干净的玻璃器皿洗净后，放入电热鼓风干燥箱中 50 ~ 60℃烘干。

（4）浸酸：是将上述器皿浸泡到清洁液（酸液）中，通过酸液的强氧化作用清除器皿表面的可能残留物质。浸酸时间一般不应少于 6h，过夜或更长时间效果更好。另外，在放取器皿时一定要小心，注意安全。

（5）冲洗：刷洗和浸酸后的器皿必须用水充分冲洗，浸酸后器皿冲洗得是否干净，直接影响到细胞培养的成败。手工洗涤浸酸后的器皿，每件器皿至少要反复"注水—倒空"15 次以上，最后用双蒸水浸洗 2 ~ 3 次，晾干或烘干后包装备用。

2. 橡胶制品清洗

新的橡胶制品洗涤方法：先用 0.5mol/L 的 NaOH 溶液煮沸 15min，再用流水冲洗；接着用 0.5mol/L 的盐酸煮沸 15min，再用流水冲洗；用自来水煮沸 2 次，每次 15min；最后用蒸馏水煮沸 20min，然后将橡胶制品放入电热鼓风干燥箱中 50℃烤干备用。

3. 塑料制品的清洗

塑料制品的特点：质软、易出现划痕；耐腐蚀能力强，但不耐热。清洗程序：使用器皿后立即用清水清洗，浸于自来水中过夜，用纱布或棉签蘸 50℃清洗液刷洗，流水冲洗，晾干，浸于清洁液中 15min，流水冲洗 15 ~ 20 次，蒸馏水浸洗 3 次，双蒸水中泡 24h，晾干备用。

4. 包装

对细胞培养用品进行消毒前，需要进行严密包装，以便于消毒和贮存。常用的包装材料有牛皮纸、硫酸纸、铝箔纸、棉布、铝饭盒等。用铝箔包装，非常方便，适用。培养皿、注射器、金属器械等用牛皮纸包装后再装入铝饭盒内，较大的器皿可以进行局部包扎。

（二）消毒和灭菌

微生物污染是造成细胞培养失败的主要原因，常用的消毒和灭菌方法包括物理消毒法、化学消毒法和抗生素消毒法等。

1. 物理消毒法

常用的物理消毒法有紫外线消毒、高温湿热灭菌、高温干热消毒、过滤除菌等。

（1）紫外线消毒：紫外线是一种低能量的电磁辐射，可杀死多种微生物。其中，革兰氏阴性菌最为敏感，其次是革兰氏阳性菌，再次为芽孢，真菌孢子的抵抗力最强。紫外线的直接作用是通过破坏微生物的核酸及蛋白质等而使其灭活，间接作用是通过紫外线照射产生的臭氧杀死微生物。目前多用紫外线直接照射细胞培养室消毒，用法简单，效果好。

紫外灯的消毒效果与紫外灯的辐射强度和照射剂量呈正相关，辐射强度随灯与被照物距离增加而降低，照射剂量与照射时间呈正比。因此，紫外灯同被照射物的距离和照射时间要适合。离地面2m的30 W灯可照射9m²房间，每天照射2~3h，期间可间隔30min。紫外灯照射工作台的距离不应超过1.5m，照射时间以30min为宜。因为紫外灯不仅对皮肤、眼睛有伤害，且对培养细胞与试剂等也会产生不良影响，所以在进行细胞培养时不要开着紫外灯操作。

（2）高温湿热灭菌：压力蒸汽灭菌是最常用的高温湿热灭菌方法。高温湿热灭菌方法对生物材料有良好的穿透力，能造成蛋白质变性凝固而使微生物死亡。布类、玻璃器皿、金属器皿、橡胶和某些培养液都可以用此方法灭菌。不同压力，蒸汽所达到的温度不同；消毒物品不同，所需的有效消毒压力和时间不同。从压力蒸汽消毒器中取出消毒好的物品（不包括液体），应立即放到60~70℃烤箱内烘干，再储存备用，否则，潮湿的包装物品表面容易为微生物污染。煮沸消毒也是常用的湿热消毒方法，它具有条件简单、使用方便等特点。

（3）高温干热消毒：干热灭菌主要是将电热烤箱内物品加热到160℃以上，并保持90~120min，杀死细菌和芽孢，以达到灭菌的目的。主要用于灭菌玻璃器皿，如体积较大的烧杯、培养瓶等；金属器皿以及不能与蒸汽接触的物品，如粉剂、油剂等。干热灭菌后要关掉开关并使物品逐渐冷却后再打开，切忌立即打开，以免温度骤变而使箱内的玻璃器皿破裂。干烤箱内物品间要有空隙，物品不要靠近加热装置。烧灼也是灭菌方法之一，进行细胞培养时常利用台面上的酒精灯的火焰对金属器皿及玻璃器皿口缘进行烧灼消毒。

（4）过滤除菌：是将液体或气体用微孔薄膜过滤，使大于孔径的细菌等微生物颗粒阻留，从而达到除菌目的。在体外培养时，过滤除菌大多用于遇热容易变性而失效的试剂或培养液。目前，大多实验室采用 $0.22\mu m$ 的微孔滤膜滤器除菌。关键步骤是安装滤膜及无菌过滤过程。

2. 化学消毒法

新洁尔灭（苯扎溴铵）的 0.1% 水溶液可对器械、皮肤、操作表面进行擦拭和浸泡消毒。除了用新洁尔灭消毒以外，还可用 70% 酒精消毒。

3. 抗生素消毒法

抗生素主要用于消毒培养液，是培养过程中预防微生物污染的重要手段，也是微生物污染不严重时的急救方法。抗生素不同，杀灭微生物不同，应根据需要选择具体的抗生素。

可用于细胞培养的消毒灭菌方法很多，但每种方法都有一定的适应范围。如常用过滤除菌系统、紫外照射、电子杀菌灯、乳酸、甲醛熏蒸等手段消毒实验室空气；多用新洁尔灭消毒实验室地面；常用干热、湿热消毒剂浸泡、紫外照射等方法消毒培养用器皿；采用高压蒸汽灭菌或过滤除菌方法消毒培养液等。

第二节　常用细胞培养基与细胞培养基本要求

细胞的生长需要一定的营养环境，用于维持细胞生长的营养基质称为培养基。细胞培养基是人工模拟体内生长的营养环境，使细胞在此环境中有生长和繁殖的能力，是提供细胞营养和促进细胞生长增殖的物质基础。细胞培养基的组成成分主要有：水与平衡盐溶液、氨基酸、维生素、碳水化合物、无机离子及促生长因子及激素等。培养液或培养基的含义基本相同，当它是粉剂时称为培养基，而将粉剂配成液体后称为培养液。培养液中常常需补加血清、抗生素等成分。细胞培养基主要包括天然细胞培养基、合成细胞培养基和无血清细胞培养基等。

一、细胞培养基营养成分

体外培养的细胞直接生活在培养基中，因此细胞培养基应能满足细胞对营养成分、促生长因子、激素、渗透压、温度、pH 值、水、光、气体及无菌条件、无毒、无污染等诸多方面的要求。

（一）细胞生长的营养条件

营养物和水一起，又叫细胞培养液，培养液中含有细胞增殖和生长所需要的各种物质。营养物包括 N 源、C 源，这些物质与提供能量有关；无机盐、维生素、激素，这些物质与代谢调节控制有关。理想的细胞培养液可以同时解决细胞离体培养所需要的 pH 值、渗透压、营养物、调节物质的全部需要。维持细胞生长的营养条件一般包括氨基酸、单糖、维生素、无机离子与微量元素等。

1. 氨基酸

氨基酸是细胞合成蛋白质的原料。所有细胞都需要 12 种必需氨基酸，包括缬氨酸、亮氨酸、异亮氨酸、苏氨酸、赖氨酸、色氨酸、苯丙氨酸、蛋氨酸、组氨酸、酪氨酸、精氨酸、胱氨酸。此外还需要谷氨酰胺，它在细胞代谢过程中有重要作用，所含的氮是核酸中嘌呤和嘧啶合成的来源，同样也是合成一磷酸腺苷、二磷酸腺苷、三磷酸腺苷所需要的基本物质。体外培养的各种细胞培养基内都含有必需氨基酸。

2. 单糖

培养中的细胞可以进行有氧氧化与无氧酵解，六碳糖是主要能源。此外六碳糖也是合成某些氨基酸、脂肪、核酸的原料。细胞对葡萄糖的吸收能力最高，对半乳糖的吸收能力最低。体外培养动物细胞时，几乎所有的细胞培养基或培养液中都以葡萄糖作为必含的能源物质。

3. 维生素

维生素是主要辅酶、辅基的成分，在细胞培养基或培养液中是必不可少的。生物素、叶酸、烟酰胺、泛酸、吡哆醇、核黄素、硫胺素、维生素 B_{12} 均是细胞培养基或培养液常有的成分。

4. 无机离子与微量元素

细胞生长除需要钠、钾、钙、镁、氮和磷等基本元素外，还需要一些微量元素，如铁、锌、硒、铜、锰、钼、钒等。

（二）促生长因子及激素

各种激素、促生长因子对于维持细胞的功能、保持细胞的状态具有十分重要的作用。有些激素对许多细胞生长有促生长作用，如胰岛素能促进细胞利用葡萄糖和氨基酸。有些激素对某一类细胞有明显促进作用，如氢化可的松可促进表皮细胞的生长，泌乳素有促进乳腺上皮细胞生长的作用等。

（三）渗透压

细胞内外可溶于水的物质比例和种类决定细胞的膨胀与收缩程度，因为细胞膜是半透膜，只允许对自己有利的物质通过。同一物质在细胞内外的分布数量不同，当某一种极易溶于水的物质在细胞外浓度过大时，有可能导致细胞干瘪死亡，这些物质在细胞内过多时，又可导致细胞过量吸水膨胀。细胞膜调节渗透压的能力是有限的，细胞必须生活在等渗环境中，大多数培养细胞对渗透压有一定耐受性。人血浆渗透压为 290 mOsm/kg，可视为培养人体细胞的理想渗透压。鼠细胞渗透压在 320 mOsm/kg 左右。对于大多数哺乳动物细胞，渗透压在 260～320 mOsm/kg 范围内均适宜。

（四）pH 值

动物细胞大多数需要轻微的碱性条件，pH 值在 7.2～7.4。在细胞生长过程中，随着细胞数量的增多和代谢活动的加强，CO_2 不断被释放，培养液变酸，pH 值发生变化。由于 $NaHCO_3$ 容易分解为 CO_2，很不稳定，致使缓冲系统难以精确地控制。HEPES（为一种氢离子缓冲剂，能较长时间控制恒定的 PH 值）结合碳酸氢钠使用，可提供更有效的缓冲体系，主要是防止 pH 值迅速变动，但最大缺点是在开放培养或观察时难以维持正常的 pH 值。造成细胞培养基 pH 值波动的原因主要是代谢产生的 CO_2，在封闭式培养过程中 CO_2 与水结合产生碳酸，细胞培养基 pH 值下降。为解决这一问题，合成细胞培养基中使用了 $NaHCO_3$ – CO_2 缓冲系统，并采用开放培养，使细胞代谢产生的 CO_2 及时溢出培养瓶，再通过调节细胞培养箱中 CO_2 浓度，CO_2 浓度一般控制在 5%，与细胞培养基中的 $NaHCO_3$ 处于平衡状态。培养细胞环境过酸或过碱可导致细胞死亡，这主要与蛋白质的变性和细胞膜的结构受损有关。

（五）温度

当温度过低时，细胞生长缓慢甚至不生长，所以利用冷冻保藏细胞可保持细胞的原有分裂分化能力。温度过高导致细胞死亡，这主要是由酶和蛋白质所需要的最适温度决定的。多数生物大分子遇到高温后容易导致空间结构改变或者丧失，甚至导致变性。

（六）水

水是细胞需求量最大的物质，不同的物种、不同部位、不同生长期的细胞含水量差别相当大。干旱植物细胞的含水量高达 90%。水的需求量一般应与细胞培养液同时考虑。

（七）气体

气体也是细胞生存的必需条件之一，所需气体主要是 O_2 和 CO_2。O_2 可参与三羧酸循环，产生能量供给细胞生长、增殖和合成各种成分。一些细胞在缺氧情况下，通过无氧酵解也可获取能量，但多数细胞缺氧不能生存。在开放培养时，一般将细胞置于 95% 空气加 5% CO_2 的混合气体环境中。CO_2 既是细胞代谢产物，也是细胞所需成分，它主要与维持细胞培养基的 pH 值有直接关系。CO_2 除了可调节 pH 值以外，还有缓冲作用。动物细胞需要不断供给氧气和排除 CO_2，植物细胞与此相反。

（八）无菌条件

体外细胞培养是仅对所需的细胞进行培养，但环境中（如空气）有各种其他微生物，必须对所需细胞进行无杂菌的隔离培养。无菌条件是细胞离体培养最基本的条件。

（九）无毒、无污染

体外生长的细胞对微生物及一些有害有毒物质没有抵抗能力，因此细胞培养基应达到无化学物质污染；无微生物污染，如细菌、真菌、支原体、病毒等；无其他对细胞产生损伤作用的生物活性物质污染，如抗体、补体。对于天然细胞培养基，污染主要来源于取材过程及生物材料本身，应当严格选材，严格操作。对于合成细胞培养基，污染主要来源于细胞培养基配制过程，配制所用的水、器皿应保持洁净，细胞培养基配制后应严格过滤除菌。

二、天然细胞培养基

天然细胞培养基是指直接来自动物体液或利用组织分离提取的一类细胞培养基，如血浆、血清、淋巴液、胚胎浸出液等。此类细胞培养基虽然营养价值高，但其成分复杂，差异大、不稳定，来源也受到限制。水解乳蛋白和胶原是两种较好的天然细胞培养基，富含氨基酸。组织培养技术建立早期，体外培养细胞都是利用天然细胞培养基。但是由于天然细胞培养基制作过程复杂、批间差异大，因此逐渐为合成细胞培养基所替代。目前最有效和最常用的天然细胞培养基是血清，另外各种组织提取液、促进细胞贴壁的胶原类物质在培养某些特殊细胞时也是必不可少的。

（一）血清

细胞培养能否成功，培养基的质量是关键，而在细胞培养基的主要成分中，动物血清（Serum）对细胞的生长繁殖发挥着重要甚至是难以替代的作用。血清的来源有胎牛血清、小牛血清、马血清、鸡血清、羊血清及人血清，最广泛应用的为胎牛血清和小牛血清。

1. 血清种类

目前用于组织培养的血清主要是牛血清，培养某些特殊细胞也用人血清、马血清等。选择用牛血清培养细胞的原因主要包括：来源充足、制备技术成熟、经过长时间的应用实践人们对其有比较深入的理解。牛血清对绝大多数哺乳动物细胞都是适合的，但并不排除在培养某种细胞时使用其他动物血清更合适。牛血清是细胞培养中用量最大的天然细胞培养基，其含有丰富的细胞生长必需的营养成分，具有极为重要的功能。牛血清分为小牛血清、新生牛血清、胎牛血清。胎牛血清应取自剖腹产的胎牛；新生牛血清取自出生24h之内的新生牛；小牛血清取自出生 10～30d 的小牛。显然，胎牛血清是品质最高的，因为胎牛还未接触外界，血清中所含的抗体、补体等对细胞有害的成分最少。

2. 血清的主要成分

血清是由血浆去除纤维蛋白后，形成的一种很复杂的混合物，其组成成分大部分已知，但还有一部分尚不清楚，且血清组成及含量常随供血动物的性别、年龄、生理条件和营养条件不同而异。血清中含有各种血浆蛋白、多肽、脂肪、碳水化合物、生长因子、激素、无机物等，这些物质对细胞的生长有促进或抑制作用且达到平衡状态。目前，对血清的成分和作用的研究虽有很大进展，但仍存在一些问题，一是血清的成分可能有几百种之多，目前对其准确的成分、含量及其作用机制仍不清楚，尤其是对其中一些多肽类生长因子、激素和脂类等尚未充分认识；二是血清都是批量生产，各批量之间差异很大，而且血清保存期至多一年，因此，要保证每批血清的相似性极为困难，从而使实验的标准化和连续性受到限制；三是不能排除血清中含有易变物质，这被认为是细胞污染的主要原因之一。

3. 血清主要作用

（1）血清可提供细胞生长所需的基本营养物质：如氨基酸、维生素、无机物、脂类物质、核酸衍生物等，所以血清是细胞生长必需的物质。

（2）血清可提供细胞生长所需的激素和各种生长因子：如胰岛素、肾上腺皮质激素、类固醇激素等。生长因子如成纤维细胞生长因子、表皮生长因子、血小板生长因子等。

（3）血清可提供细胞生长所需的结合蛋白：结合蛋白的作用是携带重要的低分子量物质，如白蛋白携带维生素、脂肪以及激素等；转铁蛋白携带铁。结合蛋白在细胞代谢过程中起重要作用。

（4）血清可提供细胞生长所需的促接触因子和伸展因子：使细胞易于贴壁而免受机械损伤，可对培养中的细胞起到保护作用。

（5）血清对培养中的细胞起到某些保护作用：有一些细胞，如内皮细胞、骨髓样细胞可以释放蛋白酶，血清中含有抗蛋白酶成分，可起到中和作用。这种作用是偶然发现的，现在则有目的的使用血清来终止胰蛋白酶的消化作用。因为胰蛋白酶已经被广泛用于贴壁细胞的消化传代。血清蛋白形成了血清的黏度，可以保护细胞免受机械损伤，特别是在悬浮培养搅拌时，黏度起到重要作用。

（6）血清还含有一些微量元素和离子，它们在代谢解毒中起重要作用，如氧化硒（SeO$_3$）和硒（Se）等。

4. 细胞培养中使用血清的缺点

血清成分复杂，虽然含有许多对细胞有利的成分，也含有对细胞有害的成分，使血清有以下几个明显的缺点：①对大多数细胞，在体内状态血清不是它们接触的生理学液体，只是在损伤愈合以及血液凝固过程中才接触血清，因此使用血清有可能改变某种细胞在体内的正常状态，血清可能促进某些细胞的生长，如成纤维细胞，同时抑制另一类细胞生长，如表皮细胞；②血清含一些对细胞产生毒性的物质，如多胺氧化酶，能与来自高度繁殖细胞的多胺反应，如精胺、亚精胺，形成有细胞毒性作用的聚精胺，补体、抗体、细菌毒素等都会影响细胞生长，甚至造成细胞死亡；③动物个体不同，血清产地、批号不同，每批质量差异甚大，其成分不能保持一致；④取材中可能带入支原体、病毒，对细胞产生潜在影响，可能导致实验失败或实验结果不可靠；⑤血清的使用使得实验和生产的标准化困难，其中的蛋白质使得某些转基因蛋白生物药品生产中分离纯化工作很难完成。

5. 血清的质量标准

血清质量高低取决于两方面因素：一是取材对象，二是取材过程。用于取材的动物应健康无病并且在指定的出生天数之内，取材过程应严格按照操作规程执行，制备的血清要经过严格的质量鉴定。对牛血清的质量也有严格的要求，包括蛋白质含量、细菌、真菌、支原体、牛病毒、大肠杆菌噬菌体、细菌内毒素，支持细胞增殖检查。血清质量的鉴定一般包括：理化性质、微生物检测及促生长效果等方面。

（1）理化性质：如渗透压、pH 值、蛋白电泳图谱、蛋白含量、激素水平、内毒素等。蛋白含量包括血清总蛋白含量，一般要求不低于 35 ~ 45g/L；球蛋白含量，应小于 20g/L；血红蛋白含量等。其中球蛋白含量是一项非常重要的指标，血清中球蛋白主要是抗体，球蛋白含量越低，血清质量越高。血红蛋白含量也是越低越好。

（2）微生物检测：包括细菌、真菌、支原体、病毒等。特别是对支原体、病毒的检测，支原体是一种很小的微生物，可通过孔径 22μm 的滤膜。支原体、病毒污染在光学显微镜下难于察觉，细胞也能生长繁殖，但会影响实验结果。目前，检测支原体的方法很多，如培养法、PCR 法、荧光染色法、电镜观察法等。

（3）促生长效果：促生长效果是血清重要的特性之一，应当以培养的细胞来检测。检测促生长效果的方法有克隆形成率测定法、贴瓶率测定法和连续传代培养法。

①克隆形成率测定法：一般以悬浮生长的细胞为培养对象，按有限稀释法做克隆化培养，将不同批号的血清配制成不同浓度的培养基，细胞也稀释成不同浓度，接种到 96 孔板，每孔 200μL，培养一定时间，统计有克隆生长的孔，计算出百分比，再与对照的标准血清相比较，可检测出不同批号血清间的区别。比较低的浓度，更能观察出血清质量间的细微差别。

②贴瓶率测定法：是以贴壁细胞为培养对象，将细胞稀释至低密度，接种至平皿，每皿 200 个或 100 个细胞，以不同浓度的血清培养基培养，培养一定时间后弃培养基，染色后统计集落数，计算出集落数占接种细胞数的百分比，同样再与标准血清比较，判断血清质量高低。

③连续传代培养法：是将细胞培养于 3 个一定体积的培养瓶中，待测血清配制为 5% 浓度，一般于第 7 天收集细胞，计数，取平均值，中间可以更换一次细胞培养基。连续测试 3 个周期以上，观察细胞生长状况，并将每次的计数结果与标准血清的测试结果比较，判断血清质量高低。

对于使用者，判断血清质量先从外观入手。好的血清应该是透明清亮的，呈土黄色或棕黄色，无沉淀或极少沉淀，比较黏稠。如发现血清浑浊、不透明、含有许多沉淀物，说明血清污染或血清中的蛋白质变性；若血清呈棕红色，说明血清中的血红蛋白含量较高，取材时有溶血现象；如果摇晃时感觉液体稀薄，说明血清中掺入的生理盐水过多。如果要进一步了解血清的质量，则应连续培养某些细胞，观察细胞生长状况。

6. 血清的使用与储存

正确地使用及保存血清，才能使血清发挥应有的作用。

（1）使用前处理：大部分血清在使用前必须灭活处理，即将血清放在56℃水浴锅内，水浴 30min。灭活的目的是去除血清中的补体成分，避免补体对细胞产生毒性作用。血清经过灭活也会损失一些对细胞有利的成分，如生长因子，因此也有人提出血清不经灭活直接用于培养，这样做的前提是确认血清中不含补体成分。对于一些品质高的胎牛血清和新生牛血清可以考虑不经灭活直接用于细胞培养。

（2）储存条件：血清一般储存于 - 20℃下，同时应避免反复冻融。购买大包装的血清后，首先要灭活处理，然后分装成小包装，储存于 - 20℃下，使用前融化，融化时最好先将血清置于4℃下。融化后的血清在4℃下不宜长时间存放，应尽快使用。

（3）使用浓度：血清作为合成细胞培养基的一种添加成分，与合成细胞培养基混合使用，使用浓度一般为5% ~ 20%，最常用的是10%。过多血清容易使培养中的细胞发生变化，特别是一些二倍体的无限细胞系，迅速生长之后容易发生恶性转化。

（二）水解乳蛋白

水解乳蛋白（Lactalbumin hydrolysate）为乳白蛋白经蛋白酶和肽酶水解的产物，含有丰富的氨基酸，是常用的天然细胞培养基，可用于许多细胞和原代细胞的培养。细胞培养中一般为0.5%水解乳蛋白（用平衡盐溶解）与合成细胞培养基（如MEM）按1：1混合使用。目前在生产中主要用于地鼠肾细胞等细胞的培养和维持。

（三）胚胎浸出液

胚胎浸出液（Embryonic extract）是早期动物细胞培养中应用的天然细胞培养基，现已很少使用。

三、合成细胞培养基

合成细胞培养基是根据天然细胞培养基的成分，用化学物质模拟合成、人工设计、配制的细胞培养基。合成细胞培养基是用化学成分明确的试剂配制的培养基，组分稳定，主要包括糖类、必需氨基酸、维生素、无机盐类等。自1950年199细胞培养基问世以来，合成细胞培养基发展至今已有几十种，除了基础合成细胞培养基之外，近年来还出现了营养成分更加丰富的低血清细胞培养基。由于细胞种类和培养条件不同，适宜的合成细胞培养基也不同。由于天然细胞培养基的一些营养成分不能被合成细胞培养基完全代替，因此一般需在合成细胞培养基中添加5% ~ 10%的小牛血清。小牛血清的加入对细胞培养非常重要，但小牛血清的成分复杂，这对培养产物的分离纯化和检测会带来一定的不便，为减少小牛血清的影响，开发了营养成分更加丰富的低血清细胞培养基，可以将小牛血清的使用量降低到 1% ~ 3%。

（一）基本组分

合成细胞培养基的基本组分包括四大类物质：无机盐、氨基酸、维生素、碳水化合物。

1. 无机盐

常用的合成细胞培养基中的无机盐有氯化钙（$CaCl_2$）、氯化钾（KCl）、硫酸镁（$MgSO_4$）、氯化钠（NaCl）、碳酸氢钠（$NaHCO_3$）、磷酸二氢钠（NaH_2PO_4）等。这些无机盐对调节细胞渗透压、某些酶的活性及溶液的酸碱度都是必需的。

2. 氨基酸

常用的合成细胞培养基中的氨基酸有缬氨酸、亮氨酸、异亮氨酸、苏氨酸、赖氨酸、色氨酸、苯丙氨酸、蛋氨酸、组氨酸、酪氨酸、精氨酸、L 型胱氨酸。它们都是细胞用以合成蛋白质的必需原料，不能由其他氨基酸或糖类转化合成。除此之外，还需要谷氨酰胺。谷氨酰胺具有特殊的作用：能促进各种氨基酸进入细胞膜；它所含的氮是核酸中嘌呤和嘧啶的来源，还是合成一磷酸腺苷、二磷酸腺苷和三磷酸腺苷的原料。细胞需要谷氨酰胺合成核酸和蛋白质，谷氨酰胺缺乏可导致细胞生长不良甚至死亡。在配制各种培养液中都应补加一定量的谷氨酰胺。值得注意的是：谷氨酰胺在溶液中很不稳定，在 4℃ 下放置 1 周可分解 50%，使用中最好单独配制，置于 – 20℃ 冰箱中保存，用前加入培养液中。

3. 维生素

维生素（Vitamin）是一系列有机化合物的统称。它们是生物体所需要的微量营养成分，而一般又无法由生物体自己生产。维生素是维持细胞生长的一种生物活性物质，在细胞中大多形成酶的辅基或辅酶，对细胞代谢有重大影响。维生素包括脂溶性维生素（Lipid soluble vitamin）和水溶性维生素（Water soluble vitamin）两大类。脂溶性维生素是由长的碳氢链或稠环组成的聚戊二烯化合物。脂溶性维生素常从血清中得到补充，包括维生素 A（抗干眼醇）、维生素 D（钙化醇、抗佝偻病维生素）、维生素 E（生育酚、抗不育维生素）及维生素 K（抗出血维生素）等。水溶性维生素是能在水中溶解的一组维生素，常是辅酶或辅基的组成部分，包括 B 族维生素和维生素 C（抗坏血酸）等。B 族维生素主要有维生素 B_1（硫胺素）、维生素 B_2（核黄素）、维生素 B_3（烟酸、尼克酸、维生素 PP）、维生素 B_4（腺嘌呤）、维生素 B_5（泛酸）、维生素 B_6（包括吡哆醇、吡哆醛和吡哆胺 3 种）、维生素 B_7（生物素）、维生素 B_{12}（钴胺素）、维生素 B_{13}（乳酸清）、维生素 B_{15}（潘氨酸）、烟酸、泛酸、叶酸等，对具有合成胶原能力的细胞更为重要。

4. 碳水化合物

碳水化合物是细胞生命的能量来源，有的是合成蛋白质和核酸的成分。主要有葡萄糖、核糖、脱氧核糖和丙酮酸钠等。体外培养动物细胞时，几乎所有细胞培养基或培养液中都以葡萄糖作为必含的能量来源物质。

5. 葡萄糖和谷胺酰胺的合理使用

乳酸是葡萄糖不完全氧化的产物。研究表明，体外培养条件下 95% 的葡萄糖转变为乳酸，降低了营养物质的代谢效率，降低细胞培养基 pH 值，增加渗透压。在氧气供给不足的情况下，NADH 转运系统苹果酸—天冬氨酸穿梭系统活性低而不能将糖酵解产生的 NADH 氧化磷酸化为 NAD^+，细胞只能以降低能量需求的方式，如激活乳酸脱氢酶，将糖酵解产生的丙酮酸与 NADH 反应生产乳酸和 NAD^+，从而保证了糖酵解的顺利进行。另一个可能的解释是连接糖酵解与三羧酸循环（Tricarbo xylic acid cycle）的特异性酶活性低下，直接导致糖酵解与 TCA 循环的失衡。因此在体外培养条件下，葡萄糖主要经糖酵解降解，产生过量的乳酸。减少乳酸产生最常用的方法是限制细胞培养基中葡萄糖的含量，但葡萄糖含量过低可造成细胞营养供应不足，细胞生长抑制。该方法需要对葡萄糖的消耗与需求、乳酸的生产速率以及目的蛋白的表达量等参数进行综合考虑方可应用。

在目前常用的细胞培养基中，葡萄糖和谷胺酰胺是体外培养动物细胞的主要能源，其能量代谢通路与体内完全不同，表现为葡萄糖主要经糖酵解途径为细胞提供能量，谷胺酰胺大部分通过不完全氧化途径，另一小部分通过完全氧化为细胞供能。因此，适当的调整细胞内的代谢途径，使之能促进细胞的快速生长和产物合成，同时减少代谢抑制物的生成是一种有效的方法。

许多动物细胞如中国仓鼠卵巢细胞（Chinese hamster ovary，CHO）、幼地鼠肾细胞（Baby hamster kidney cell，BHK）和杂交瘤细胞对营养物质葡萄糖和谷氨酰胺的消耗利用很快。然而对于细胞生长而言，二者的快速利用并非细胞必需；相反相当一部分转化为代谢废物乳酸和氨，以及一些非必需氨基酸，如丙氨酸，脯氨酸。其中，乳酸和氨是两种主要代谢废物，其积累可影响细胞生长。减少这两种代谢产物的积累，是大规模细胞培养技术研究的重要方向。氨是由谷氨酰胺和天冬酰胺产生的。限制细胞培养基中谷氨酰胺的含量亦是减少氨生成的常用方法。

6. 其他组分

除了以上与细胞生长有关的物质以外，细胞培养基中一般还要加入酚红。酚红是一种 pH 值指示剂，当溶液呈酸性时，pH 值小于 6.8，呈黄色；当溶液呈碱性时，pH 值大于 8.4，呈红色。在较为复杂的培养液中还包括核酸降解物如嘌呤和嘧啶两类以及氧化还原剂如谷胱甘肽等。有的细胞培养液还直接加入了三磷酸腺苷和辅酶 A。

（二）常用基础细胞培养基

细胞培养基通常指基础合成细胞培养基，主要成分为氨基酸、维生素、碳水化合物、无机盐、辅助物质（核酸降解物、氧化还原剂等）。常用基础细胞培养基包括：DMEM 细胞培养基、RPMI-1640 细胞培养基、DMEM/F12 细胞培养基、HamF10/F12 细胞培养基、BME 细胞培养基、MEM 细胞培养基、199 细胞培养基、IMEM 细胞培养基、McCoy's 5A 细胞培养基及 Fischer's 细胞培养基等。

1. DMEM 细胞培养基

DMEM 是达尔伯克改良伊格尔培养基（Dulbecco's modified eagle's medi-um），是一种含各种氨基酸和葡萄糖的细胞培养基，是在 MEM 细胞培养基的基础上研制的。与 MEM 细胞培养基比较，DMEM 细胞培养基增加了各种成分的用量，同时又分为高糖型（低于 4500mg/L）和低糖型（低于 1000mg/L）。生长快、附着性稍差的肿瘤细胞培养、克隆培养时用高糖型效果较好，常用于杂交瘤的骨髓瘤细胞和 DNA 转染的转化细胞培养。该类细胞培养基被广泛应用于疫苗生产和各种初代病毒宿主细胞的细胞培养及单一细胞培养。

2. RPMI-1640 细胞培养基

RPMI-1640 细胞培养基是由 Hoore 等于 1967 年在 Roswell Park Memorial Institute 研制的，主要针对淋巴细胞培养设计，由平衡盐溶液、21 种氨基酸与 11 种维生素等组成，广泛用于多种正常细胞和肿瘤细胞培养，也可用于悬浮细胞培养。

3. DMEM/F12 细胞培养基

DMEM 细胞培养基和 F12 细胞培养基按照 1∶1 比例混合效果最佳，营养成分丰富，且可以使用较少血清，或作为无血清培养基的基础培养基。

4. HamF10/F12 细胞培养基

HamF10/F12 细胞培养基是由 Ham 设计的，含微量元素，可在血清含量低时用，适用于克隆化培养。F10 适用于仓鼠、人二倍体细胞，特别适合于羊水细胞培养。

5. BME 细胞培养基

BME 细胞培养基即基础 Eagle 培养基（Basal medium eagle），由 Eagle 设计，由平衡盐溶液、12 种氨基酸、谷氨酰胺与 8 种维生素组成。简单、便于添加，适于各种传代细胞系和特殊研究用，在此基础上改良的细胞培养基品种有 MEM、DMEM、IMEM 细胞培养基等。

6. MEM 细胞培养基

MEM 细胞培养基即低限量 Eagle 培养基（Minimal essential medium），是动物细胞培养中常用的细胞培养基，主要用于贴壁细胞的培养。在 1959 年被修改，删去赖氨酸、生物素，增加氨基酸浓度，修改配方后也可用于其他类型细胞培养，适合多种细胞单层生长，有可高压灭菌品种，是一种最基本、适用范围最广的细胞培养基。

7. 199 细胞培养基

1950 年由 Morgar 等设计，首次将人工综合的 199 细胞培养基用于鸡胚组织细胞的培养。199 细胞培养基除平衡盐溶液外，含有 53 种成分，为全面培养基。人工综合细胞培养基具有成分明确、稳定不变等优于天然细胞培养基的特点，常用于各类细胞培养，广泛用于病毒学研究、疫苗生产。

8. IMEM 细胞培养基

IMEM 细胞培养基是由 Iscove's 改良的 Eagle 培养基，增加了几种氨基酸和胱氨酸含量。

9. McCoy's 5A 培养基

1959 年 MeCoy 为肉瘤细胞设计，由平衡盐溶液与 40 种成分组成，用于正常和肿瘤细胞，可支持多种如骨髓、皮肤、肺和脾脏等的原代移植物的生长，除适用于一般的原代细胞培养外，主要用于组织活检培养、一些淋巴细胞培养以及一些难培养细胞的生长支持。

不同类型细胞在培养时要选择适合的培养基，有关不同类型细胞推荐使用的培养基见表 1-4。

表 1-4　不同类型细胞推荐使用的培养基

细胞系	细胞类型	种属	组织	推荐使用的培养基
CHO	上皮细胞	仓鼠	卵巢	F12，10% 胎牛血清
HeLa	上皮细胞	人	子宫颈癌	MEM，10% 胎牛血清
A549	上皮细胞	人	肺癌	F12K，10% 胎牛血清
BHL-100	上皮细胞	人	乳房	McCoy's 5A，10% 胎牛血清
Chang	上皮细胞	人	肝脏	BME，10% 小牛血清
Clone 9	上皮细胞	大鼠	肝脏	F12K，10% 胎牛血清
MCF7	上皮细胞	人	乳腺癌	MEM，10% 胎牛血清
WI-38	上皮细胞	人	胚胎肺	BME，10% 胎牛血清
WISH	上皮细胞	人	羊膜	BME，10% 胎牛血清
3T6	成纤维细胞	小鼠	胚胎	DMEM，10% 胎牛血清
293	成纤维细胞	人	胚胎肾	MEM，10% 热灭活马血清
A9	成纤维细胞	小鼠	结缔组织	DMEM，10% 胎牛血清
BALB/3T3	成纤维细胞	小鼠	胚胎	DMEM，10% 胎牛血清
Jensen	成纤维细胞	大鼠	肉瘤	McCoy's 5A，5% 胎牛血清
McCoy	成纤维细胞	小鼠	未知	MEM，10% 胎牛血清
Daudi	成淋巴细胞	人	淋巴瘤病人血液	RPMI-1640，10% 胎牛血清
H9	成淋巴细胞	人	T 细胞淋巴瘤	RPMI-1640，20% 胎牛血清
HL-60	成淋巴细胞	人	早幼粒细胞白血病	RPMI-1640，20% 胎牛血清
KG-1	骨髓白细胞	人	红白血病病人骨髓	IMDM，20% 胎牛血清
WEHI-3b	类巨噬细胞	小鼠	骨髓单核细胞白血病	DMEM，10% 胎牛血清

（三）干粉细胞培养基的配制

1. 配制干粉细胞培养基应注意的问题

配制干粉细胞培养基要注意以下问题：①认真阅读说明书，说明书都注明干粉不包含的成分，如 $NaHCO_3$、谷氨酰胺、丙酮酸钠、HEPES 等。这些成分有些是必须添加的，如 $NaHCO_3$、谷氨酰胺，有些根据实验需要决定。②配制时要保证充分溶解，$NaHCO_3$、谷氨酰胺等物质都要等培养基完全溶解之后才能添加。③配制所用的水应是三蒸水或去离子水，离子浓度很低。④所用器皿应严格消毒。⑤配制好的细胞培养基应尽快过滤，无菌保存于4℃下。

2. 配制方法

以 1640 细胞培养基为例介绍干粉细胞培养基的配制方法：①在一个尽可能接近总体积的容器中加入比预期细胞培养基总体积少5%的三蒸水或去离子水（约900mL）。②称取 10.4g 1640，加入三蒸水或去离子水中，轻轻搅拌，不要加热，等完全溶解后再加后面组分。③溶解后，先加入 0.8g $NaHCO_3$，使其充分溶解。④溶解后，加入 HEPES（Buffer）4.9g（25mmol），使其充分溶解。⑤溶解后，再加入抗生素（青霉素50mg，链霉素50mg），用三蒸水或去离子水定容到1000mL，搅拌溶解。注意不要过分搅拌。⑥通过缓慢搅拌加入 1mol/L NaOH 或 1mol/L HCl 调节 pH 值为 7.0~7.1，由于 pH 值在过滤时会上升0.1~0.3，所以应调节 pH 值，使它比最终想要的 pH 值低 0.2~0.3。⑦调节 pH 值后，用 0.22μm 微孔滤膜过滤到消毒无菌瓶中。⑧使用前按比例加入一定量的小牛血清或胎牛血清（Fetal bovine serum，FBS）。

四、无血清细胞培养基

无血清培养基（Serum free medium，SFM）是指在使用中无须添加血清就可以维持细胞在体外较长时间生长繁殖的细胞培养基，且其组成成分不含任何动物组分。但是它们可能包含个别蛋白或大量蛋白组分。按照组分不同可以将其分为无动物组分无血清细胞培养基和化学限定无血清细胞培养基，前者组分中可能含有某些植物来源成分，而后者完全由化学成分明确的组分组成。其中，无动物组分无血清细胞培养基是目前在医学研究中应用最广泛的，它提高了细胞培养的质量，避免了使用血清带来的麻烦。目前，已有多种无血清细胞培养基上市，如杂交瘤细胞无血清培养基、CHO 细胞无血清培养基、Vero 细胞无血清培养基和 NSO 细胞无血清培养基等。无血清细胞培养基通常添加生长附加成分，如激素与生长因子、低分子营养成分和转铁蛋白等促细胞生长的成分，一般包括胰岛素、孕酮、硒酸钠、腐胺、转铁蛋白等。

（一）无血清细胞培养基的基本配方

基本成分为基础细胞培养基及添加组分两大部分。用于生物制药和疫苗生产的细胞在体外培养时，多数呈贴壁生长或兼性贴壁生长。而当其在无血清、无蛋白培养基中生长时，由于缺乏血清中的各种粘附贴壁因子，如纤粘连蛋白、层粘连蛋白、胶原等，细胞往往以悬浮形式生长。无血清细胞培养基添加组分包括：促贴壁物质、促生长因子及激素、酶抑制剂、结合蛋白和转运蛋、微量元素等几大类物质。

1. 促贴壁物质

许多细胞必须贴壁才能生长，这种情况下无血清细胞培养基中一定要添加促贴壁和扩展因子，一般为细胞外基质如纤粘连蛋白、层粘连蛋白等。它们还是重要的分裂素以及维持正常细胞功能的分化因子，对许多细胞的繁殖和分化起着重要作用。纤粘连蛋白主要促进来自中胚层细胞的贴壁与分化，这些细胞包括成纤维细胞、肉瘤细胞、粒细胞、肾上皮细胞、肾上腺皮质细胞、CHO、成肌细胞等。

2. 促生长因子及激素

针对不同细胞添加不同的生长因子。激素也是刺激细胞生长、维持细胞功能的重要物质，有些激素是许多细胞生长必不可少的，如胰岛素。

3. 酶抑制剂

培养贴壁生长的细胞需要用胰酶消化传代，在无血清细胞培养基中必须有酶抑制剂，以终止酶的消化作用，达到保护细胞的目的。最常用的是大豆胰酶抑制剂。

4. 结合蛋白和转运蛋白

转铁蛋白和牛血清白蛋白是常见的结合蛋白和转运蛋白。牛血清白蛋白的添加比较大，可增加细胞培养基的黏度，保护细胞免受机械损伤。许多旋转式培养的无血清细胞培养基都含有牛血清白蛋白。

5. 微量元素

硒是最常见的微量元素。

（二）使用方法

目前，血清仍是动物细胞培养中最基本的添加物，尤其是在原代培养或者细胞生长状况不良时，一般先使用有血清的细胞培养基进行培养，待细胞生长旺盛以后，再换成无血清细胞培养基。细胞转入无血清细胞培养基培养要有一个适应过程，一般要逐步降低血清浓度，从10%减少到5%、3%、1%，直至无血清培养。在降低血清浓度过程中要注意观察细胞形态是否发生变化，是否有部分细胞死亡，存活细胞是否还保持原有的功能和生物学特性等。在实验后这些细胞一般不再继续保留，很少有细胞能够长期培养于无血清细胞培养基而不发生改变的。细胞转入无血清培养之前，要留有种子细胞，种子细胞按常规培养于含血清的细胞培养基中，以保证细胞的特性不发生变化。

为了使细胞适应无血清培养，关键的是使所培养细胞处于对数生长中期；活细胞率 >90%；适应时以较高的起始细胞接种。现有两种方法可使细胞适应无血清细胞培养基：直接适应和连续适应。

1. 直接适应

直接适应是指细胞从添加血清的细胞培养基直接转换到无血清细胞培养基中。一些类型细胞可直接从包含血清的细胞培养基适应无血清细胞培养基。对于直接适应，接种细胞密度应该是 $2.5 \times 10^5 \sim 3.5 \times 10^5$ 个/mL；当细胞密度达到 $1 \times 10^6 \sim 3 \times 10^6$ 个/mL 时，可传代培养细胞；当细胞密度在培养 4 ~ 7d 后达到 $2 \times 10^6 \sim 4 \times 10^6$ 个/mL 时，细胞完全适应了无血清细胞培养基；每隔 3 ~ 5d，当细胞密度达到 $1 \times 10^6 \sim 3 \times 10^6$ 个/mL，细胞存活率在90%时，贮备的适应了无血清细胞培养基的细胞培养物应该再次传代培养。

2. 连续适应

连续适应是指分几步把细胞从添加血清的细胞培养基转换到无血清细胞培养基中，与直接适应相比较，连续适应趋向对于细胞更加温和一些。

以2倍正常接种密度接种生长活跃的细胞培养物到75%有血清细胞培养基：25%无血清细胞培养基混合培养基中，传代培养；当细胞密度 $>5 \times 10^5$ 个/mL时，以 $2 \times 10^5 \sim 3 \times 10^5$ 个/mL 细胞密度，在有血清细胞培养基：SFM 为 50：50 的混合细胞培养基中传代培养；以 $2 \times 10^6 \sim 3 \times 10^6$ 个/mL 细胞密度，25% 有血清细胞培养基和 75% 无血清细胞培养基中传代培养；当细胞密度达到 $1 \times 10^6 \sim 3 \times 10^6$ 个/mL（接种后 4 ~ 6d），在 100% 无血清细胞培养基中传代培养；每隔 3 ~ 5d，当细胞密度达到 $1 \times 10^6 \sim 3 \times 10^6$ 个/mL，细胞存活率在 90% 时，所贮备的适应了无血清细胞培养基的细胞培养物应该再次传代培养。

建议备份前一次混合培养的培养物，直到每一次细胞适应了新的混合细胞培养基。每一次减少血清前，可能需要在无血清细胞培养基/有血清混合培养基中进行几次传代。在适应过程中，最好不要让细胞生长过度。这将增加选择亚群的可能性。需要注意，与有血清细胞培养基相比，大部分无血清细胞培养基包含非常少的蛋白质，因而更易于受外界因素的影响。

3. 细胞培养适应替代血清

许多细胞利用连续适应方法能很好地适应，用包含 FBS 的细胞培养基和包含有替代血清的细胞培养基 1∶1 的混合细胞培养基培养细胞。通过下列的混合细胞培养基的方式，连续几代减少当前细胞培养基的量，1∶2，1∶4，1∶16 和 100% 替代细胞培养基。每次适应改变血清比例时，传代细胞 2 ~ 3 次。培养可以直接从 FBS 转换到替代血清。一开始就使用相同于 FBS 浓度的替代物或血清，生长的延迟可能会发生，允许进行 2 ~ 3 次的传代，使生长率恢复到以前的水平。

特别需要强调的是配制无血清细胞培养基必须使用高质量的水，如石英玻璃蒸馏器经三次蒸馏或超纯水净化装置制备的水。因为无血清细胞培养基缺乏血清中天然成分中和毒素、保护细胞的大分子，即便水中的有毒物质含量甚微，也可能对细胞产生致死性损害。这是无血清培养能否成功的关键因素之一。

使用无血清细胞培养基的优点很多，包括：使用无血清细胞培养基可增加确定性；可使细胞的性能更加一致；容易进行纯化和下游加工；细胞功能的精确评估；可增强细胞的生长和/或产量；生理反应性的较好对照；增强细胞内中介物的检测。

五、无蛋白培养基与限定化学成分培养基

1. 无蛋白培养基

无蛋白培养基（Protein free midium，PFM）是指不含有动物蛋白的培养

基。无血清细胞培养基仍含有较多的动物蛋白，如胰岛素、转铁蛋白、牛血清白蛋白等。从生物技术发展的趋势来看，不含动物蛋白的细胞培养基有广泛的应用前景，许多利用基因工程技术重组的蛋白质最终要应用于人体，如果再生长过程中使用了含有动物蛋白质的细胞培养基，纯化过程就比较复杂，最终要达到一定的质量标准也有一定的难度。无蛋白培养基就是为了适应这种发展趋势而出现的，许多无蛋白培养基添加了植物水解物以替代动物激素、生长因子的作用。市场上已有适合多种细胞生长的无蛋白培养基。

2. 限定化学成分培养基

限定化学成分培养基（Chemical defined medium，CDM）是指培养基中的所有成分都是明确的，它同样不含动物蛋白，不添加植物水解物，而是使用了一些已知结构与功能的小分子化合物，如短肽、植物激素等。这种培养基更有利于分析细胞的分泌产物。目前已经有适合于293细胞（人肾上皮细胞系，有多种衍生株，如HEK293，293T/17等）、CHO细胞、杂交瘤细胞生长的限定化学成分培养基问世，水解乳蛋白培养基就属于限定化学成分培养基。

六、其他细胞培养用液

在细胞培养过程中，除了培养基外，还经常用到一些平衡盐溶液、消化液、pH值调整液等。

（一）平衡盐溶液

平衡盐溶液（Balanced salt solution，BSS）主要由无机盐、葡萄糖组成，它的作用是维持细胞渗透压平衡，保持pH值稳定及提供简单的营养。BSS主要用于取材时组织块的漂洗、细胞的漂洗、配制其他试剂等。最简单的BSS是Ringer。D-Hank's与Hank's的一个主要区别是前者不含有Ca^{2+}、Mg^{2+}，因此D-Hank's常用于配制胰酶溶液。Earle平衡液含有较高的$NaHCO_3$（2.2g/L），适合于5% CO_2的培养条件，Hank's平衡液仅含有0.35g/L $NaHCO_3$，不能用于5% CO_2的环境，若放入CO_2培养箱，溶液将迅速变酸，使用时应注意。

配制溶液应使用双蒸水或去离子水。如果配方中含有Ca^{2+}、Mg^{2+}，应当首先溶解这些成分。配好的平衡盐溶液可以过滤除菌或高温灭菌。下面简单介绍几种细胞培养常用缓冲液及平衡盐溶液。

1. 磷酸盐缓冲液

磷酸盐缓冲液（Phosphate buffered saline，PBS）是细胞培养过程中最常用的缓冲溶液。它是一种水基盐溶液中含有氯化钠、磷酸纳盐以及氯化钾和磷酸钾。缓冲液有助于保持恒定的 pH 值。溶液的渗透压和离子浓度通常与人体 pH 相近。主要用于一些化学实验中不影响实验反应的情况下调节 pH 值，以便让实验的化学反应在最佳条件下进行。还常用于 Elisa 方法的洗板及细胞培养过程中稀释缓冲液。

配制方法：称取 7.9g NaCl，0.2g KC1，0.24g NaH_2PO_4（或 1.44g Na_2HPO_4）和 1.8g K_2HPO_4，溶于 800mL 蒸馏水中，用 HCl 调节溶液的 pH 值至 7.4，最后加去离子水或双蒸水定容至 1000mL。4℃保存，使用时按比例配制成所需 pH 值浓度，高压灭菌后室温保存。

需要注意的是，通常所说的浓度 0.01mol/L 指的是缓冲溶液中所有的磷酸根浓度，而非钠离子或钾离子的浓度，钠离子和钾离子只是用来调节渗透压的。

2. Hank's 液

Hank's 液（Hank's balanced salt solution，HBSS）是生物医学实验中最常用的无机盐溶液和平衡盐溶液。主要用于细胞培养取材时组织块的漂洗、细胞清洗液、配制培养液及其他试剂等，而不能单独作为细胞组织培养液。D-Hank's 与 Hank's 的一个主要区别在于前者不含钙离子和镁离子，因此 D-Hank's 常用于配制胰酶溶液。

（1）母液甲（20×）配法：①称取 160g NaCl、8g KCl、2g $MgSO_4$ · $7H_2O$、2g $MgCl_2$ · $6H_2O$ 依次溶于 800mL 双蒸水中，前一物质溶后再加后一种；②称取 2.8g $CaCl_2$ 溶于 100mL 双蒸水中，溶解时不断搅拌，此液应该单独配制，单独溶解。待上述两溶液中的溶质全溶后，将它们混合，再用双蒸水定容至 1000mL，向其中加 2mL 氯仿作为防腐剂，置 4℃保存。

（2）母液乙（20×）配法：①称取 3.04g Na_2HPO_4 · $12H_2O$、1.20g KH_2PO_4、20.0g 葡萄糖溶于 800mL 双蒸水中；② 0.4%酚红液：称取 0.4g 酚红放在玻璃研钵后加 0.01mol/L 的 NaOH 11.28mL，直到全部溶解，移入 100mL 容量瓶中，加水至 100mL，过滤，pH 值调至 7.4，4℃保存。待上述各溶质完全溶解后，用双蒸水定容至 1000mL，其中加氯仿 2mL 作防腐剂，置

40℃保存。

（3）使用液（1×）配法：取母液甲和母液乙各一份，加双蒸水18份，分装后，塞好瓶塞，挂上标志。以115℃高压灭菌25min，以免葡萄糖破坏，置室温后4℃保存，可使用几个月。临用前，用7.5% $NaHCO_3$ 调至所需 pH 值。

3. 平衡盐溶液

平衡盐溶液（BSS）——无钙、镁离子溶液，主要是由无机盐、葡萄糖组成，它的作用是维持细胞渗透压平衡、保持 pH 值稳定及提供简单的营养。主要用于取材时组织块的漂洗、细胞的漂洗、配制其他试剂等。

配制方法：称取氯化钠（NaCl）8g、磷酸二氢钠（$NaH_2PO_4 \cdot H_2O$）0.05g、氯化钾（KCl）0.2g、碳酸氢钠（$NaHCO_3$）1g、柠檬酸三钠（$Na_3C_6H_5O_7 \cdot H_2O$）1g、葡萄糖1g、加去离子水或双蒸水定容至1000mL。

4. Eagle's 液

Eagle's 液（Eagle's balanced salt solution，EBSS）是一种在二氧化碳环境中短期维持细胞活性的平衡盐溶液，可用于细胞解离前的清洗、细胞或组织的运输、细胞计数时稀释、溶液的配置等。

5. HEPES 液

HEPES 液是生物缓冲液，化学性质稳定，在 pH 值 7.2 ~ 7.6 范围内，比 $NaHCO_3$ 缓冲液的缓冲能力更强。

6. $NaHCO_3$ 缓冲液

$NaHCO_3$ 缓冲液是常规缓冲体系的一部分，但是不稳定，易受空气中 CO_2 的含量而改变 pH 值，影响缓冲效果。

（二）消化液

取材进行原代培养时常常需要将组织块消化解离形成细胞悬液，传代培养时也需要将贴壁细胞从瓶壁上消化下来，常用的消化液有胰酶（Trypsin）溶液和乙二胺四乙酸（Ethylene diamine tetraacetic acid，EDTA）溶液，有时也用胶原酶（Collagenase）溶液。

1. 胰酶溶液

胰酶活性可用消化酪蛋白的能力表示，常见的有 1 : 125 和 1 : 250，即一份胰酶可消化 125 份或 250 份酪蛋白。组织培养用胰酶溶液一般配制成 0.1% ~

0.25%浓度,配制时要用不含 Ca^{2+}、Mg^{2+} 及血清的平衡盐溶液(如 D-Hank's 液),因为这些物质会对胰酶产生抑制作用。胰酶作用及溶解的最佳 pH 值是 8~9,配制胰酶溶液应将液体 pH 值调至 8 左右,充分溶解,过滤除菌。过滤后可以再调 pH 值为 7.5,也可不调。

配制方法:使用细胞清洗液配制胰酶消化液,含 0.5% 胰酶的细胞清洗液(100mL 细胞清洗液加 0.5g 胰酶),过滤除菌,分装于 4℃保存。

2. EDTA 溶液

EDTA 溶液也常用来解离细胞,它的作用机制是破坏细胞间的连接。对于一些贴壁特别牢固的细胞,还可以用 EDTA 和胰酶的混合液进行消化。

配制方法:EDTA 溶液的使用浓度为 0.02%,配制时应加碱助溶,配制后可过滤除菌,也可高温消毒灭菌。

3. 胶原酶溶液

胶原酶作用的对象是胶原组织,因此不容易对细胞产生损伤,胶原酶在上皮类细胞原代培养时经常使用。胶原酶的使用浓度为 0.1~0.3mg/L 或 200000 U/L,作用的最佳 pH 值为 6.5。胶原酶不受 Ca^{2+}、Mg^{2+} 及血清的抑制,配制时可用 PBS 缓冲液。

(三) pH 值调整液

在细胞培养中,pH 值调整液常用的有 $NaHCO_3$ 溶液和 HEPES 溶液。

1. $NaHCO_3$ 溶液

$NaHCO_3$ 是细胞培养基中必须添加的成分,一般情况下按说明书的要求准确添加,以保证细胞培养基在 5% CO_2 的环境下 pH 值达到设计标准。如果是封闭式培养,即不与 5% CO_2 的环境发生交换达到平衡,所使用的细胞培养基就不能按照说明书所要求加入 $NaHCO_3$。此时常用 5.6% 或 7.4% 的 $NaHCO_3$ 溶液调节细胞培养基,使之达到所要求的 pH 值环境。

2. HEPES 溶液

4-羟乙基哌嗪乙磺酸 [4-(2-hydroxyethyl)-1-piperazineethanesulfonic acid, HEPES] 溶液是一种弱酸,对细胞无毒性作用。HEPES 是一种氢离子缓冲剂,能较长时间控制恒定的 pH 范围,主要作用是防止细胞培养基 pH 值迅速变动。

在开放式培养条件下，观察细胞时培养基脱离了 5% CO_2 的环境，CO_2 气体迅速逸出，pH 值迅速升高，若加了 HEPES，此时可以维持 pH 值在 7.0 左右。一般在进行克隆化培养时要添加 HEPES。使用终浓度为 10 ~ 50mmol/L，一般培养液内含 20mmol/L HEPES 即可达到缓冲能力。

（四）抗生素

在培养细胞时常用的抗生素是青、链霉素，俗称"双抗溶液"。青霉素主要对革兰阳性菌有效，链霉素主要对革兰阴性菌有效。加入这两种抗生素可预防绝大多数细菌污染。通常使用青霉素终浓度 0.007 ~ 0.008g/100mL，链霉素终浓度 0.01g/100mL。一般配制成 100 倍浓缩液，可用 PBS 缓冲液或细胞培养基配制。

（五）谷氨酰胺补充液

谷氨酰胺在细胞代谢过程中起重要作用，合成细胞培养基中均需添加，由于谷氨酰胺在溶液中很不稳定，容易降解，所以必须在使用前添加。配制好的培养液（含谷氨酰胺）在 4℃ 放置 2 周以上时，要重新加入原来量的谷氨酰胺，故需单独配制谷氨酰胺，以便临时加入培养液内。

配制方法：谷氨酰胺使用终浓度为 0.002mol/L。一般配制为 100 倍浓缩液，即浓度为 200mmol/L（29.22g/L），配制时应加温 30℃ 完全溶解后过滤除菌，分装至小瓶，储存于 -20℃ 使用时，在每 100mL 培养液中加入 0.5 ~ 2mL 谷氨酰胺浓缩液，终浓度为 1 ~ 4mmol/L。

（六）二肽谷氨酰胺

二肽谷氨酰胺即 L - 丙氨酰 - L - 谷氨酰胺。在细胞培养液中 L - 谷氨酰胺是大部分细胞培养基的基本成分；而 L - 谷氨酰胺是一种并不稳定的氨基酸，在中性的水溶液中会自发降解；需要频繁地补加 L - 谷氨酰胺。因而在培养操作过程中经常：①频繁打开盖子，增加了破坏无菌状态的可能性；②过多地追加 L - 谷氨酰胺，增加了细胞培养基中氨的毒性水平。二肽谷氨酰胺在细胞培养中稳定而不易降解，可高压灭菌，释放毒性氨最少。二肽谷氨酰胺在细胞内被氨肽酶所水解，产生 L - 谷氨酰胺和 L - 丙氨酸；因此在大部分细胞系统中，二肽谷氨酰胺可以与 L‐谷氨酰胺一样有效地被利用。二肽谷氨酰胺是最优替代物，它无须适应；既可用于贴壁细胞培养，也适合于悬浮细胞的培养。

七、不同细胞培养所需的培养条件

（一）动物细胞培养

在所有的细胞离体培养中，最困难的是动物细胞培养。下面是动物细胞培养时所需要的特殊条件。

1. 血清

动物细胞离体培养常常需要血清，最常用的是小牛血清。血清提供生长必需因子，如激素、微量元素、矿物质和脂肪。血清是动物细胞离体培养的天然营养液。

2. 支持物

大多数动物细胞有贴壁生长的习惯。离体培养常用玻璃、塑料等作为支持物。

3. 气体交换

二氧化碳和氧气的比例要在细胞培养过程中不断进行调节，不断维持所需要的气体条件，每一次开箱操作后的快速恢复对设备的要求非常重要。

（二）植物细胞培养

1. 光照

离体培养的植物细胞对光照条件不甚严格，因为细胞生长所需要的物质主要是靠细胞培养基供给的。但光照不但与光合作用有关，而且与细胞分化有关，例如，光周期可对性细胞分化和开花调控作用，所以以获得植株为目的的早期植物细胞培养过程中，光照条件特别重要。以植物细胞离体培养方式获得重要物质，如药物作用的过程，植物细胞大多在反应器中悬浮培养。

2. 激素

植物细胞的分裂和生长特别需要植物激素的调节，促进生长的生长素和促进细胞分裂的分裂素是最基本的激素。植物细胞的分裂、生长、分化和个体生长周期都有相应的激素参与调节。和动物细胞相比，植物细胞离体培养对激素要求的原理已经了解，其应用技术也已相当成熟，已经有一套广泛作为商品使用的细胞培养基。同时解决了植物细胞对水、营养物、激素、渗透压、酸碱度、微量元素等的需求。

（三）微生物细胞培养

微生物多为单细胞生物，野生生存条件比较简单。所以微生物人工培养的条件比动、植物细胞培养简单得多。其中厌氧微生物培养比需氧微生物复杂，因为严格厌氧需要维持二氧化碳等非氧的惰性气体浓度，而需氧微生物则只需要通过不断搅拌提供无菌氧气。微生物对培养条件要求不如动、植物细胞那样苛刻，玉米浆、蛋白胨、麦芽汁、酵母膏等成为良好的微生物天然细胞培养基。对于一些特殊微生物的营养条件要求，可以在这些天然细胞培养基的基础上额外添加。

八、细胞培养基灭菌

细胞培养基的灭菌方法主要有两种，高压除菌及 $0.22\mu m$ 微孔滤膜过滤除菌。与过滤相比，高压灭菌的工作强度小，相对便宜，失败率低，但易造成营养成分的流失。

1. 高压灭菌

某些细胞培养基（如 MEM）可进行高压灭菌。其中不含有 L - 谷氨酰胺和碳酸氢钠，可在高压灭菌后加入。另外可高压的谷氨酸盐（如 L - 丙氨酰 - L - 谷氨酰胺）可代替 L - 谷氨酰胺。为保证高压灭菌的效果，灭菌设备的验证非常关键，可高压灭菌的细胞培养基在 121℃ 、15 psi、15min 的条件下完全可达到灭菌效果及营养成分的最小损失，因此不需将灭菌时间延长。

2. 过滤灭菌

大多数细胞培养基采用 $0.1 \sim 0.2\mu m$ 孔径的微孔滤膜进行过滤灭菌，目前，过滤灭菌法已成为细胞培养基灭菌的常用方法，它可最低限度地减少细胞培养基的营养损失。

九、细胞培养液的储存

细胞培养液的储存条件一般为 2～8℃、密闭、避光保存，但要注意如下几点：①过滤后的完全培养液，即添加了血清、谷氨酰胺、抗生素等的培养液要尽快使用，一般在 2～3 周内使用完。培养液中的 L-谷氨酰胺是不稳定的，温度越高，L-谷氨酰胺降解越快。②灭菌后未加 L-谷氨酰胺等添加剂的细胞培养液，一般可在 4℃保存 6～9 个月，也可冷冻保存，用时解冻。③高压灭菌后的细胞培养基应置 4℃保存，不能因为其可耐受高温而忽略储存温度。④添加某些生长因子、激素等，可能会改变培养液的储存条件，如温度、时间等方面的要求。

第三节　培养细胞的细胞生物学

体外培养的生物成分无外乎两种结构形式：一是小块组织或称为组织块（Tissue block），一般称为外植块；二是将生物组织分散后制成的单个细胞，一般称为分离的细胞（Isolated cell）或者分散的细胞（Dissociated cell）。分散的过程通常在细胞培养基或平衡盐溶液中进行，分散的细胞被悬浮于细胞培养基或平衡盐溶液中。单个细胞分散存在于细胞培养基或其他平衡盐溶液、缓冲溶液中，称为细胞悬液（Cell suspension）。狭义的细胞培养主要是指分离（散）细胞培养，广义的细胞培养的概念还包括单（个）细胞培养（Single cell culture）。目前，用于医学研究的体外培养细胞基本有 3 类，即原代细胞、二倍体细胞株及传代细胞系。

一、体外培养细胞的分型

体外培养细胞按照细胞生长过程中是否贴壁分为贴附型细胞和悬浮型细胞两种类型。

（一）贴附型细胞

大多数培养细胞贴附生长，属于贴壁依赖性细胞，大致分成以下四型：成纤维细胞型细胞、上皮型细胞、游走型细胞和多形型细胞。常见培养的贴附型细胞形态可参见图 1-1。

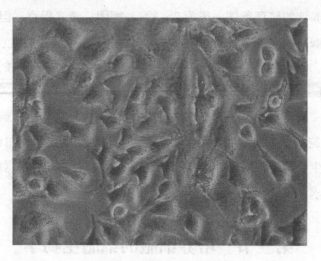

图 1-1　培养的贴附型细胞

1. 成纤维细胞型细胞

成纤维细胞型细胞的胞体呈梭形或不规则三角形，中央有卵圆形核，胞质突起，生长时呈放射状。除真正的成纤维细胞外，凡由中胚层间充质起源的组织，如心肌、平滑肌、成骨细胞、血管内皮等常呈成纤维细胞型状态。培养中细胞的形态与成纤维类似时皆可称为成纤维细胞。

2. 上皮型细胞

上皮型细胞的细胞呈扁平不规则多角形，中央有圆形核，细胞彼此紧密相连成单层膜。生长时呈膜状移动，处于膜边缘的细胞总与膜相连，很少单独生长。起源于内、外胚层的细胞如皮肤表皮及其衍生物、消化管上皮、肝胰、肺泡上皮等皆成上皮型形态。

3. 游走型细胞

游走型细胞呈散在生长，一般不连成片，胞质常形成突起，呈活跃游走或变形运动状态，方向不规则。游走型细胞不稳定，有时难以和其他细胞相区别。

4. 多形型细胞

有一些细胞，如神经细胞难以确定其规律和稳定的形态，可统一归于多形型细胞。

（二）悬浮型细胞

见于少数特殊的细胞，如某些类型的癌细胞及白血病细胞，胞体圆形，不贴于支持物上，呈悬浮生长，这类细胞容易大量繁殖。

二、培养细胞的生长和增殖过程

体内细胞生长在动态平衡环境中，而组织培养细胞的生存环境是培养瓶、培养皿或其他容器，生存空间和营养是有限的。当细胞增殖达到一定密度后，则需要分离出一部分细胞和更新营养液，否则将影响细胞的继续生存，这一过程叫传代。每次传代以后，细胞的生长和增殖过程都会受一定的影响。另外，很多细胞在体外的生存也不是无限的，存在一个发展过程。所有这一切使组织细胞在培养中有着一系列与体内不同的生存特点。

（一）培养细胞生命期

培养细胞生命期（Life span of culture cells）是指细胞在培养中持续增殖和生长的时间。体内组织细胞的生存期与完整机体的死亡衰老基本一致。人胚二倍体成纤维细胞培养，在不冻存和反复传代条件下，可传 30～50 代，相当于 150～300 个细胞增殖周期，能维持一年左右的生存时间，最后衰老凋亡（Apoptosis）。如果供体为成体或衰老个体，则生存时间较短；如果培养的为其他细胞，如肝细胞或肾细胞，生存时间更短，仅能传几代或十几代。只有当细胞发生遗传性改变，如获永生性或恶性转化时，细胞的生存期才可能发生改变。正常细胞培养时，不论细胞的种类和供体的年龄如何，在细胞整个生存过程中，一般均经历以下 3 个阶段：原代培养期、传代期及衰退期。

1. 原代培养期

原代培养（Primary culture）期也称初代培养，即从体内取出组织接种培养到第一次传代阶段，一般持续 1～4 周。此期细胞呈活跃的移动，可见细胞分裂，但不旺盛。初代培养细胞与体内原组织在形态结构和功能活动上相似性大。细胞群是异质的（Heterogeneous），即各细胞的遗传性状互不相同，细胞相互依存性强。初代培养细胞多呈二倍体核型。由于原代培养细胞和体内细胞性状相似性大，所以原代培养期细胞是检测药物很好的实验对象。

2. 传代期

初代培养细胞一经传代后便改称作细胞系。在全生命期中，此期的持续时间最长。在培养条件较好的情况下，细胞增殖旺盛，并能维持二倍体核型，呈二倍体核型的细胞称为二倍体细胞系。为保持二倍体细胞性质，细胞应在初代培养期或传代后早期冻存。当前世界上常用细胞均在不出10代内冻存。如不冻存，则需反复传代以维持细胞的适宜密度，以利于生存。但这样就有可能导致细胞失掉二倍体性质或发生转化。一般情况下当传代 10 ~ 50 次，细胞增殖逐渐缓慢，以至完全停止，细胞进入第三期，即衰退期。

3. 衰退期

衰退期（Decling growth phase）细胞仍然可以生存，但增殖速度很慢或根本不增殖；细胞形态轮廓增强，最后衰退凋亡。

在细胞生命期阶段，少数情况下，在以上三期任何一点（多发生在传代期末或衰退期），由于某种因素的影响，细胞可能发生自发转化（Spontaneous transformation）。转化的标志之一是细胞可能获得永生性（Immortality）或恶性性（Malignancy）。细胞永生性也称不死性，即细胞获得持久性增殖能力，这样的细胞群体称无限细胞系（Infinite cell line），也称连续细胞系（Continuous cell line）。无限细胞系的形成主要发生在第二期末或第三期初阶段。细胞获不死性后，核型大多变成异倍体（Heteroploid）。细胞转化亦可用人工方法诱发，转化后的细胞也可能具有恶性性。细胞永生性和恶性性非同一性状。

（二）培养细胞的生长曲线

体外培养细胞包括初代培养及各种细胞系，当生长达到一定密度后，都需做传代处理。传代的频率或间隔与细胞培养基的性质、接种细胞数量和细胞增殖速度等有关。接种细胞在数量大、细胞基数大、相同增殖速度条件下，细胞数量增加与饱和速度相对要快，实际上细胞接种数量大时，细胞增殖速度比细胞接种数量稀少时要快。连续细胞系和肿瘤细胞系比初代培养细胞增殖快，细胞培养基中血清含量多时细胞增殖比血清含量少时要快。

细胞"一代"是仅指从细胞接种到分离再培养时的一段时间，这已成为培养工作中的一种习惯说法，它与细胞倍增一代不是同一含义。如某一细胞系为第 150 代细胞，即指该细胞系已传代 150 次。它与细胞世代或倍增不同；在细胞一代中，细胞能倍增 3 ~ 6 次。细胞接种入培养瓶后，先进入 2 ~ 24h 的潜伏期，然后进入指数增生期，汇合成单层细胞进入缓慢生长或停滞期。每种细胞系的这些生长期（Growth phase）都是特征性的，只要环境条件保持恒定，每一次测定结果应该是可重复的。细胞传一代后，一般要经过潜伏期、指数增生期和停滞期 3 个阶段。

1. 潜伏期

潜伏期（Latent phase）也叫延迟期（Lag period）。细胞接种培养后，先经过一个在细胞培养基中呈悬浮状态的悬浮期。此时细胞胞质回缩，胞体呈圆球形。接着是细胞附着或贴附于底物表面上，称贴壁，悬浮期结束。各种细胞贴附速度不同，这与细胞的种类、细胞培养基成分和底物的理化性质等密切相关。初代培养细胞贴附慢，可长达 10 ~ 24h 或更多；连续细胞系和恶性细胞系贴附快，10 ~ 30min 即可贴附。细胞贴附现象是一个非常复杂和与多种因素相关的过程。支持物能影响细胞的贴附；底物表面不洁不利于细胞贴附，底物表面带有阳性电荷则利于细胞贴附。另外在贴附过程中，有一些特殊物质如纤维连接素（Fibronectin），又称 LETS（Larger external transformation substance），细胞表面蛋白（Cell surface protein，CSP）等也参与贴附过程。这些物质都是蛋白类成分，它们有的存在于细胞膜的表面如 CSP，有的则来自细胞培养基中的血清如 LETS。近年又从各种不同组织和生物成分中提取出了很多促贴附物质。贴附是贴附类细胞生长增殖条件之一。

细胞贴附于支持物后，除先经过前述延展过程变成极性细胞外，还要经过一个潜伏阶段，才进入生长和增殖期。细胞处在潜伏期时，细胞可有运动活动，但细胞基本无增殖，少见分裂相。细胞潜伏期与细胞接种密度、细胞种类和细胞培养基性质等密切相关。初代培养细胞潜伏期长，一般为 24 ~ 96h 或更长，连续细胞系和肿瘤细胞潜伏期短，仅 6 ~ 24h；细胞接种密度大时潜伏期短。当细胞分裂相开始出现并逐渐增多时，标志细胞已进入指数增生期。

2. 指数增生期

指数增生期（Logarithmic growth phase）又叫指数生长期（即对数期），是细胞增殖最旺盛的阶段，细胞分裂相增多。指数增生期细胞分裂相数量可作为判定细胞生长旺盛与否的一个重要标志。一般以细胞分裂指数（Mitotic index, MI）表示，即细胞群中每 1000 个细胞中的分裂相数。体外培养细胞分裂指数受细胞种类、细胞培养基成分、pH 值、培养箱温度等多种因素的影响。一般细胞的分裂指数介于 0.1% ~ 0.5%，初代细胞分裂指数低，连续细胞和肿瘤细胞分裂指数可高达 3% ~ 5%。pH 值和细胞培养基中血清含量变动对细胞分裂指数有很大影响。指数增生期是细胞一代中活力最好的时期，因此是进行各种实验最好和最主要的阶段。在接种细胞数量适宜情况下，指数增生期持续 3 ~ 5d 后，随细胞数量不断增多、生长空间渐趋减少、最后细胞相互接触汇合成片。细胞相互接触后，如培养的是正常细胞，则细胞的相互接触能抑制细胞的运动，这种现象称接触抑制（Contact inhibition）。而恶性细胞则无接触抑制现象，因此接触抑制可作为区别正常与肿瘤细胞标志之一。肿瘤细胞由于无接触抑制，能继续移动和增殖，导致细胞向三维空间扩展，使细胞发生堆积（Piled up）。细胞接触汇合成片后，虽发生接触抑制，只要营养充分，细胞仍然能够进行增殖分裂，因此细胞数量仍在增多。但当细胞密度进一步增大，细胞培养基中营养成分减少，代谢产物增多时，细胞因营养的减少和代谢物增多的影响，则发生密度抑制（Density inhibition），导致细胞分裂停止。因此细胞接触抑制和密度抑制是两个不同的概念，不应混淆。

3. 停滞期

细胞数量达饱和密度后，细胞就停止增殖，进入停滞期（Stagnate phase）。此时细胞数量不再增加，故也称平顶期（Plateau）或平台期（Plateau phase）。停滞期细胞虽不增殖，但仍有代谢活动，继而细胞培养基中营养渐趋耗尽，代谢产物积累、pH 值降低。此时需要进行分离培养即传代，否则细胞会中毒，发生形态改变，甚至细胞会从底物脱落而死亡，故传代应越早越好。传代过晚能影响下一代细胞的机能状态。在这种情况下，虽进行了传代，因细胞已受损，需要恢复，至少还要再传 1 ~ 2 代，通过更换细胞培养液淘汰掉死细胞和使受损轻微的细胞得以恢复后，才能再用。

第四节　细胞培养的基本方法

一、原代培养

原代培养即第一次培养，是指将培养物放置在体外生长环境中持续培养，中途不分割培养物的培养过程。有几方面含义：培养物一经接种到培养器皿（瓶）中就不在分割，任其生长繁殖；原代培养中的"代"并非细胞的"代"数，因为培养过程中细胞经多次分裂已经产生多代子细胞；原代培养过程中不分割培养物不等于不更换细胞培养基，也不等于不更换培养器皿。正常细胞培养的世代数有限，只有癌细胞和发生转化的细胞才能无限生长下去。所谓转化是指正常细胞在某种因子的作用下发生突变而具有癌性的细胞。目前世界上许多实验室所广泛传用的 HeLa 细胞系就是 1951 年从一位名叫 Henrietta Lacks 的妇女身上取下的宫颈癌细胞培养而成的。此细胞系一直沿用至今。

原代培养的细胞一般传至 10 代左右就不易传下去了，细胞的生长就会出现停滞，大部分细胞将衰老死亡。但是有极少数的细胞能够继续传下去，这些存活的细胞一般能够传到 40 ~ 50 代，这种传代细胞叫作细胞株。细胞株的遗传物质没有发生改变，在培养过程中其特征始终保持。当细胞株传至 50 代以后就不能再传下去。但是有部分细胞的遗传物质发生了改变，并且带有癌变的特点，有可能在培养条件下无限制地传代下去，这种传代细胞称为细胞系。原代培养是建立各种细胞系（株）必经的阶段，其是否成功与组织污染与否、供体年龄、培养技术和方法、适宜细胞培养基的选择等多种因素有关。由于原代培养的细胞转化性极小，对病毒敏感性好，因此适应制备疫苗等生物制品；但也存在有潜在外源因子、不能事先检查标本且受供体年龄健康状况的影响而导致批间差异较大等缺陷。目前常用的原代细胞培养有鸡胚成纤维细胞及猪肾、猴肾、地鼠肾等原代细胞。

原代培养的基本过程包括取材、培养材料的制备、接种、加细胞培养基、置于培养条件下培养等步骤，在所有的操作过程中，必须保持培养物及生长环境的无菌。在多数情况下，分散的细胞若属于贴壁依赖型细胞，就能黏附、铺展于培养器皿和载体表面生长而形成细胞单层，这种培养方式称为单层细胞培养（Monolayer culture），又叫贴壁培养（Adherent culture）。在少数情况下，培养的细胞没有贴壁依赖性，可通过专门设备使细胞始终处于悬浮状态而在体外生长，这种形式称为悬浮培养（Suspension culture）。如何让接种的细胞尽快贴壁，是决定培养成功的关键步骤：取决于适当的生长基质表面；可降低接种后细胞培养基对细胞的浮力，如先补加少量细胞培养基，待细胞贴壁后再补足营养液继续培养；注意适当的细胞接种密度，一般 10^5 个/mL 左右。

（一）原代培养原理

将动物机体的各种组织从机体中取出，经各种酶（常用胰蛋白酶）、螯合剂（常用 EDTA）或机械方法处理，分散成单细胞，置于适合的细胞培养基中培养，使细胞得以生存、生长和繁殖，这一过程称为原代培养。下面以原代培养胎鼠或新生鼠的肝细胞为例介绍原代培养细胞的操作步骤。

（二）原代培养操作步骤

1. 胰酶消化法

（1）将孕鼠或新生小鼠通过断髓法处死，置 75% 酒精泡 2～3s，注意浸泡时间不能过长，以免酒精从口和肛门浸入体内，再用碘酒消毒腹部，取胎鼠放入超净台内或将新生小鼠放在超净台内，解剖取肝脏，置于平皿中。

（2）用 Hank's 液洗涤三次，并剔除脂肪、结缔组织、血液等杂物。

（3）用手术剪将肝脏剪成小块，$1mm^3$ 左右，再用 Hank's 液洗三次，转移至小青霉素瓶中。

（4）视组织块大小加入 5～6 倍的 0.25% 胰酶液，置于 37℃ 的 5% CO_2 培养箱中消化 20～40min，每隔 5min 振荡 1 次，或用吸管吹打 1 次，使细胞充分分离。

（5）然后加入 3～5mL 细胞培养基以终止胰酶消化作用或加入胰酶抑制剂。

（6）静置 5～10min，使未分散的组织块下沉，取悬液加入到离心管中。

（7）用离心机以 1000r/min 离心 10min，然后弃上清液。

（8）在沉淀中加入 Hank's 液 5mL，冲散细胞，再离心 1 次，弃上清液。

（9）在沉淀中加入细胞培养基 $1 \sim 2mL$（具体量由细胞量而定），血球计数板计数。

（10）将细胞数调整到 5×10^5 个/mL 左右，转移至 25mL 细胞培养瓶中，置于 37℃ 的 5% CO_2 培养箱中培养。

上述消化分离的方法是最基本的方法，在该方法的基础上，可进一步分离不同细胞。细胞分离的方法各实验室不同，所采用的消化酶也不相同，如可用胶原酶或透明质酶等。

2. 组织块直接培养法

自上方法第 3 步后，将组织块转移到培养瓶，贴附于瓶底面。翻转瓶底朝上，将细胞培养基加至瓶中，培养基勿接触组织块。然后置于 37℃ 的 5% CO_2 培养箱中静置 $3 \sim 5h$，轻轻翻转培养瓶，使组织浸入细胞培养基中，但不要使组织漂起，在 CO_2 培养箱中继续培养。

(三) 操作注意事项

（1）操作前要洗手，进入超净台后手要用 75% 酒精或 0.2% 新洁尔灭擦拭。试剂等瓶口也要擦拭。

（2）自取材开始，保持所有组织细胞处于无菌条件。细胞计数可在有菌环境中进行。

（3）点燃酒精灯，操作在火焰附近进行，耐热物品要经常在火焰上烧灼，金属器械烧灼时间不能太长，以免退火，并冷却后才能夹取组织，吸取过营养液的用具不能再烧灼，以免烧焦形成碳膜。

（4）在超净台中，组织细胞、细胞培养基等不能暴露过久，以免溶液蒸发。

（5）操作动作要准确敏捷，但又不能太快，以防空气流动，增加污染机会。

（6）不能用手接触已消毒器皿的工作部分，工作台面上用品要布局合理。

（7）瓶子开口后要尽量保持 45°斜位。

（8）吸溶液的吸管等不能混用。

（9）凡在超净台外操作的步骤，各器皿需用盖子或橡皮塞遮挡，以防止细菌落入。

二、传代培养

当原代培养成功以后，随着培养时间的延长和细胞不断分裂，一方面因为细胞之间相互接触而发生接触性抑制，使细胞生长速度减慢甚至停止；另一方面也会因为营养物不足和代谢物积累而不利于细胞生长或发生中毒。此时就需要将培养物分割成小的部分，重新接种到另外的培养器皿（瓶）内，再进行培养。这个过程就称为传代或者再培养（Subculture）。对单层培养而言，80%汇合或刚汇合的细胞是较理想的传代阶段。体外细胞培养技术中所谓的传"代"概念并不等于细胞生物学中"亲代细胞"与"子代细胞"中"代"的概念。传代培养的实质就是分割后再一次培养，可以相对地衡量培养物的培养年龄。

（一）传代培养原理

细胞在培养瓶长成致密单层后，已基本上饱和，为使细胞能继续生长，同时也将细胞数量扩大，就必须进行传代（再培养）。传代培养也是一种将细胞种保存下去的方法，同时也是利用培养细胞进行各种实验的必经过程。悬浮型细胞直接分瓶就可以，而贴壁细胞需经消化后才能分瓶。

（二）传代培养操作步骤

（1）将长满细胞的培养瓶中原来的细胞培养基小心倒掉。

（2）加入 0.5~1mL 0.25% 胰酶溶液，使瓶底细胞都浸入溶液中。

（3）瓶口塞好橡皮塞，放在倒置镜下观察细胞。随着时间的推移，原贴壁的细胞逐渐趋于圆形，在还未漂起时将胰酶弃去，加入 10mL 培养液，终止消化。

观察消化也可以用肉眼，当见到瓶底发白并出现细针孔空隙时终止消化。一般室温消化时间为 1~3min。

（4）用吸管将贴壁的细胞吹打成悬液，分到另外两到三瓶中，将培养瓶塞好橡皮塞，置于 37℃ 的 5% CO_2 培养箱中继续培养。第二天观察贴壁生长情况。

三、细胞分离技术

(一) 从原代组织中分离细胞

将组织块分离(散)成细胞悬液的方法有多种,最常用的是机械解离细胞法、酶学解离细胞法以及螯合剂解离细胞法。从原代组织中获得单细胞悬液的一般方法是酶解聚。细胞暴露在酶中的时间要尽可能的短,以保持最大的活性。

1. 胰蛋白酶

(1) 在去除不需要的组织后,使用无菌的解剖刀和剪子把剩余的组织切成 3 ~ 4mm 的小片,通过悬浮在无钙镁的平衡盐溶液中清洗组织碎片。让组织碎片沉淀,去除上清液。重复清洗 2 ~ 3 次。

(2) 将装有组织碎片的容器置于冰上,去除残留的上清液。加入 0.25% 溶解在无钙镁的平衡盐溶液中的胰蛋白酶,100mg 组织中加入 1mL 胰蛋白酶 (Trypsin)。

(3) 在 4℃孵育 6 ~ 18h,使胰蛋白酶尽可能渗透进去。

(4) 移弃组织碎片中的胰蛋白酶,在 37℃的 5% CO_2 培养箱中孵育含残留胰蛋白酶的组织碎片 20 ~ 30min。

(5) 在组织碎片中加入热的完全细胞培养基,用移液管轻轻地分散组织。如果使用无血清细胞培养基,要加入大豆胰蛋白酶抑制剂。

(6) 通过 100 ~ 200mm 无菌不锈钢丝网过滤细胞悬液,分散所有剩余组织。计数和接种细胞,进行培养。

2. 胶原酶

(1) 用无菌解剖刀和剪子把剩余组织切成 3 ~ 4mm 小片,用 Hank's 平衡液 (HBSS) 清洗组织碎片几次。

(2) 加入胶原酶 (Collagenase)。胶原酶 50 ~ 200 单位/mL,溶解在 HBSS 中。

(3) 在 37℃的 5% CO_2 培养箱中孵育 4 ~ 18h。加入 3mmol/L $CaCl_2$ 增加解离效率。

(4) 通过 100 ~ 200mm 无菌不锈钢丝网或尼龙网过滤细胞悬液,以分离分散细胞、组织碎片和较大的碎片。如果需要进一步解聚，在碎片中加入新鲜的胶原酶。

（5）通过离心，在平衡盐溶液中清洗悬液几次。

（6）再一次在细胞培养基中悬浮细胞，计数和接种细胞，进行培养。

3. Dispase

（1）用无菌解剖刀和剪子把剩余组织切成 3~4mm 小片，用不含钙镁的平衡盐溶液清洗组织碎片几次。

（2）加入 Dispase（0.6~2.4 单位/mL 溶解在无钙镁的平衡盐溶液）在 37℃的 5% CO_2 培养箱中孵育 20min 到几个小时。

（3）通过 100~200mm 无菌不锈钢丝网或尼龙网过滤细胞悬液，以分离分散细胞、组织碎片和较大的碎片。

（4）如果需要进一步解聚，在碎片中加入新鲜的 Dispase。通过离心，在平衡盐溶液中清洗悬液几次。再一次在细胞培养基中悬浮细胞，计数和接种细胞，进行培养。

（二）从原培养容器中分离细胞

下面简单介绍从原培养容器基层迅速分离细胞，且保持细胞完整性的一般操作步骤。再次培养时检测细胞的活性，细胞的存活率应该超过 90%，对于无血清细胞培养基，应降低胰蛋白酶使用量。

（1）移弃使用过的细胞培养基。

（2）使用不包含有钙镁的平衡盐溶液或 EDTA 溶液清洗细胞。在培养瓶对着细胞的一面加入清洗溶液，通过转动培养瓶 1~2min 清洗细胞层，然后去除清洗液。

（3）以 2~3mL/25cm² 的量，加入适合的分离液到培养瓶对着细胞的一面。确保分离液覆盖细胞层。在 37℃的 5% CO_2 培养箱中孵育培养瓶，轻轻摇动培养瓶。一般在 5~15min 内细胞就会脱落。细胞分离需要的时间因细胞系不同而有所变化。仔细监测细胞分离过程，避免细胞受损伤。对难于从培养瓶基层分离的细胞系，可以轻轻敲打，以加速分离过程。

（4）当细胞完全分离时，垂直放置培养瓶，让细胞流到培养瓶的底部。在培养瓶中加入完全细胞培养基，通过移液管在单层细胞表面反复吹打，分散细胞。进行细胞计数并再次培养细胞。

（5）对于无血清细胞培养基，加入大豆胰蛋白酶抑制剂。通常使用 1 : 1 （v : v） 0.25mg/mL 胰蛋白酶抑制剂加到胰蛋白酶中，抑制胰蛋白酶活性。

四、细胞的冻存与复苏

（一）细胞的冻存

细胞冻存与细胞传代保存相比可以减少人力、经费，减少污染，减少细胞生物学特性变化。为避免污染造成的损失，最小化连续细胞系的遗传改变和避免有限细胞系的老化和转化，需要冻存哺乳细胞。冻存细胞前，细胞应该特性化并检查是否污染。细胞的冻存常采用深低温保存法，温度要求在 $-196 \sim -70℃$。

1. 细胞冻存的原理

细胞深低温保存法的基本原理：在 $-70℃$ 以下时，细胞内的酶活性均已停止，即代谢处于完全停止状态，故可以长期保存。当细胞冷到零度以下，可以产生以下变化：细胞器脱水，细胞中可溶性物质浓度升高，并在细胞内形成冰晶。如果缓慢冷冻，可使细胞逐步脱水，细胞内不致产生大的冰晶；相反，结晶就大，大结晶会造成细胞膜、细胞器的损伤和破裂。细胞低温保存的关键在于通过 $0 \sim 20℃$ 阶段的处理过程。在此温度范围，水晶呈针状，极易招致细胞的严重损伤。

在细胞冻存时加入低温保护剂，能大大提高冻存效果。常用的低温保护剂是 DMSO，它是一种渗透性保护剂，可迅速透入细胞，提高胞膜对水的通透性，降低冰点，延缓冻结过程，能使细胞内水分在冻结前透出细胞外，在胞外形成冰晶，减少胞内冰晶，从而减少冰晶对细胞的损伤。

2. 常用于细胞冻存的细胞培养基

对于包含血清的细胞培养基，一些普通的细胞培养基成分可能如下：包含 10% 甘油的完全细胞培养基；包含 10% DMSO 的完全细胞培养基；50% 细胞条件培养基和 50% 含有 10% 甘油的新鲜细胞培养基；或 50% 细胞条件培养基和 50% 含有 10% DMSO 的新鲜细胞培养基。

对于无血清细胞培养基，一些普通的细胞培养基成分可能是：50% 细胞条件无血清细胞培养基和 50% 包含有 7.5% DMSO 的新鲜的无血清细胞培养基；

或包含有 7.5% DMSO 和 10% 牛血清白蛋白（Bovine serum albumin，BSA）的新鲜无血清细胞培养基。

3. 细胞冻存的方法

细胞冻存的基本方法：预先配制冻存液，含 20% 血清细胞培养基（70% 的完全细胞培养基 +20% FBS + 10% DMSO），DMSO 要慢慢滴加，边滴边摇；取对数生长期细胞，胰酶消化，离心，加入适量冻存液，用吸管吹打制成细胞悬液（$1 \times 10^6 \sim 5 \times 10^6$ 个/mL）；加入 1mL 细胞悬液于冻存管中，密封后标记冷冻细胞名称和冷冻日期；4℃条件下可保存 40min 至 1h，-20℃条件下可保存 40min 至 1h，-70℃过夜，随后放入液氮中保存。悬浮细胞和贴壁细胞的冻存方法有些不同，下面简单介绍悬浮细胞和贴壁细胞的冻存方法。

（1）悬浮细胞。

①要冻存的细胞应该是处于对数生长期。首先计数将要冻存的活细胞。然后以 $200 \sim 400g$/min 离心 5min 沉淀细胞，使用移液管移去上清到最小体积，不要搅乱细胞。

②以 $1 \times 10^7 \sim 5 \times 10^7$ 个/mL 密度，在含有血清的冷冻细胞培养基中再次悬浮细胞，或者以 $0.5 \times 10^7 \sim 1 \times 10^7$ 个/mL 在无血清细胞培养基中，再次悬浮细胞。

③分装进冻存管，即加入 1mL 细胞悬液于冻存管中，密封后标记冷冻细胞名称和冷冻日期。

④将冻存管置于湿冰上或放入 4℃冰箱中，5min 内开始冷冻步骤。细胞以 1℃/min 进行冷冻，可以通过可编程序的冷冻器进行或者把隔离盒中的冻存管放到 $-90 \sim -70$℃的冰箱中，然后转移到液氮中贮存。

（2）贴壁细胞。

①使用分离试剂从基层分离细胞，分离时尽可能温和，将对细胞的损伤减少到最小。

②在完全生长细胞培养基中，再次悬浮分离细胞，确定有活力细胞数。

③以大约 $200g$/min 离心 5min 沉淀细胞。使用移液管移去上清到最小体积，不要搅乱细胞。

④以 $1 \times 10^6 \sim 5 \times 10^6$ 个/mL 密度，在冻存液中悬浮细胞。

⑤分装进冻存管，即加入 1mL 细胞悬液于冻存管中，密封后标记冷冻细

胞名称和冷冻日期。

⑥将冻存管置于湿的冰上或放入4℃冰箱中，5min 内开始冷冻步骤。细胞以 1℃/min 进行冷冻，可以通过可编程序的冷冻器进行或者把隔离盒中的冻存管放到 -90 ~ -70℃的冰箱中，然后转移到液氮中贮存。

（二）冻存细胞的复苏

冻存细胞较脆弱，要轻柔操作。冻存细胞要快速融化，并直接加入完全生长细胞培养基中。目的是防止小冰晶形成大冰晶，即冰晶的重结晶。若细胞对冻存剂（DMSO 或甘油）敏感，离心去除冻存细胞培养基，然后加入完全生长细胞培养基中。

1. 直接铺板方法

（1）从液氮中取出储存细胞的冷冻管，迅速投入 37 ~ 42℃水浴中，轻微摇动，注意防止盖子不紧致使液体进入冻存管。1 ~ 1.5min，液体全部融化后，取出冷冻管，在冷冻管表面喷洒酒精后放到超净工作台里。

（2）直接用完全生长细胞培养基铺板细胞。1mL 冻存细胞使用 10 ~ 20mL 完全生长细胞培养基。进行活细胞计数，细胞接种应该至少在 3×10^5 个/mL。

（3）标好细胞种类和日期、培养人名字等，放到37℃的5% CO_2 培养箱中培养，培养细胞 12 ~ 24h，去除冻存剂，更换新鲜的完全生长细胞培养基。

（4）根据细胞增长速度 2 ~ 3d 更换一次细胞培养基。

2. 离心方法

（1）从液氮中取出储存细胞的冷冻管，迅速投入 37 ~ 42℃水浴中，轻微摇动，注意防止盖子不紧致使液体进入冻存管。1 ~ 1.5min，液体全部融化后，取出冷冻管，在冷冻管表面喷洒酒精后放到超净工作台里。

（2）把上述细胞悬液吸到装 10mL 细胞培养基的 15mL 的离心管中，注意要用细胞培养基把冻存管洗一遍，把粘在壁上的细胞都洗下来，轻轻混匀。

（3）以大约 80g/min 离心 2 ~ 3min，把上清液倒掉，加 1mL 细胞培养基把细胞悬浮起来。吸到装有 10mL 新鲜细胞培养基的 10cm 培养皿中前后左右轻轻摇动，使培养皿中的细胞均匀分布。

（4）在完全生长细胞培养基中轻轻再次悬浮细胞，并且进行活细胞计数。细胞铺板，细胞接种应该至少为 3×10^5 个/mL。

（5）标好细胞种类和日期、培养人名字等，放到37℃的5% CO_2培养箱中培养，细胞贴壁后更换新鲜的完全生长细胞培养基。

（6）根据细胞增长速度，2~3d更换一次细胞培养基。

（三）细胞的分化、衰老与死亡

1. 细胞的分化

一个成年人全身细胞总数约 10^{12} 个，可以区分为200多种不同类型的细胞，其形态结构、代谢、行为、功能等各不相同。通常把发育过程中，细胞后代在形态、结构和功能上发生差异的过程称为细胞分化（Cell differentiation）。细胞分化发生在胚胎阶段，也发生在胎儿出生以后，乃至成人阶段，如人体血细胞的产生和分化。这个过程在人的一生中一直持续着。

由旺盛生长不断分裂的细胞，转入分化，通常从细胞周期中 G_1 期开始时一个确定的点 G_0 点"逃逸"出细胞周期。旺盛生长分裂的细胞和各种分化了的细胞，它们的基因表达和代谢活动各不相同。

2. 细胞的衰老

细胞衰老（Cell aging）过程中会发生一系列的变化，包括：蛋白质合成速度降低，已有蛋白质结构变化，特异蛋白质成分出现；同时细胞核、线粒体、膜系统、骨架系统等都有结构、功能的改变。体外细胞培养成纤维细胞实验证明，来自胎儿传代50次后衰老死亡，来自成人传代20次后衰老死亡，来自小鼠传代14~28次后衰老死亡，来自乌龟传代90~125次后衰老死亡。

细胞衰老的原因和机制尚不明确，有关细胞衰老的机制有多种理论与假说，其中得到较广泛认可的是"自由基损伤假说"。

3. 细胞的死亡

细胞的死亡（Cell death）是个体存活的正常现象，常见的细胞死亡形式有3种：细胞坏死（Cell necrosis）、细胞凋亡（Cell apoptosis）和细胞毒性（Cytotoxicity）。在多细胞生物的生命活动中，一部分细胞因为环境因素的突然变化或病原物的入侵而死去，称为细胞的病理死亡或细胞坏死。坏死是细胞暴露于严重的物理或化学刺激时导致的细胞死亡；细胞毒性是由细胞或者化学物质引起的单纯的细胞杀伤事件，不依赖于其他两种细胞死亡机理，如杀伤T细胞的细胞毒性作用。

细胞凋亡是指为维持内环境稳定，由基因控制的细胞自主的、有序的死亡。凋亡（Apoptosis）则是程序性的、正常的细胞死亡，是机体清除无用的或者不想要的细胞的手段。它与细胞坏死是两个截然不同的过程，无论从形态学、生物学还是生化的特征来说，都有明显的区别。细胞凋亡与细胞坏死不同，细胞凋亡不是一个被动的过程，而是主动过程，它涉及一系列基因的激活、表达以及调控等的作用；它并不是病理条件下，自体损伤的一种现象，而是为更好地适应生存环境而主动争取的一种死亡过程。细胞凋亡现象普遍存在于生物界。细胞凋亡与细胞增殖、分化和衰老起着互补与平衡的作用，在多细胞动物的发育、形态建成与维持中扮演至关重要的角色。作为细胞的一种基本生命现象，凋亡失控的结果很严重：凋亡不足时，易发生癌变、病毒性疾病和自身免疫疾病；而凋亡过量则可能产生获得性免疫缺陷综合征、重症肝炎与退行性神经疾病等。

4. 细胞凋亡与坏死的区别

（1）坏死。

坏死具有以下特征：①形态学特征：膜完整性丧失，胞浆和线粒体膨胀，全细胞裂解。②生化特征：非能量依赖性的离子内环境失调，一般在4℃也可以发生，是一个被动过程；随机消化 DNA，电泳时显示为 DNA 弥散状态、DNA 断裂。③生理学特征：坏死影响群组细胞，由非生理学因素，如补体攻击、代谢中毒、缺氧等引起；被巨噬细胞吞噬，周围有明显的炎症反应。

（2）凋亡。

凋亡具有以下特征：①形态学特征：胞膜出芽，但保持完整，染色体聚集在核膜周边，胞浆收缩、细胞核凝集，最后细胞分裂为凋亡小体，Bcl-2 家族蛋白导致线粒体膜通透性增加。②生化特征：凋亡是 ATP 依赖性的，一般在4℃不能发生，是一个主动过程；以核小体为单位剪切 DNA，电泳时显示为 DNA ladder、DNA 断裂；线粒体释放多种因子至胞浆中，如细胞色素 C、AIF；Caspases 级联活化；膜对称性改变，如 PS 外翻。③生理学特征：凋亡只影响单个细胞，由生理学刺激诱导，如生长因子缺乏、激素环境改变等；被临近细胞和巨噬细胞吞噬，无炎症反应。

五、细胞计数及活力测定

(一) 基本原理

培养的细胞在一般条件下要求有一定的密度才能生长良好，所以要进行细胞计数。计数结果以每毫升细胞数表示。细胞计数的原理和方法与血细胞计数相同。

在细胞群体中总有一些因各种原因而死亡的细胞，总细胞中活细胞所占的百分比叫作细胞活力，由组织中分离细胞一般也要检查活力，以了解分离的过程对细胞是否有损伤作用。复苏后的细胞也要检查活力，了解冻存和复苏的效果。

一般常用台盼蓝染细胞，死细胞着色，活细胞不着色，从而可以区分死细胞与活细胞。利用细胞内某些酶与特定的试剂发生显色反应，也可测定细胞相对数和相对活力。

(二) 仪器、用品与试剂

（1）仪器与用品：普通显微镜、细胞计数板、试管、吸管、酶标仪或分光光度计。

（2）试剂：0.4%台盼蓝，0.5% 4℃四甲基偶氮唑盐（Methyl thiazolyl tetrazolium，MTT)、酸化异丙醇。

（3）材料：细胞悬液。

(三) 操作步骤

1. 细胞计数

（1）将细胞计数板及盖片擦试干净，并将盖片盖在计数板上。

（2）将细胞悬液吸出少许，滴加在盖片边缘，使悬液充满盖片和计数板之间。

（3）静置3min。

（4）镜下观察，计算计数板四大格细胞总数，压线细胞只计数左侧和上方的细胞，右侧和下方的细胞不计数（图1-2、图1-3）。然后按下式计算：

细胞数/mL＝4 大格细胞总数/4 ×10000

注意：镜下偶见由两个以上细胞组成的细胞团，应按单个细胞计算，若细胞团占 10% 以上，说明分散不好，需重新制备细胞悬液。

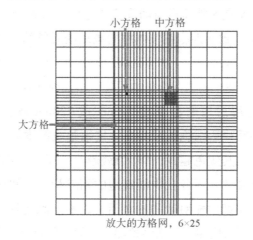

图 1－2　细胞计数板（放大后，中间大方格为计数室）

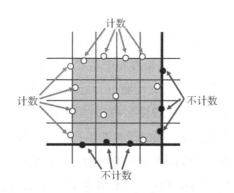

图 1－3　细胞计数时压线细胞计数方法

2. 细胞活力

（1）取 0.5mL 细胞悬液加入试管中。

（2）再加入 0.5mL 0.4% 台盼蓝染液，染色 2 ~ 3min。

（3）吸取少许悬液涂于载玻片上，加上盖片。

（4）镜下取几个任意视野分别计死细胞和活细胞数，计细胞活力。

死细胞能被台盼蓝染上色，镜下可见深蓝色的细胞，活细胞不被染色，镜下呈无色透明状。活力测定可以和细胞计数合起来进行，但要考虑到染液对原细胞悬液的加倍稀释作用。

3. MTT 法测细胞相对数和相对活力

（1）测定原理。

MTT 法即四甲基偶氮唑盐微量酶反应比色法，又称 MTT 比色法。测定原理：外源性的 MTT 可被活细胞线粒体中的琥珀酸脱氢酶还原为难溶性的蓝紫色结晶甲䐶产物（Formazan），并沉积在细胞中，而死细胞则无这种能力。DMSO 能溶解沉积在细胞中的蓝紫色结晶物，溶液颜色深浅与所含的 Formazan 量成正比。结晶溶解后用酶标仪在 570nm 或 720nm 波长处测定其光密度（OD）值，可间接反映活细胞数量。在一定细胞数范围内，MTT 结晶形成的量与细胞数成正比，其颜色越深，OD 值就越高，反映活细胞的数量就越多，因而可较准确地反映试验板各孔中活细胞的相对量，可间接反映细胞增殖状况。MTT 法只能测定细胞相对数和相对活力，不能测定细胞绝对数。该方法已广泛用于一些生物活性因子的活性检测、大规模的抗肿瘤药物筛选、细胞毒性试验以及肿瘤放射敏感性测定等。它的特点是灵敏度高、经济。

（2）贴壁细胞操作步骤。

①取对数生长期的细胞，以 1×10^5 个/mL 的细胞密度接种于 96 孔培养板，每孔 100μL，置于 37℃，5% CO_2 培养箱中培养，培养 24h 后，弃上清，用 PBS 缓冲液洗 3 次，按实验设计分组对细胞进行处理，原则上，细胞贴壁后即可加药，或两小时，或半天时间，一般设 5~7 个浓度梯度，设 3~5 个复孔，建议设 5 个，否则难以反映真实情况。同时设置调零孔，可用细胞培养基、MTT、DM-SO；对照孔，可用细胞、相同浓度的药物溶解介质、培养液、MTT、DMSO。

②处理后将细胞置于 5% CO_2，37℃孵育 16~48h，然后每孔加入 MTT 溶液（5mg/mL）20μL，放入 5% CO_2 培养箱中继续孵育 4h。若药物与 MTT 能够反应，可先离心后弃去培养液，小心用 PBS 缓冲液冲 2~3 次，再加入含 MTT 的培养液。

③终止培养，小心吸出 96 孔板孔内培养上清液，每孔加入 150μL DMSO，置摇床上低速振荡 10min，使蓝紫色结晶完全溶解。

④使用酶标仪测定 570nm 处的吸光度值（OD），计算细胞相对存活率。以时间为横坐标，吸光值为纵坐标绘制细胞生长曲线。细胞相对存活率（%）=（$OD_{样品} - OD_{本底}$）/（$OD_{对照} - OD_{本底}$）× 100。

（3）悬浮细胞操作步骤。

①取对数生长期的细胞，调节细胞悬液浓度 1×10^6 个/mL，按次序将 1640（无血清）细胞培养基 40μL；Actinomycin D 10μL，用培养液稀释 1μg/mL；需检测物 10μL；细胞悬液 50μL（即 5×10^4 个/孔），共 100μL 加入 96 孔板（边缘孔用无菌水填充）。按实验设计分组对细胞进行处理，一般设 5~7 个浓度梯度，设 3~5 个复孔。同时设置调零孔，可用细胞培养基、MTT、DMSO；对照孔，可用细胞、相同浓度的药物溶解介质、培养液、MTT、DMSO。

②处理后将细胞置于 5% CO_2，37℃ 孵育 16~48h，倒置显微镜下观察。

③每孔加入 10μL MTT 溶液（5mg/mL，即 0.5% MTT），继续培养 4h。悬浮细胞推荐使用 WST-1，培养 4h 后可直接酶联免疫检测仪在 570nm 波长处测量各孔的吸光值（OD 值）（630nm 校准）。

④用离心机以 1000r/min 离心 10min，小心吸掉上清，每孔加入 100μL DMSO，置摇床上低速振荡 10min，使结晶物充分溶解。在酶联免疫检测仪在 570nm 波长处测量各孔的吸光值（OD 值）。

4. XTT 法

（1）测定原理：XTT（四唑鎓盐）是一种与 MTT 类似的四唑氮衍生物，XTT 作为线粒体脱氢酶的作用底物，被活细胞还原成水溶性的橙黄色甲瓒产物。当 XTT 与电子耦合剂（如 PMS）联合应用时，其所产生的水溶性的甲瓒产物的吸光度与活细胞的数量成正比。此法的优点是使用方便；检测快速；灵敏度高，甚至可以测定较低细胞密度；重复性优于 MTT。此法的缺点是 XTT 水溶液不稳定，需要低温保存或现配现用。

（2）操作步骤：

①首先配置 6.6mmol/L XTT 溶液和 220mmol/L 1－甲氧基－5－甲基酚嗪硫酸甲酯盐（1-Methoxy PMS）溶液。临用时将 XTT 与 PMS 按 1:1 混合，形成 XTT/PMS。

②取对数生长期的细胞，以 1×10^5 个/mL 的细胞密度接种于 96 孔培养板，每孔 100μL，置于 37℃，5% CO_2 培养箱中培养，培养 24h 后，弃上清，用 PBS 缓冲液洗 3 次，按实验设计分组对细胞进行处理，每组设 3 个平行孔。

③处理 24h 后每孔加入 XTT/PMS 溶液 20μL，放入 5% CO_2 培养箱中继续孵育 2h。

④使用酶标仪测定 450nm 处的吸光度值（OD），参考波长为 655nm，计算细胞相对存活率。

5. WST-1 法

（1）测定原理：WST-1 是被开发的第一个水溶性四唑盐试剂，是一种类似于 MTT 的化合物，在电子耦合试剂存在的情况下，可以被线粒体内的一些脱氢酶还原生成橙黄色的 Formazan。细胞增殖越多越快，则颜色越深；细胞毒性越大，则颜色越浅。WST-1 法是用于测定细胞增殖或毒性试验中活细胞数目的一种高灵敏度、高稳定性且无放射性的比色检测法。ST-1 是 MTT 的一种升级替代产品，和 MTT 或其他 MTT 类似产品如 XTT、MTS 等相比有明显的优点：①MTT 被线粒体内的一些脱氢酶还原生成的 Formazan 不是水溶性的，需要由特定的溶解液溶解；而 WST-1 和 XTT、MTS 产生的 Formazan 都是水溶性的，可以省去后续的溶解步骤；②WST-1 产生的 Formazan 比 XTT 和 MTS 产生的 Formazan 更易溶解；③WST-1 比 XTT 和 MTS 更加稳定，使实验结果更加稳定；④WST-1 和 MTT、XTT 等相比，线性范围更宽，灵敏度更高，可以用于细胞因子等诱导的细胞增殖检测，也可以用于抗癌药物等对细胞有毒试剂诱导的细胞毒性检测，或一些药物诱导的细胞生长抑制检测等；⑤WST-1 使用时无须同位素，所有的检测步骤仅在同一块 96 孔板内完成；⑥不必洗涤细胞，不必收集细胞，也不必采用额外步骤溶解 Formazan；⑦WST-1 对细胞无明显毒性；⑧加入 WST-1 显色后，可以在不同时间反复用酶标仪读板，使检测时间更加灵活，便于找到最佳测定时间。

（2）操作步骤：

①取对数生长期的细胞，以 1×10^5 个/mL 的细胞密度接种于 96 孔培养板，每孔 100μL，置于 37℃、5% CO_2 培养箱中培养 24h 后，弃上清，用 PBS 缓冲液洗 3 次，按实验设计分组对细胞进行处理，每组设 3 个平行孔。

②处理 24h 后每孔加入 10μL 四唑盐工作液，放入 5% CO_2 培养箱中继续孵育 1~4h。

③使用酶标仪测定 450nm 处的吸光度值（OD），计算细胞相对存活率。

6. CCK-8 法

（1）测定原理：

CCK-8 是近年新开发的一种更新的水溶性四唑盐检测，又称为 WST-8 法，其原理与 WST-1 类似：在电子载体 1 - 甲氧基 - 5 - 甲基酚嗪硫酸甲酯盐（1-Methoxy PMS）的作用下被细胞线粒体中的脱氢酶还原成具有高度水溶性的橙黄色 Formazan。生成的甲瓒物的数量与活细胞的数量成正比，用酶联免疫分析仪测定其光吸收值可间接反映活细胞数量，在一定细胞数量范围内，甲瓒形成的量与细胞数呈正比。

（2）操作步骤：

①取对数生长期的细胞，以 1×10^5 个/mL 的细胞密度接种于 96 孔培养板，每孔 $100 \mu L$，置于 $37^\circ C$、$5\% \, CO_2$ 培养箱中培养 24h 后，弃上清，用 PBS 缓冲液洗 3 次，按实验设计分组对细胞进行处理，每组设 3 个平行孔。

②处理 24h 后，每孔加入 $10 \mu L$ CCK 溶液（注意不要在孔中生成气泡，它们会影响 OD 值的读数）放入 $5\% \, CO_2$ 培养箱中继续孵育 $1 \sim 4h$。

③使用酶标仪测定 450nm 处的吸光度值（OD），参考波长为 655nm，计算细胞相对存活率。若暂时不测定 OD 值，可以向每孔中加入 $10 \mu L$ 0.1mol/L 的 HCl 溶液或者 1%（$W : V$）十二烷基硫酸钠（Sodium dodecyl sulfat，SDS）溶液，并遮盖培养板避光保存在室温条件下。24h 内测定，吸光度不会发生变化。

六、细胞的分裂指数

（一）原理

体外培养细胞生长、分裂繁殖的能力，可用分裂指数来表示。它与生长曲线有一定的联系，如随着分裂指数的不断提高，细胞也就进入了指数生长期。分裂指数是指细胞群体中分裂细胞所占的百分比，它是测定细胞周期的一个重要指标，也是不同实验研究选择细胞的重要依据。

（二）仪器、用品与试剂

（1）仪器与用品：CO_2 培养箱、普通显微镜、细胞培养皿、盖玻片、吸管。

（2）试剂：培养液、胰酶、甲醇、冰醋酸、Giemsa 染液。

（三）操作步骤

（1）消化细胞，将细胞悬液接至内含盖玻片的培养皿中。

（2）置于37℃、5% CO_2培养箱中培养48h，使细胞长在盖片上。

（3）48h后，取出盖玻片，按下列顺序操作：先用PBS缓冲液漂洗3min，然后放入甲醇：冰醋酸 = 3 : 1固定液中固定30min，再加Giemsa液染色10min，最后用自来水冲洗。

（4）盖玻片晾干后反扣在载玻片上，镜检。

（5）计算：分裂指数（%）= 分裂细胞数/总细胞数×100。

七、细胞周期的测定

（一）测定原理

细胞周期指细胞一个世代所经历的时间。从一次细胞分裂结束到下一次分裂结束为一个周期。细胞周期反映了细胞增殖速度。单个细胞的周期测定可采用缩时摄影的方法，但它不能代表细胞群体的周期，故现多采用其他方法测群体周期。测定细胞周期的方法很多，有同位素标记法、细胞计数法等，这里介绍一种利用BrdU渗入测定细胞周期的方法。

BrdU（5－溴脱氧尿嘧啶核苷）加入细胞培养基后，可作为细胞DNA复制的原料，经过两个细胞周期后，细胞中两条单链均含BrdU的DNA将占1/2，反映在染色体上应表现为一条单体浅染。如经历了三个周期，则染色体中约一半为两条单体均浅染，另一半为一深一浅。细胞如果仅经历了一个周期，则两条单体均深染。计分裂相中各期比例，就可算出细胞周期的值。

（二）仪器、用品与试剂

（1）仪器、用品：同常规细胞培养。

（2）试剂：BrdU（1.0mg/mL）、甲醇、冰醋酸、Giemsa染液、秋水仙素、2×SSC液。

（三）操作步骤

（1）细胞生长至指数期时，向培养液中加入BrdU，使最终浓度为10μg/mL。

（2）44h后加秋水仙素，使每1mL中含0.1μg。

（3）48h 后常规消化细胞至离心管中，注意培养上清的漂浮细胞也要收集到离心管中。

（4）常规染色体制片。

（5）染色体玻片置56℃水浴锅盖上，铺上 $2 \times SSC$ 液，距紫外灯管6cm处照射3min。

（6）弃去 $2 \times SSC$ 液，流水冲洗。

（7）Giemsa 液染色 10min，流水冲洗，晾干。

（8）镜检100个分裂相，计第一、第二、第三、第四细胞期分裂指数。

（9）计算：细胞周期（Tc）$= 48 / [（M_1 + 2M_2 + 3M_3 + 4M_4）/100]$（h）。

八、细胞转移相关研究方法

（一）划痕

肿瘤细胞在体外仍具有迁移的能力，本方法借鉴体外细胞致伤愈合实验模型，利用细胞划痕法测定了肿瘤细胞的运动特性。

操作步骤

（1）将细胞密度为 $5 \times 10^5 \sim 10 \times 10^5$ 个/mL 的细胞铺于 24 孔板（每孔 $500 \mu L$）上，加入含10%胎牛血清的 RMPI 1640 细胞培养基，置于37℃、5% CO_2 培养箱中培养 $16 \sim 24h$，使形成单层细胞。

（2）用 $10 \mu L$ 移液枪枪头（或者无菌牙签）在单层细胞上呈"一"字划痕，用 PBS 缓冲液清洗 3 次，置于37℃、5% CO_2 培养箱中孵育。

（3）孵育 24h 后，换成含10%胎牛血清的 RMPI 1640 细胞培养基，置于37℃、5% CO_2 培养箱中孵育24h。

（4）24h 后，观察并拍照：吸去培养液，用 PBS 缓冲液清洗 3 次后，在倒置荧光显微镜下观察并拍照。

（二）细胞黏附

细胞黏附实验通常分为两类，即细胞与细胞黏附、细胞与基质黏附。机体内许多细胞，如上皮细胞固定在某处发挥功能；另一些细胞，如白细胞活跃运动，就需要不断调节细胞黏附性。细胞黏附性的改变在肿瘤转移过程中也发挥着重要作用。恶性肿瘤具有从原发瘤分离及在体内扩散的能力，提示这些细胞相互识别及黏附机制发生了改变。

操作步骤如下。

（1）先用 $10\mu g/mL$ 的纤连蛋白（Fibronectin, FN）预铺 96 孔板，$70\mu L/$孔，$4℃$ 过夜后，用 PBS 缓冲液洗 3 次，再用 1% BSA 于 $37℃$ 封闭 1h 后，用 PBS 缓冲液洗 3 次。

（2）将待检测细胞培养至对数生长期，用酶消化细胞，用无血清细胞培养基悬浮细胞，调整浓度为 5×10^5 个$/mL$ 分别接种于预铺 FN 的 96 孔板中，每孔 5000 个细胞，每组设 3 个复孔，置于 $37℃$、5% CO_2 培养箱中孵育。

（3）孵育 1h 后，PBS 缓冲液洗去未黏附的细胞。

（4）检测方法：

检测方法 1：用 3.5% 戊二醛于 $4℃$ 固定 0.5h，PBS 缓冲液洗 3 次；0.1% 的结晶紫染色，室温静止 0.5h，再用 PBS 缓冲液洗 3 次，每孔加入$100\mu L$ 10% 的乙酸，5~10min 后，用酶标仪检测 595nm 处的吸光度值，用以表示黏附细胞的多少。

检测方法 2：按照每孔加入 $100\mu L$ 甲醇，固定 15min，每孔再加入$100\mu L$ 吉姆萨染液，染色 15min 后，用 PBS 缓冲液洗去染液，在倒置显微镜下随机取 5 个视野计数黏附细胞数量并拍照，统计结果。

检测方法 3：用 MTT 法或 CCK-8 检测细胞量。

（三）Transwell 迁移

细胞迁移实验将 Transwell 小室放入培养板中，小室内称上室，培养板内称下室，上下层培养液以聚碳酸酯膜相隔，将研究的细胞种在上室内，由于聚碳酸酯膜有通透性，下层培养液中的成分可以影响到上室内的细胞，应用不同孔径和经过不同处理的聚碳酸酯膜，就可以进行共培养、细胞趋化、细胞迁移、细胞侵袭等多种方面的研究。

操作步骤

（1）所有细胞培养试剂和 Transwell chamber 均放在 $37℃$ 恒温水浴箱中温育。

（2）将待检测细胞培养至对数生长期，用酶消化细胞，然后用 PBS 缓冲液和无血清细胞培养基先后洗涤细胞 1 次，再用无血清细胞培养基悬浮细胞，计数，调整浓度为 2×10^5 个/mL。

（3）在下室（即 24 孔板底部）加入 600 ~ 800μL 含 10% 血清的细胞培养基，上室加入 100 ~ 150μL 细胞悬液，继续在 37℃、5% CO_2 培养箱中培养 24h。

（4）24h 后，用镊子小心取出 Chamber，吸干上室液体，移到预先加入约 800μL 甲醇的孔中，室温固定 30min。

（5）固定后，取出 Chamber，吸干上室固定液，移到预先加入约 800μL Giemsa 染液的孔中，室温染色 15 ~ 30min。

（6）染色后，轻轻用清水冲洗浸泡数次，取出 Chamber，吸去上室液体，用湿棉棒小心擦去上室底部膜表面上的细胞。用小镊子小心揭下膜，底面朝上晾干，移至载玻片上，用中性树胶封片。

（7）在显微镜下取 9 个随机视野计数，统计结果。

（四）Transwell 侵袭

Transwell 侵袭是指将 Transwell 这一技术应用于肿瘤细胞侵袭研究的一种实验。

操作步骤：

（1）基质胶准备：将冻存于 - 80℃ 冰箱的 BD Matrigel 于 4℃ 下过夜（24h），变成液态。取 300μL 无血清细胞培养基，加入 60μL（或 50μg/每室）Matrigel，4℃ 混合均匀，加入上室各 100μL（3 个室），置于 37℃、5% CO_2 培养箱中孵育 4 ~ 5h。当出现白色层时，说明已经变为固态。

（2）将待检测细胞培养至对数生长期，用酶消化细胞，再用无血清细胞培养基洗细胞 3 次，并计数，配成细胞悬液。

（3）用无血清细胞培养基洗 Matrigel 1 次，每孔加入 100μL 细胞悬液。下腔室中加入 500μL 含有 20% FBS 条件细胞培养基。置于 37℃、5% CO_2 培养箱中孵育 20 ~ 24h。

（4）孵育后，取出 Transwell 用 PBS 缓冲液冲洗 2 次，再用 5% 戊二醛于 4℃ 下固定。

（5）固定后，加入 0.1% 结晶紫或 Giemsa 于室温下染色 5 ~ 10min，再用 PBS 缓冲液冲洗 2 次，用棉球擦去上表面细胞。

（6）显微镜下取 9 个随机视野计数，统计结果。

九、细胞培养的注意事项

（1）实验进行前，无菌室及无菌操作台用紫外灯照射 30~60min 灭菌，并用 70% 乙醇擦拭无菌操作台面，并开启无菌操作台风扇运转 10min 后，才可以开始实验操作。

（2）无菌操作工作区域应保持清洁及宽敞，必要物品，例如试管架、吸管吸取器或吸管盒等可以暂时放置，其他实验用品用完即应移出，以利于气流的流通。实验用品以 70% 酒精擦拭后才带入无菌操作台内。实验操作应在台面的中央无菌区域，勿在边缘的非无菌区域操作。

（3）开紫外线照射操作台的同时将细胞培养基、酶、缓冲液等移到室外让它自然升温。40min 后，温度就升上来了，或将其放到 37℃ 水浴锅里加热。但一定要注意水浴锅的卫生，如常年不清洗，瓶身外面容易吸附大量细菌。因此用时也一定要勤换水，从水浴锅拿出后，最好吸干瓶身上面的水。

（4）小心取用无菌的实验物品，避免造成污染。勿碰触吸管尖头部或容器瓶口，不要在打开的容器正上方操作实验。容器打开后，以手夹住瓶盖并握住瓶身，倾斜约 45° 取用，尽量勿将瓶盖盖口朝上放置桌面。

（5）每次操作只处理一株细胞株，且即使细胞培养基相同亦不共享细胞培养基，以避免失误混淆或细胞间污染。实验完毕后，将实验物品带出工作台，以 70% 酒精擦拭无菌操作台面。操作间隔应让无菌操作台运转 10min 以上后，再进行下一个细胞株的操作。

（6）工作人员应注意自身的安全，必须穿戴实验衣及手套后才能进行实验。对于来自人类或病毒感染的细胞株应特别小心操作，并选择适当等级的无菌操作台。在操作过程中，应避免引起气溶胶的产生，小心毒性药品，例如 DMSO 及 TPA 等，并避免尖锐针头的伤害等。

（7）定期检测下列项目：二氧化碳钢瓶的 CO_2 压力；二氧化碳培养箱的 CO_2 浓度、温度及水盘是否有污染，水盘的水用无菌水，每周更换；无菌操作台内的空气流压力，定期更换紫外线灯管及 HEPA 过滤膜；水槽可添加消毒剂，定期更换水槽的水。

（8）粉末细胞培养基配制：加血清后，放置时间不宜过长，一般在 4℃ 存放尽量不要超过 1 个月，如在 -20℃ 存放时间可长一些，但最好不要超过 3~4 个月。

第二章　氧化应激检测指标与方法

第一节　氧化应激概述

在正常情况下，机体代谢过程中活性氧簇不断地通过非酶促反应和酶促反应产生，每日有 1% ~ 3% 的摄入氧转变为超氧阴离子（Superoxide anion，$O_2^{·-}$）及其活性衍生物，但在抗氧化酶以及外源性和内源性抗氧化剂的协同作用下被不断清除，在生理情况下，活性氧（Reactive oxygen species，ROS）自由基的生成与清除处于动态平衡，ROS 自由基可维持于有利无害的极低水平。由于内源性和（或）外源性刺激使机体代谢异常而骤然产生大量 ROS 自由基，或机体抗氧化物质不足，使机体内氧化系统与抗氧化系统间平衡失常，则使机体处于氧化应激状态，其结果导致生物活性分子的损伤及生物学效应的改变，并进一步引起细胞死亡和组织损伤，与很多病理过程相关。

氧化应激（Oxidative stress，OS）是指机体在内外环境有害刺激的条件下，体内高活性分子，如 ROS 自由基和活性氮（Reactive nitrogen species，RNS）自由基产生过多，氧化程度超出氧化物的清除，使体内氧化系统和抗氧化系统失衡，从而导致细胞和组织损伤。氧化应激是由自由基在体内产生的一种负面作用，在氧化应激过程中，由于受到自由基的氧化胁迫，构成细胞组织的各种物质如脂质、糖类、蛋白质、脱氧核糖核酸（Deoxyribonucleic acid，DNA）等所有的大分子物质，都会发生各种程度的氧化反应，引起变性、交联、断裂等氧化损伤，进而导致细胞结构和功能的破坏以及机体组织的损伤和器官的病变，甚至癌变等。研究表明，活性氧自由基和活性氮自由基可以直接或间接氧化或损伤 DNA、蛋白质和脂质（图 2-1），可诱发基因的突变、蛋白质氧化和脂质过氧化，被认为是导致衰老和各种重要疾病如肿瘤、心脑血管疾病、神经退行性疾病（阿尔茨海默病）、糖尿病的一个重要因素。

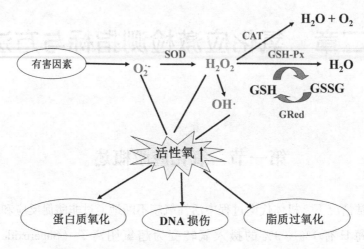

图 2-1 ROS 自由基过量产生导致生物大分子氧化损伤

一、体内常见的氧化剂

体内的氧化剂主要包括 ROS 自由基和 RNS 自由基两大类，有些 ROS 自由基与 RNS 自由基尚呈现交叉性或双重作用。ROS 自由基是一类含氧、化学性质活泼、氧化性强的物质的总称。生物体内产生的 ROS 自由基主要有超氧阴离子（$O_2 \cdot^-$）、羟自由基（Hydroxyl free radicals，$\cdot OH^-$）及其活性衍生物如过氧化氢（Hydrogen peroxide，H_2O_2）、单线态氧（Singlet oxygen，$^1O_2$）及 $LO \cdot$、$LOO \cdot$ 及 LOOH 等脂质过氧化物。ROS 自由基是近年来发现的信息分子家族中的新成员，ROS 自由基作为第二信使调节细胞增殖、分化、凋亡等相关的信号转导通路，但当细胞内 ROS 自由基产生过多时，细胞处于氧化应激状态，导致严重的细胞损伤并且引起一些疾病。RNS 主要有一氧化氮（$\cdot NO$）、二氧化氮（$\cdot NO_2$）和过氧化亚硝酸盐（$\cdot ONOO^-$）及反应生成的系列含氮化合物等。NO 在低浓度时主要起调节作用，而高浓度时则可引起机体氧化损伤。在一定条件下，NO 与 O_2 结合而成为有强氧化活性的 $ONOO^-$ 及其质子化产物 ONOOH，可对巯基、脂质、DNA 及蛋白产生直接氧化作用，可介导硝化作用，修饰蛋白的氨基酸残基如半胱氨酸和酪氨酸，从而影响蛋白的磷酸化。

在细胞内，超氧阴离子主要通过线粒体和内质网膜上电子传递产生。在线粒体内，活性氧过量的产生是由于氧化磷酸化失调、缺血和衰老等病理状态，以及多不饱和脂肪酸的缺乏和脂质过氧化而引起的线粒体脂质的改变。在内质网内，NADPH - 细胞色素 P450 还原酶能够放出电子，使氧分子变成超氧阴离子。过氧化氢主要是通过超氧化物的歧化反应产生的，而单线态氧是通过光敏作用而产生的，也可通过吞噬作用及超氧阴离子歧化作用而产生。

自由基的量可利用电子自旋共振法、化学发光法以及化学捕获法等进行测定。NO 在大部分的体液包括血浆中迅速转变为稳定的亚硝酸盐和硝酸盐，测定血清中的亚硝酸盐和硝酸盐可反映 NO 的多少，因为血浆中这些化合物的半衰期约为 1.5h，可迅速从尿中排泄，因而对结果的解释须谨慎，此外还须考虑肾功能。胆红素氧化代谢产物是胆红素发挥清除自由基活性后的产物，分析尿和血中的胆红素氧化代谢产物可能有助于评价体内的氧化应激水平。总的来说，因自由基的反应活性较强而寿命短暂，并且其浓度非常低，要对其直接进行检测非常不方便。

二、氧化应激的代谢产物

自由基主要氧化损伤 DNA、脂质以及蛋白质等生物大分子，检测组织和生物体液中的氧化应激代谢产物对评价氧化应激状态显得尤其重要。

（一）脂质过氧化产物

生物膜脂质的磷脂中富含多不饱和脂肪酸（Polyunsaturated fatty acid，PU-FA），在 O_2 存在条件下，极易被自由基及其活性衍生物攻击，引发脂质过氧化链式反应，同时在脂质过氧化过程中产生的 $LO^{\cdot}$、$LOO^{\cdot}$ 等也可产生链引发和链扩增反应。$LOO^{\cdot}$ 还可通过分子内双键加成，形成环过氧化物和环内过氧化物自由基，最后断裂为各种代谢产物。

脂质过氧化过程中发生的 ROS 自由基氧化生物膜的过程，即 ROS 自由基与生物膜的磷脂、酶和膜受体相关的多不饱和脂肪酸的侧链及核酸等大分子物质起脂质过氧化反应，形成脂质过氧化产物如丙二醛（Malonaldehyde，MDA）、8 - 异前列腺素（8-isoprostane）和 4 - 羟基壬烯酸（4-hydroxynonenal，

HNE）。它们对某些氨基酸残基具有修饰作用，可与蛋白质形成醛 - 蛋白加合物，引起蛋白质的变性，还可引起 DNA 的损伤。它们不仅是氧化应激的产物，还可介导氧化应激的发生，使生物膜的结构和功能发生改变，使膜的流动性改变、通透性改变、膜运输过程紊乱等，进而引起细胞毒性。可直接检测脂质过氧化物来评价氧化应激水平。

（二）蛋白质氧化产物

蛋白质广泛存在于细胞内外，极易受 ROS 自由基和 RNS 自由基攻击而使蛋白质的氨基酸发生氧化和硝化修饰。在氧化应激过程中，自由基对蛋白质的作用包括蛋白质肽链断裂、蛋白质分子相互间交联聚合，蛋白质氨基酸发生氧化脱氨反应、氧自由基攻击蛋白质还原性基团、脂类氧化裂解所产生的丙二醛与蛋白质上的氨基产生分子间的交联等。目前对于蛋白质氧化损伤的检测指标主要有两个，分别是蛋白羰基生成（羰基化）和硝基酪氨酸的生成（蛋白质中酪氨酸硝基化）。

蛋白质是 ROS 自由基攻击的另一个最广泛的靶标，ROS 自由基既可以直接介导蛋白质氧化，也可以先诱导脂质过氧化和加速非酶糖基化，再利用其活性中间产物间接介导蛋白质氧化，从而导致蛋白主链断裂、侧链 β - 切除、蛋白质羰基化以及蛋白质 - 蛋白质交联，其中蛋白质羰基在体内的形成主要通过金属离子催化氧化（Metal ions in the catalytic oxidation，MCO）系统完成。ROS 自由基攻击蛋白分子的侧链氨基酸，如赖氨酸、精氨酸、脯氨酸和苏氨酸，均可氧化产生相应的蛋白羰基衍生物。蛋白羰基在氧化应激早期即可形成，且有较高的稳定性，因而可采用羰基测定作为判断蛋白质氧化损伤的指标。此外，羟自由基也可直接作用于肽链，使肽链断裂，引起蛋白质一级结构的破坏，在断裂处产生羰基。由于羰基的生成具有普遍性，因此被广泛用作检测蛋白质氧化损伤的指标。

过氧亚硝基可使蛋白酪氨酸残基发生硝化而生成特异的 3 - 硝基酪氨酸，因而检测生物体液和组织中的硝基酪氨酸可反映过氧亚硝基介导蛋白氧化损伤。二酪氨酸通常由次氯酸引起两个酪氨酸连接而成，因二酪氨酸有代谢稳定性，而且只是在蛋白被氧化修饰后才通过酶性途径释放，因而可将其作为蛋白氧化损伤的特异指标，可测量二酪氨酸排出量来反映蛋白质的氧化损伤。晚期氧化蛋白产物（Advanced oxidation protein products，AOPP）是由吞噬细胞生成的次氯酸引起血浆白蛋白氧化的产物，而 N^t – 羧甲基赖氨酸是糖化蛋白被氧化修饰形成的晚期糖基化终产物（Advanced glycationend products，AGEs）的天然结构，两者均可作为蛋白氧化损伤的标志物，以反映血液透析患者体内的氧化应激水平。

（三）DNA 的氧化产物

ROS 自由基可以直接攻击生物大分子 DNA，诱发 DNA 氧化损伤。在各种氧化损伤中，以鸟嘌呤 8 位碳原子氧化后形成 8 – 羟基脱氧鸟嘌呤（8-hydroxy-2 deoxyguanosine，8-OHdG）最为常见。引起 DNA 氧化损伤的 ROS 自由基主要是·OH¯。·OH¯可攻击脱氧核糖，使脱氧戊糖分解、磷酸二酯键断裂，引起 DNA 出现单链或双链断裂。此外，·OH¯加到 DNA 碱基上，产生特异性的嘌呤和嘧啶碱基修饰物，受损的 DNA 可由核酸内切酶和转葡糖基酶修复，并释放出脱氧核苷酸和游离碱基，例如，鸟嘌呤（Guanine，G）被氧化而生成 8-oxo-G，在修复酶的作用下以 8-OHdG 形式被切除，从尿排出。尿中 8-OHdG 是全身 DNA 受氧化损伤后经切除修复而排出的量，可反映对氧化损伤的修复程度，因而 8-OHdG 被认为是内源性氧自由基引起 DNA 氧化损伤的一种标志。·OH¯攻击 DNA 时还可氧化胸腺嘧啶而形成胸腺嘧啶核苷乙二醇，因而检测尿中的胸腺嘧啶核苷乙二醇也有助于评价 DNA 的氧化损伤。

氧自由基也可以导致不同形式的 DNA 损伤，包括碱基断裂、碱基突变以及 DNA 双链断裂。DNA 双链断裂是细胞内多种类型的 DNA 损伤中最危险、最严重的一种，DNA 损伤是评价细胞氧化损伤的重要指标之一，检测 DNA 损伤的技术很多，单细胞凝胶电泳技术（彗星试验）是检测 DNA 单链断裂的常用方法。

三、抗氧化系统

生物体内，除极微量的 ROS 自由基被机体利用外，几乎所有的 ROS 自由基都应当及时被清除。特定 ROS 自由基的生成过多又会引起机体产生相应的抗氧化物质消除多余 ROS 自由基。生物体内防御 ROS 自由基所致损伤的体系主要为抗氧化系统。抗氧化系统主要包括三类物质：第一类是酶抗氧化系统，主要包括过氧化氢酶（Catalase，CAT）、超氧化物歧化酶（Superoxide dismutase，SOD）、谷胱甘肽过氧化物酶（Glutathione peroxide，GSH-Px）等；第二类为目前日益受到重视的巯基还原缓冲体系，主要包括谷胱甘肽（Glutathione，GSH）、硫氧还蛋白（Thioredoxin，Trx）及谷胱甘肽硫氧还蛋白（Glutaredoxin，Grx）等；第三类为小分子物质，主要包括麦角硫因、维生素 C、维生素 E、褪黑素、α–硫辛酸、类胡萝卜素、微量元素铜（Cu）、锌（Zn）、硒（Se）等。

（一）酶抗氧化系统

在抗氧化防护体系中，主要的抗氧化酶包括 SOD、GSH-Px 和 CAT，可协助清除自由基，减轻和消除氧化损伤。

1. 超氧化物歧化酶（SOD）

SOD 是 Super Qxide Dismutase 缩写，含铜（Cu）、锌（Zn）、锰（Mn）的酶，主要催化歧化反应，SOD 主要有含铜锌的 CuZn-SOD 和含锰的 Mn-SOD 的两种。CuZn-SOD 中 Cu 参与酶分子的活性中心结构，并在催化反应中传递电子；Zn 则不参与催化作用，但对活性中心有支持稳定作用。CuZn-SOD 主要分布于细胞浆，细胞器中极少存在。Mn-SOD 主要分布于线粒体基质中，因此是歧化线粒体生成的主要抗氧化酶。已经证明，线粒体是 SOD 生成的主要部位。两种 SOD 所催化的反应相同，催化反应速度常数接近。人体各种组织器官的 CuZn-SOD 含量相差较大，以肝与大脑灰质的含量最高。这种差异可能与该组织的耗氧量有关。

SOD 是抗氧化体系中较为关键的酶，在抗氧化系统中有着非常重要的作用。SOD 主要存在于细胞浆内，作为一种 ROS 自由基的清除剂，SOD 可加速 $O_2^{\cdot-}$ 发生歧化作用，可以把 $O_2^{\cdot-}$ 歧化成过氧化氢（H_2O_2）和 O_2，清除 $O_2^{\cdot-}$，从而保护细胞不受毒性氧自由基的损伤；同时充足的 SOD 可通过防止 $O_2^{\cdot-}$ 启动链式氧化反应而降低 $\cdot OH^-$ 的生成，并且可避免 $O_2^{\cdot-}$ 与 NO 间发生反应形成活性更强的 $ONOO^-$。它还可以清除其他自由基，能够使机体内的超氧阴离子自由基维持在正常水平，测定其活力可间接反映细胞内自由基清除的情况。

2. 谷胱甘肽过氧化物酶（GSH-Px）

GSH-Px 是机体内广泛存在的一种重要的催化过氧化物分解的酶，GSH-Px 在抗氧化系统中有着非常重要的作用。它能特异性催化谷胱甘肽对过氧化物的还原反应，把过氧化物转化为水或相应的醇类，能消除有害的过氧化代谢产物，阻断脂质过氧化链锁反应，GSH-Px 酶活性的高低间接反映了机体抗氧化能力。

GSH-Px 家族包括 4 种含硒的蛋白，分别是胞质溶胶 GSH-Px、磷脂氢过氧化物 GSH-Px、血浆 GSH-Px 以及胃肠道 GSH-Px。它们均可利用 GSH 作为底物，还原 H_2O_2 和烷烃氢过氧化物，但具有底物特异性。$\cdot OH^-$ 可诱发脂质过氧化链式反应，但在 GSH 存在时，GSH-Px 可催化几乎所有的有机氢过氧化物（ROOH）转变为 ROH，减轻对机体的损伤。GSH-Px 还可在 CAT 含量少或 H_2O_2 产量很低的组织中可代替 CAT 清除 H_2O_2。CAT 存在于微体，GSH-Px 位于胞浆或线粒体的基质，两者可协同清除整个细胞的 H_2O_2。

在血浆、全血红细胞或血小板以及组织中有一种不含硒的 GSH-Px，又称谷胱甘肽转硫酶（Glutathione S-transferase，GST），可催化 ROOH 转变为 ROH，协助 GSH-Px 清除体内的 ROOH。此外，谷胱甘肽还原酶（Glutathione reductase，GSH-Re）可借助 NADPH 提供电子促进氧化型谷胱甘肽（Oxidized glutathione，GSSG）再生为还原型谷胱甘肽（GSH），因而在机体抗氧化作用中也有重要作用。

3. 过氧化氢酶（CAT）

CAT 是一种普遍存在的抗氧化酶，CAT 在抗氧化系统中有着非常重要的作用。其功能是催化 H_2O_2 转变为 H_2O 和 O_2，从而防止 H_2O_2 在过渡金属离子的作用下转变为 $\cdot OH^-$。过氧化氢在真核细胞内以多种氧化酶和超氧化歧化酶的副产物形式存在。过氧化氢在细胞内的聚集会引发细胞内 DNA，蛋白质和脂质的氧化，从而导致基因突变和细胞死亡。CAT 可去除细胞内的 H_2O_2，保护活细胞免受氧化损伤，过氧化氢酶在氧化胁迫相关疾病中的作用已得到了广泛研究。

过氧化氢酶、过氧化物酶是含铁的酶，它们能不断清除体内生成的主要的氧化产物，即过氧化氢（H_2O_2）和过氧化物，阻止它们进一步产生氧化性质更强的 $\cdot OH^-$。

各种抗氧化酶从不同角度协助清除体内的 ROS 自由基，在抗氧化过程中起着不同的作用，因而常测定血液中 SOD、CAT、GSH-Px 以及 GST 的量及活性来反映机体抗氧化活性，其中以 SOD 以及 GSH-Px 最受重视。

（二）非酶抗氧化系统

非酶抗氧化系统又称巯基还原缓冲体系，主要是指可清除自由基的巯基还原缓冲体系和低分子量物质，巯基是体内主要的非酶性抗氧化剂，包括蛋白巯基和非蛋白巯基。主要有谷胱甘肽、抗氧化维生素、泛醌还原物、金属硫蛋白及硫氧还蛋白等。

1. 谷胱甘肽

谷胱甘肽（GSH）是一种低分子清除剂，是细胞内主要的抗氧化物，其量的多少是衡量机体抗氧化能力大小的重要因素，可间接反映细胞的抗氧化能力。GSH 是细胞中普遍存在的小分子三肽化合物（Glu-Cys-Gly），是需氧生物中主要的非蛋白巯基，细胞内其浓度在 mmol 水平。通过直接作用和参与某些抗氧化酶的酶促反应，协调内源性与外源性抗氧化剂的作用，维持自由基的产生和清除，保护细胞免受 ROS 的氧化损伤，并使内环境处于稳定的还原态。GSH 是一种抗氧化剂，而且 GSH 是多种酶，如 GSH-Px 的辅酶，涉及多种生物学过程，参与清除 $\cdot OH^-$、$ONOO^-$、$LO^{\cdot}$、$LOO^{\cdot}$、$O_2^{\cdot-}$ 和 H_2O_2 等 ROS 自由基，防止氧化应激对机体产生的损伤。在 GSH-Px 的酶促反应中，GSH 被氧化为 GSSG，在谷胱甘肽还原酶的作用下重新转变为 GSH，发挥抗氧化作用；GSH 还可直接或通过谷胱甘肽转硫酶（GST）的催化作用与亲电子化合物结合，使各种亲电子化合物，如脂质过氧化代谢产物等通过与 GSH 结合而解毒。因此，细胞内 GSH 含量的改变可反映机体的抗氧化能力及细胞的氧化应激状态。

2. 金属硫蛋白

金属硫蛋白（Metallothionein，MT）能被各种应激因素诱导生成，对 $\cdot OH^-$、$O_2^{\cdot-}$、NO 及苯氧基自由基等都有清除作用，具有广泛的非特异性的细胞保护作用。MT 清除自由基的作用主要与其巯基（—SH）有关，MT 中 20 个半胱氨酸上的—SH 基均处于还原状态，在与 $\cdot OH^-$ 反应过程中，—SH 被氧化成—S—S—，并将金属离子释放，使 $\cdot OH^-$ 还原降解。

3. 硫氧还蛋白

硫氧还蛋白（Trx）是一类分布广泛的多功能小分子蛋白，TRX 基因的增强子区域有一个对氧化应激起反应的顺式作用元件，从而受到氧化应激（如各种氧化剂、紫外线照射及缺血再灌注等）的诱导调节。TRX 有一个保守的有氧化还原活性的 Cys-Gly-Pro-Cys 氨基酸序列，通过两个半胱氨酸残基上的 —SH 的氧化还原状态的改变而调节细胞的多种功能。TRX 可直接还原氧化损伤形成的蛋白中的二硫键，使对氧化还原敏感的蛋白维持其正常的硫醇–二硫化物氧化还原状态，保护细胞抵御氧化应激及其相关的外界环境。

（三）非酶抗氧化系统

非酶抗氧化系统主要是小分子物质，最常见的是抗氧化维生素。抗氧化维生素包括维生素 C（Vitamin C）、维生素 A（Vitamin A）及 β 胡萝卜素（Beta carotene），其中以维生素 E（Vitamin E）和维生素 C 最为重要。维生素 E 是一种脂溶性维生素，其水解产物为生育酚。维生素 E 是人体主要的脂溶性抗氧化剂，可在脂蛋白和膜中通过阻断 PUFA 脂质过氧化的链式反应而表现出其抗氧化效应。维生素 E 的抗氧化剂作用需要抗坏血酸等的协同，维生素 E 在清除脂质过氧化过程中产生的过氧自由基（$ROO^{\cdot}$）时形成生育酚自由基，还原型 GSH、维生素 C 以及泛醇又可使 α 生育酚得以再生。维生素 C（又称抗坏血酸）是最有效的内源性和外源性抗氧化剂，可清除 $\cdot OH^-$、$O_2^{\cdot -}$ 和过氧自由基，可还原氧分子、硝酸酯、Cyt a 和 Cyt c 等化合物，可与次氯酸（盐）和 $O_2^{\cdot -}$ 反应。测量血浆中的维生素 C 应当谨慎，因为维生素极易被氧化成脱氢抗坏血酸，而脱氢抗坏血酸不稳定。β 胡萝卜素可促进体内维生素 A 的形成，又被称维生素 A 原，可通过其共轭的烷基结构来稳定有机过氧自由基，其主要功能是熄灭单线态氧。泛醌，或称 CoQ10，是氧化磷酸化过程中线粒体呼吸链中必需的辅因子，其还原形式称为泛醇（$CoQ10H_2$），可与维生素 E 协同中止脂质过氧化链式反应，抑制脂质过氧化的启动和传播，还可防止血浆中脂蛋白以及生物膜中脂质过氧化。

其他抗氧化剂还包括如尿酸、α–硫辛酸、胆红素以及血浆铜蓝蛋白。每一种抗氧化物都具有特异性，它们从不同方面直接清除体内的 ROS 自由基，其作用不能互相替代，但相互之间可协同作用，从而达到对细胞的全面保护。

通过对血浆中抗氧化物质的测定，其多少可作为机体抗氧化能力的指标，但不宜单独使用某种抗氧化物质来反映整体的抗氧化能力。

四、抗氧化物间相互关系

各种抗氧化酶与各种抗氧化物之间存在相互补充、相互依赖的协调平衡关系，因而可能存在比较完善的防御体系。

相互补充作用对于 ROS 自由基生成、清除、过氧化链式反应的终止等不同环节，都有相应的抗氧化剂起作用。如由 SOD 催化反应生成的过氧化氢，有过氧化氢酶进而分解，并有铜蓝蛋白催化亚铁氧化，从而减少过渡金属通过产生 ROS 自由基引发及促进 ROS 自由基损伤；细胞内有脂溶性抗氧化剂维生素 E 与作用于膜脂质的磷脂氢谷胱甘肽过氧化物酶（PHGPx），同时有水溶性的维生素 C 和含硒谷胱甘肽过氧化物酶（SeGPx），维生素 C 和维生素 E 能互相偶联，虽然 SeGPx 只能催化游离的脂氢过氧化物分解，PHGPx 则能催化膜上的脂氢过氧化物分解；此外，磷脂酶 A2 能水解磷脂中的过氧化脂质，糖苷酶能识别与切下脱氧核糖核酸双螺旋中被氧化的碱基等，这既是一种防御的补充，又是一种修复功能。

相互依赖关系是指抗氧化剂或酶之间互有联系，如维生素 C 与维生素 E 在清除自由基过程中互相支持；当它们自身均被氧化后，要恢复还原状态，需有其他还原剂，并有催化还原反应酶参与；又如，还原型谷胱甘肽（GSH）是细胞内主要的、直接的还原剂，它也是 GSH-Px 催化过氧化物还原的必需底物，故细胞内 GSH 的浓度通常为氧化型谷胱甘肽的 10 倍左右。维持 GSH 的高水平则有赖于谷胱甘肽还原酶催化的辅酶（NADPH）的氧化反应，而充足的 NADPH 又依赖葡萄糖代谢的磷酸戊糖途径，谷胱甘肽的合成还必须有充足的含硫氨基酸与合成酶的参与等。此外，抗氧化物间可互相代偿，如动物缺硒时，SeGPx 活力降低，其同功酶——谷胱甘肽硫转移酶的活力则升高。

第二节　氧化应激检测指标

ROS 自由基可引起细胞生物大分子，如脂质、DNA 以及蛋白质的氧化损伤，对细胞造成氧化损伤。通过脂质过氧化使膜磷脂发生改变是氧化损伤主要攻击的靶标。ROS 自由基也能促使 DNA 及核酸的化学修饰及结构的改变，包括碱基修饰，甚至能够引起 DNA 链的断裂。因此脂质过氧化产物 MDA 的检测和 DNA 损伤的检测已成为氧化损伤的重要生物学标志物。另外，活性氧过多产生还可以引起蛋白质氧化损伤，导致蛋白羰基的产生，所以，蛋白羰基含量的测定是检测氧化损伤的另一个重要的生物标志物。因此，检测组织或细胞内脂质过氧化产物、DNA 损伤程度和蛋白氧化损伤产物及抗氧化物含量、抗氧化酶活性等是评价氧化应激最常用的指标。

ROS 自由基损伤机体的生物分子后可产生大量特异性的氧化代谢产物，这是氧化应激作用于机体的结果，测量这些代谢产物可准确反映机体的氧化应激状态，但单独用某一种指标难免片面，应综合考虑各种氧化代谢产物。

一、丙二醛

ROS 自由基攻击生物膜上的多不饱和脂肪酸，启动脂质过氧化链式反应，最终形成各种毒性产物，如毒性醛类——丙二醛（MDA）、4 - HNE 和丙烯醛等。它们对某些氨基酸残基具有修饰作用，可与蛋白质形成醛 - 蛋白加合物，引起蛋白质的变性，还可引起 DNA 的损伤。它们不仅是氧化应激的产物，还可介导氧化应激的发生，进而引起细胞毒性。

其中 MDA 是细胞膜发生脂质过氧化反应的主要终末产物，是目前反映机体氧化损伤最具代表性的指标之一，其在细胞中的含量高低可反映机体内脂质过氧化的程度，间接地反映机体细胞受 ROS 自由基攻击产生氧化损伤的严重程度。常用 TBA 比色法检测组织或细胞中 MDA 含量。

二、谷胱甘肽

谷胱甘肽（GSH）属于巯基还原缓冲体系。巯基是体内主要的非酶性抗氧化剂，包括蛋白巯基和非蛋白巯基。GSH 是需氧生物中主要的非蛋白巯基，通过直接作用和参与某些抗氧化酶的酶促反应，协调内源性与外源性抗氧化剂的作用，维持自由基的产生和清除，保护细胞免受 ROS 自由基的氧化损伤，并使内环境处于稳定的还原态。GSH 可在非酶反应中与 $\cdot OH^-$ 等 ROS 自由基直接反应从而将其清除；在 GSH-Px 的酶促反应中，GSH 被氧化为 GSSG，在谷胱甘肽还原酶的作用下重新转变为 GSH，发挥抗氧化作用；GSH 还可直接或通过谷胱甘肽转硫酶（GST）的催化作用与亲电子化合物结合，使各种亲电子化合物，如脂质过氧化代谢产物等通过与 GSH 结合而解毒。

GSH 是一种低分子清除剂，是细胞内主要的抗氧化物，其量的多少是衡量机体抗氧化能力大小的重要因素，可间接反映细胞的抗氧化能力。因此，检测细胞内 GSH 含量，可反映机体的抗氧化能力及细胞的氧化应激状态。

三、超氧化物歧化酶

超氧化物歧化酶（SOD）属于酶抗氧化系统。广泛分布于各种生物体内，如动物、植物、微生物等。SOD 具有特殊的生理活性，是生物体内清除自由基的首要物质。SOD 是抗氧化体系中较为关键的酶，主要存在于细胞浆内，作为一种 ROS 自由基的清除剂，可以把 $O_2^{-\cdot}$ 歧化成 H_2O_2 和 O_2，从而保护细胞不受毒性氧自由基的损伤；其还可以清除其他自由基，能够使机体内的超氧阴离子自由基维持在正常水平，测定其活力可反映组织或细胞内自由基清除的情况。由于 SOD 在抗氧化系统中有着非常重要的作用，因此，检测 SOD 的活性可间接反映机体的抗氧化能力。

四、谷胱甘肽过氧化物酶

谷胱甘肽过氧化物酶（GSH-Px）属于酶抗氧化系统。GSH-Px 是机体内广泛存在的一种重要的催化过氧化物分解的酶，它能特异性催化谷胱甘肽对过氧化物的还原反应，把过氧化物转化为水或相应的醇类，能消除有害的过氧化代谢产物，阻断脂质过氧化链反应。GSH-Px 利用 GSH 作为底物，还原 H_2O_2 和氢过氧化物。GSH-Px 还可在 CAT 含量少或 H_2O_2 产量很低的组织中代替 CAT 清除 H_2O_2。

GSH-Px 在抗氧化系统中有着非常重要的作用，因此，检测 GSH-Px 的活性可间接反映机体的抗氧化能力。

五、过氧化氢酶

过氧化氢酶（CAT）也属于酶抗氧化系统。CAT 是一种普遍存在的抗氧化酶，其功能是催化过氧化氢（H_2O_2）的分解，生成水和氧气。过氧化氢在真核细胞内以多种氧化酶和超氧化歧化酶的副产物形式存在。过氧化氢在细胞内的聚集会引发细胞内 DNA、蛋白质和脂质的氧化，从而导致基因突变和细胞死亡。

CAT 在抗氧化系统中有着非常重要的作用，因此，检测 CAT 的活性可间接反映机体的抗氧化能力。

六、蛋白质羰基化

蛋白质广泛存在于细胞内外，极易受 ROS 自由基和 RNS 自由基攻击而使蛋白质的氨基酸发生氧化和硝化修饰。目前对于蛋白质氧化损伤的检测指标主要有两个，分别是蛋白羰基生成（羰基化）和硝基酪氨酸的生成（蛋白质中酪氨酸硝基化）。

蛋白质羰基化是蛋白氧化产物，蛋白质的羰基化水平是评价蛋白质总的氧化程度的常用方法。蛋白质羰基化是蛋白质的非酶促的不可逆羰基修饰，主要包括：①蛋白质与不同来源的 ROS 自由基反应，生成蛋白质羰基加合物；②蛋白质本身氧化生成蛋白质羰基衍生物。由于羰基的生成具有普遍性，因此被广泛用作检测蛋白质氧化损伤的指标。

七、8 - 羟化脱氧鸟嘌呤

ROS 自由基可以直接攻击生物大分子 DNA 诱发 DNA 氧化损伤。在各种氧化损伤中，以鸟嘌呤 8 位碳原子氧化后形成 8 - 羟基脱氧鸟嘌呤（8-OHdG）最为常见。8-OHdG 是敏感的 DNA 损害标志物，引起 DNA 氧化损伤的 ROS 自由基主要是·OH⁻。尿中 8-OHdG 是全身 DNA 受氧化损伤后经切除修复而排出的量，可反映对氧化损伤的修复程度，因而 8-OHdG 被认为是内源性氧自由基引起 DNA 氧化损伤的一种标志。

由于 8-OHdG 是 DNA 氧化损伤的标志性产物，因此，可通过测量 8-OHdG 的含量来评估 DNA 氧化损伤的严重程度。

八、DNA 损伤

ROS 自由基可以直接攻击生物大分子 DNA 诱发 DNA 氧化损伤。ROS 自由基也可以导致不同形式的 DNA 损伤，包括碱基断裂、碱基突变及 DNA 双链断裂。DNA 双链断裂是细胞内多种类型的 DNA 损伤中最危险、最严重的一种。DNA 损伤是评价细胞氧化损伤的重要指标之一，检测 DNA 损伤的技术很多，单细胞凝胶电泳技术（彗星试验）是检测 DNA 单链断裂的常用方法。单细胞凝胶电泳技术是一种建立在单细胞水平上检测 DNA 损伤与修复的常用技术方法，因其具有操作简便、快速、灵敏度高等特点而被广泛应用。彗星试验时，若 DNA 链未受损伤，则基因组 DNA 始终停留在核基质中，经溴化乙啶（Ethidium bromide，EB）或碘化丙啶（Propidium iodide，PI）染色后呈现圆形的荧光团，无拖尾现象。当 DNA 链受损后，片段的缺口暴露了负电荷，在电场力的作用下离开 DNA 核，在凝胶电泳中向阳极移动，形成拖尾，呈彗星状。细胞核 DNA 受损伤越严重，细胞 DNA 的断链和碱变性片断越多，断链越小，在相同电泳条件下，发生迁移的 DNA 量就越多，迁移的距离也越长。DNA 损伤程度越严重，导致 DNA 结构变化，当 DNA 结构损伤加重时，导致基因突变、染色体畸变、恶性转化或细胞凋亡。因此，尾长（Tail length）、尾部 DNA 百分含量（Tail DNA%）及尾矩（Tail moment）是该实验中 3 个常用的检测指标，三者结合可以更全面地反映 DNA 的损伤程度。因此，也可利用单细胞凝胶电泳技术（或称彗星试验）检测细胞中氧化损伤引起 DNA 断裂来评价氧化应激状态。

九、活性氧

活性氧（ROS）是细胞内主要的氧化剂。ROS 是需氧细胞在代谢过程中产生的一类含氧、化学性质活泼、氧化性强的活性氧簇。生物体内产生的 ROS 主要有超氧阴离子（$O_2^{\cdot-}$）、羟自由基（$\cdot OH^-$）及其活性衍生物如过氧化氢（H_2O_2）、单线态氧（$^1O_2$）、$LO^\cdot$、$LOO^\cdot$ 和 LOOH 等脂质过氧化物。DCFH-DA 常用于表征细胞内 ROS 的总量，以此指示细胞内的氧化应激程度。在对细胞内 ROS 的检测中，由于 ROS 的物质化学反应活性强，存在寿命短，其检测极为困难，迄今尚无特别专一有效的方法，DCFH-DA 荧光探针法是目前国内外检测细胞内 ROS 水平常用的方法，常用此法来定量检测细胞内 ROS 水平的变化。

因为 ROS 是细胞内主要的氧自由基，所以可通过荧光探针 DCFH-DA 标记法检测组织或细胞内 ROS 的水平，反映细胞内氧化系统的情况。

十、线粒体膜电位

线粒体在细胞代谢和向机体提供能量过程中扮演着重要的角色。线粒体是多种外源化合物细胞毒性的主要靶点，特别是氧化损伤的主要靶细胞器。线粒体即是细胞产生 ROS 的主要场所，也是多数有毒化合物攻击的主要靶点。ROS 过多生成可损伤线粒体膜，导致线粒体膜电位（Mitochondrial membrane potential，MMP）即线粒体 $\Delta\Psi_m$ 降低。近年来，线粒体在细胞凋亡机制研究中的作用越来越受到关注。研究表明，在细胞凋亡发生时，线粒体的结构和功能会发生明显变化，表现为线粒体膜通透性增高及线粒体 $\Delta\Psi_m$ 降低。

细胞线粒体 $\Delta\Psi_m$ 是由于线粒体内膜两侧质子及其他离子不对称分布造成的，它是线粒体基质环境稳定的指标，也是维持线粒体正常生理功能的重要保证。线粒体 $\Delta\Psi_m$ 是反映线粒体功能的早期敏感指标，应用荧光探针罗丹明123标记法观察可敏感地检测到线粒体膜电位变化，是一种检测线粒体功能变化的理想手段。

因为线粒体 $\Delta\Psi_m$ 是反映线粒体功能的关键指标，线粒体 $\Delta\Psi_m$ 降低，表明细胞发生线粒体损伤，所以可通过荧光探针罗丹明123标记法检测细胞线粒体膜电位，来反映细胞线粒体损伤情况。

十一、三磷酸腺苷

线粒体是真核胞质中含有核外遗传物质的细胞器，为细胞提供直接利用的能量三磷酸腺苷（Adenosine triphosphate，ATP）。因此，线粒体在细胞代谢和向机体提供能量过程中扮演着重要的角色，线粒体在能量吸收和转换过程中，如受到外界环境的影响，将会产生线粒体应激损伤。若线粒体内自由基持续增多，就会使 PTP 打开，耗氧量减少，ATP 合成降低，这样不仅会使线粒体膜电位耗竭，也会释放 Ca^{2+}、细胞色素 C、Caspas 以及膜间隙中的其他凋亡因子，导致细胞凋亡。

ATP 作为细胞能量的直接提供者，由线粒体合成。ATP 水平可直接反应线粒体的功能状态，也提示线粒体是否损伤以及损伤程度。荧光素酶发光法常用来检测细胞内 ATP 水平。因此，可通过荧光素酶发光法检测细胞内 ATP 水平，来反映线粒体损伤的程度。

第三节　氧化应激检测方法

一、主要实验材料

1. 主要试剂

2-硫代巴比妥酸（2-thiobarbituric acid，TBA）、谷胱甘肽（GSH）、四乙氧基丙烷（1,1,3,3-tetraethoxypropane，TEP）、二硫代双硝基苯甲酸（5,5'-dithio-bis-nitrobenzoic acid，DTNB）、抑肽酶（Aprotimin）、亮抑肽酶（Leupepein）、吐温20、四乙氧基丙烷、去氧胆酸钠（Deoxycholic acid sodium salt）、Nonidet P-40、福林酚试剂、Tris-HCl、三氯乙酸（Trichloroacetic Acid，TCA）、二甲基亚砜（DMSO）、2,7-二氯荧光素二乙酸酯（DCFH-DA）、罗丹明123（Rhodamine123，Rh123）、细胞线粒体提取试剂盒、谷胱甘肽过氧化物酶（GSH-Px）测定试剂盒、超氧化物歧化酶（SOD）测定试剂盒、过氧化氢酶（CAT）测定试剂盒、超氧阴离子（$O_2^{-\cdot}$）测定试剂盒、羟自由基（OH·）测定试剂盒、三磷酸腺苷（ATP）检测试剂盒、大鼠8-羟基脱氧鸟苷（8-OHdG）酶联免疫分析试剂盒等。

2. 主要仪器

超净工作台、CO_2培养箱、全自动高压灭菌器、倒置显微镜、多功能酶标仪、倒置荧光显微镜、激光共聚焦、紫外分光光度计、低温高速离心机、Minispin离心机、超声波细胞破碎仪、电热恒温水浴槽、漩涡混旋器、微量振荡器、磁力搅拌器等。

3. 主要特殊耗材

各种规格的试管、各种规格的离心管、各种规格的枪头、酶标板、6孔细胞培养板、24孔细胞培养板、96孔培养板、25cm^{2}培养瓶、35mm^{2}培养皿等。

二、氧化应激检测方法

用于氧化应激检测的样品主要来源于组织器官及细胞，各种氧化应激指标检测的原理相同，但由于样品来源不同，具体操作方法有所不同，所以下面介绍各指标检测方法时分为组织来源样品及细胞来源样品各指标的检测方法。

（一）组织来源样品氧化应激指标检测方法

组织来源的样品可以是取得的新鲜组织，也可以是液氮中冻存的组织。无论是新鲜组织还是液氮中冻存的组织在进行氧化应激指标检测前要先将组织匀浆，制成组织匀浆液，用离心机离心后取上清液备用。在进行指标检测之前先应用 Lowry's 法测定组织匀浆蛋白含量，然后再按氧化应激各指标的检测方法进行测定。

1. 组织匀浆的制备

（1）取出适量液氮中冻存的组织或新鲜组织块 0.2g 左右，在预先制冷的生理盐水中漂洗，除去组织中的血液，然后用滤纸拭干，用天平称量组织块的重量。

（2）称重后，按照组织块和冰浴的 0.1mol/L Tris-HCl 溶液的质量体积比 1：9 的比例，计算出制备匀浆所需的 0.1mol/L Tris-HCl 溶液量。然后将称量好的组织放入干净的小烧杯内，先将 0.1mol/L Tris-HCl 溶液的 2/3 液体量放入小烧杯内。

（3）用眼科剪尽快剪碎组织块，注意此操作必须在冰水浴中进行。

（4）将剪碎的组织倒入玻璃匀浆管中，再用剩余的 1/3 冷的 0.1mol/L Tris-HCl 溶液冲洗烧杯中残存的碎组织块，一起倒入匀浆管中。将组织充分研碎，使组织匀浆化。

（5）将制备好的 10% 组织匀浆用离心机，以 1500g/min 离心 20min，然后用加样枪取上清液，分装，标记，用于组织匀浆蛋白定量及后续的各指标检测。

2. 组织匀浆蛋白含量测定

测定原理：

采用 Lowry's 法测定组织蛋白含量，又称 Folin-phenol 试剂法。首先在碱性溶液中形成铜蛋白复合物，然后这一复合物还原磷钼酸 – 磷钨酸试剂（Folin-phenol 试剂），产生深蓝色的钼蓝和钨蓝复合物，这种深蓝色的复合物在 500nm 波长处有最大吸收峰，且颜色的深浅与蛋白质浓度成正比，用酶标仪测定其吸光度值即可通过公式计算出样品中蛋白质的含量。

测定方法：

（1）标准曲线的制作：

①以牛血清白蛋白为标准品制作标准曲线。按以下步骤操作，每个浓度设3个平行样管，实验数据如下：

试剂	1 号管	2 号管	3 号管	4 号管	5 号管	6 号管
标准蛋白液（mL）	0.0	0.1	0.2	0.3	0.4	0.5
双蒸水（mL）	0.5	0.4	0.3	0.2	0.1	0.0
对应的蛋白浓度（μg/mL）	0.0	50.0	100.0	150.0	200.0	250.0

②取上述标准品各 250μL，加入 1.25mL Folin 酚试剂甲（内含 A 液和 B 液。A 液：4% Na_2CO_3 和 0.2mol/L NaOH 等体积混合；B 液：2% 酒石酸钾钠和 1% 硫酸铜等体积混合；临用前 A：B＝50：1 混匀），用漩涡混旋器混合均匀，或摇匀后室温放置 10min。

③再加入 125μL 1mol/L Folin 酚试剂乙，立即用漩涡混旋器混合均匀，室温静置 30min。

④然后取上清 200μL 加在 96 孔板上，用酶标仪在 500nm 处测其吸光度 OD 值，用双蒸水调零。以牛血清白蛋白的浓度为横坐标，吸光度值为纵坐标绘制标准曲线，并求得回归方程。

（2）组织样品测定：

①取适当倍数稀释的组织匀浆液 250μL，加入 1.25mL Folin 酚试剂甲，用漩涡混旋器混合均匀后，室温放置 10min。

②然后加入 125μL 1mol/L Folin 酚试剂乙，立即用漩涡混旋器混合均匀，室温静置 30min。

③最后取上清 200μL 加在 96 孔板上，于 500nm 处用酶标仪测定 OD 值，以双蒸水调零。根据标准曲线及稀释倍数计算样品蛋白浓度，结果表示为 mg/mL。

3. 组织匀浆脂质过氧化产物丙二醛含量测定

测定原理：

采用 TBA 显色法测定脂质过氧化产物丙二醛（MDA）含量。氧自由基可使不饱和脂肪酸发生过氧化作用，形成脂质过氧化物，它的含量可反映细胞受自由基攻击的程度。脂质过氧化的主要产物 MDA 等能够与 TBA 发生络合反应，生成粉红色产物，其颜色越深脂质过氧化产物越多。该物质在 532nm 波长处有最大吸收峰，通过检测颜色深浅的变化，能定量地反映出脂质过氧化程度。

测定方法：

（1）标准曲线的制作：

①以 TEP 为标准品制作标准曲线。按以下步骤操作，每个浓度设 3 个平行样管，实验数据如下：

试剂	1 号管	2 号管	3 号管	4 号管	5 号管	6 号管
10nmol/mL TEP（mL）	0.0	0.1	0.2	0.3	0.4	0.5
双蒸水（mL）	0.5	0.4	0.3	0.2	0.1	0.0
对应的 TEP 浓度（nmol/mL）	0.0	2.0	4.0	6.0	8.0	10.0

②取上述标准品各 250μL 放入玻璃试管中（一定要用玻璃管，因为后面要在沸水中进行水浴），每管中加入 20% 的三氯乙酸（TCA）500μL，用漩涡混旋器充分混匀后，加入 0.67% TBA 溶液（将 TBA 溶解于 0.05mol/L NaOH 溶液中）250μL，用漩涡混旋器充分混匀后。

③盖紧玻璃管上的螺塞，将玻璃管放在金属试管架上，事先将水浴锅的温度加热到 100℃，然后将试管架置于沸水中水浴反应 45min，取出后用流水冲，使试管的温度冷却至室温。

④然后将玻璃管中的液体移到 5mL 塑料管中，再加入 1mL 正丁醇溶液进行抽提，在旋涡混旋器上振荡 10s，抽提粉红色反应产物，室温以 1500g/min 离心 10min。

⑤最后取上清 200μL 加在 96 孔板上，用酶标仪在 532nm 处测其吸光度 OD 值，用正丁醇调零。以 TEP 的浓度为横坐标，吸光度值为纵坐标绘制标准曲线，并求得回归方程。

（2）组织样品测定：

①取 10% 的组织匀浆上清液 250μL 放入玻璃试管中，加入 20% TCA 500μL，用漩涡混旋器充分混匀后，加入 0.67% TBA 溶液 250μL，再用漩涡混旋器混匀。

②盖紧玻璃管上的螺塞，将玻璃管放在金属试管架上，然后将试管架置于沸水中水浴反应 45min，取出后用流水冲，使试管冷却至室温。

③然后将玻璃管中的液体移到 5mL 塑料管中，再加入 1mL 正丁醇抽提，

室温以 1500g/min 离心 10min。

④最后取上清 200μL 加在 96 孔板上，用酶标仪在 532nm 处测其吸光度 OD 值，根据标准曲线计算样品中 MDA 含量，结果表示为 nmol/mg（prot）。

4. 组织匀浆谷胱甘肽含量测定

测定原理：

采用 Beutler 改良法测定组织中谷胱甘肽（GSH）的含量。DTNB 能被 —SH基团还原，产生等克分子 2-硝基-5-巯基苯甲酸，硝基巯基苯甲酸阴离子 呈黄色，该物质在 412nm 波长处有最大吸收峰，测定其吸光度即可计算出样 品中 GSH 的含量。

测定方法：

（1）标准曲线的制作：

①以 1.0mmol/mL GSH 为标准品制作标准曲线。按以下步骤操作，每个浓 度设 3 个平行样管，实验数据如下：

试剂	1 号管	2 号管	3 号管	4 号管	5 号管	6 号管
1.0mmol/mL GSH（mL）	0.0	0.05	0.1	0.15	0.2	0.25
双蒸水（mL）	0.5	0.45	0.4	0.35	0.3	0.25
对应的 GSH 浓度（μmol/mL）	0.0	20.0	40.0	60.0	80.0	100.0

②取上述标准品各 100μL，每管加入 4.4mL PBS 缓冲液（0.1 mol/mL，pH 值为 8.0）与 500μL DTNB（以 1% 柠檬酸钠配制，浓度为 0.04%），用漩 涡混旋器充分振荡混匀。

③然后取上清 200μL 加在 96 孔板上，在 5min 内，用酶标仪在 412nm 处 测其吸光度 OD 值，用双蒸水调零。以 GSH 的浓度为横坐标，吸光度值为纵 坐标绘制标准曲线，并求得回归方程。

（2）组织样品测定：

①取组织样品，以 10% TCA 于冰浴中制备组织匀浆，静置 10min 后，用 离心机在 4℃ 条件下，以 1500g/min 离心 15min，收集上清液。

②取上清液 100μL，加入 4.4mL PBS 缓冲液与 500μL DTNB，用漩涡混旋 器充分振荡混匀。

③然后取上清 200μL 加在 96 孔板上，在 5min 内，用酶标仪在 412nm 波长处

测定 OD 值。根据标准曲线计算样品中 GSH 含量，结果表示为 nmol/mg（prot）。

5. 组织匀浆超氧化物歧化酶活性测定

测定原理：

采用黄嘌呤氧化酶法测定超氧化物歧化酶（SOD）活力。通过黄嘌呤氧化酶反应系统产生超氧阴离子（$O_2^{-\cdot}$），后者氧化羟胺形成亚硝酸盐，在显色剂的作用下呈现紫红色，可测其吸光度，该物质在 550nm 波长处有最大吸收峰。当被测样品中含 SOD 时，则对超氧阴离子自由基有专一性的抑制作用，使形成的亚硝酸盐减少，比色时测定管的吸光度值低于对照管吸光度值，通过公式计算被测样品中的 SOD 活力。

测定方法：

（1）按试剂盒说明书配制各试剂，然后对照管和各测定管的加样顺序按下表进行操作，实验数据如下。

试剂	测定管	对照管
试剂一（mL）	0.5	0.5
样品（mL）	0.025	—
蒸馏水（mL）	—	0.025
试剂二（mL）	0.05	0.05
试剂三（mL）	0.05	0.05
试剂四（mL）	0.05	0.05

（2）然后用旋涡混匀器充分混匀，将试管架置于 37℃ 恒温水浴锅中，水浴 40min。

（3）取出试管架，在每管中再加入显色剂 1mL，用旋涡混匀器充分混匀，然后在室温中放置 10min。

（4）取上清 200μL 加在 96 孔板上，用酶标仪在 550nm 波长处测定 OD 值，用双蒸水调零。

（5）通过公式计算组织匀浆中 SOD 活力，规定每毫克组织蛋白在 1mL 反应液中 SOD 抑制率达 50% 时所对应的 SOD 量为一个 SOD 活力单位（U）。

计算公式：组织匀浆中 SOD 活力 ［U/mg（prot）］＝（对照管 OD 值－测定管 OD 值）/对照管 OD 值÷50%×反应液总体积/取样量（mL）÷组织中蛋

白含量[mg（prot）/mL]。

6. 组织匀浆谷胱甘肽过氧化物酶活性测定

测定原理：

谷胱甘肽过氧化物酶（GSH-Px）可以促进过氧化氢（H_2O_2）与还原型 GSH 反应生成 H_2O 及氧化型谷胱甘肽（GSSG），谷胱甘肽过氧化物酶的活力可用其酶促反应的速度来表示，测定此酶促反应中还原型谷胱甘肽的消耗，则可求出酶的活力。

GSH-Px 的活力以催化 GSH 的反应速度来表示，由于这两个底物在没有酶的条件下，也能进行氧化还原反应（称非酶促反应），所以最后计算此酶活力时必须扣除非酶促反应所引起的 GSH 减少的部分。

测定方法：

按试剂盒说明书配制各试剂，然后非酶管（对照管）和各酶管（测定管）的加样顺序按加样顺序进行操作。

（1）酶促反应：

①按试剂顺序、剂量及反应条件进行操作，具体加样顺序如下：

试剂	非酶管（对照管）	酶管（测定管）
1.0mM GSH（mL）	0.2	0.2
样本（mL）	—	0.2
用水浴锅，37℃水浴预温 5min		
试剂一（37℃预温）（mL）	0.1	0.1
用水浴锅，37℃水浴，准确反应 5min		
试剂二（mL）	2.0	2.0
样本（mL）	0.2	—

②加完样后，用旋涡混匀器充分混匀。

③用离心机以 1500g/min 离心 10min，取上清 1mL 做后续的显色反应。

（2）显色反应：

①按试剂顺序、剂量及反应条件进行操作，具体加样顺序如下：

试剂	空白管	标准管	非酶管（对照管）	酶管（测定管）
GSH 标准品应用液（mL）	1.00	—	—	—
20μmol/L GSH 标准液（mL）	—	1.00	—	—
上清（mL）	—	—	1.00	1.00
试剂三（mL）	1.00	1.00	1.00	1.00
试剂四（mL）	0.25	0.25	0.25	0.25
试剂五（mL）	0.05	0.05	0.05	0.05

②加完样后，用旋涡混匀器充分混匀，在室温中放置15min。

③取上清200μL加在96孔板上，然后用酶标仪在412nm波长处测定OD值，用双蒸水调零。

④通过公式计算组织匀浆中GSH-Px活力，规定每毫克组织蛋白，每分钟扣除非酶反应的作用，使反应体系中GSH浓度降低1μmol/L为1个活力单位（U）。

计算公式：组织匀浆中GSH-Px活力［U/mg（prot）］=（非酶管OD值－酶管OD值）/（标准管OD值－空白管OD值）×标准管浓度（20μmol/L）×稀释倍数÷反应时间÷（取样量×样品蛋白含量）。

7. 组织匀浆过氧化氢酶活性的测定

测定原理：

过氧化氢酶（CAT）广泛存在于动物、植物、微生物和培养细胞中，是最主要的 H_2O_2 清除酶，在活性氧清除系统中具有重要作用。H_2O_2 在240nm下有特征吸收峰，CAT能够分解 H_2O_2，使反应溶液240nm下的吸光度随反应时间而下降，根据吸光度的变化率可计算出CAT活性。

测定方法：

（1）粗酶液提取：

①按照组织质量（g）：提取液体积（mL）为1：（5～10）的比例（建议称取约0.1g组织，加入1mL提取液），进行冰浴匀浆。

②在4℃下以8000g/min离心10min，取上清，置冰上待测。

③取少量样品进行蛋白定量。

（2）CAT活性检测操作步骤：

①分光光度计预热 30min 以上，调节波长至 240nm 处，蒸馏水调零。

②CAT 检测工作液的配置：用时在每瓶试剂二（100μL）中加入 20mL 试剂一，充分混匀，作为工作液；用不完的试剂 4℃保存一周。

③测定前将 CAT 检测工作液 37℃水浴 10min。

④取 1mL CAT 检测工作液于 1mL 石英比色皿中，再加入 35μL 样本，混匀 5s；室温下立即测定 240nm 下的初始吸光值 A_1 和 1min 后的吸光值 A_2。计算 $\Delta A = A_1 - A_2$。

（3）CAT 活性计算：

①按样本蛋白浓度计算：

单位的定义：每 1mg 组织蛋白在反应体系中每分钟催化 1nmol H_2O_2 降解定义为一个酶活力单位。

$$CAT\ [U/mg\ (prot)] = [\Delta A \times V_{反总} \div (\varepsilon \times d) \times 10^9] \div (V_样 \times Cpr) \div T = 678 \times \Delta A \div Cpr。$$

②按样本鲜重计算：

单位的定义：每克组织在反应体系中每分钟催化 1nmol H_2O_2 降解定义为一个酶活力单位。

$$CAT\ (U/g\ 鲜重) = [\Delta A \times V_{反总} \div (\varepsilon \times d) \times 10^9] \div (W \times V_样 \div V_{样总}) \div T = 678 \times \Delta A \div W。$$

$V_{反总}$ 为反应体系总体积，1.035×10^{-3} L；ε 为 NADH 摩尔吸光系数，4.36×10^4 L/（mol·cm）；d 为比色皿光径，1cm；$V_样$ 为加入样本体积，0.035mL；$V_{样总}$ 为加入提取液体积，1mL；T 为反应时间，1min。W 为样本质量，g；Cpr 为上清液蛋白浓度，mg/mL。

8. 组织匀浆蛋白羰基化测定

测定原理：

蛋白质侧链氨基酸被氧化修饰后，羰基产物积累，蛋白质功能丧失甚至被降解。蛋白质羰基含量是蛋白质氧化损伤的敏感指标。自由基攻击蛋白质中侧链氨基形成的羰基，羰基可特异性地与 2,4-二硝基苯肼（2,4-dinitrophenyl-hydrazine，DNPH）反应，生成红棕色沉淀 2,4-二硝基苯腙。

Protein－C＝O＋H_2NNH—DNP ⟶ Protein－C＋NNH—DNP。

将沉淀用盐酸胍溶解后，可通过比色法测定 375nm 下的吸光度值，从而测定蛋白质的羰基含量。

测定方法：

（1）制备10%组织匀浆，调整蛋白浓度大约5mg/mL。

（2）取两个试管，每管中加入上清液各1mL，其中一管中加入4mL 2mol/L HCl作为空白对照，另一管中加入4mL 10mmol/L DNPH作为测定管，室温下放置1h。

（3）然后，每管中加入20% TCA 1mL沉淀蛋白。

（4）离心：用离心机以3000g/min常温离心10min。

（5）收集各管中离心沉淀下来的蛋白，再用乙酸乙酯/乙醇（1：1，V/V）洗3次，每次应用混合液2mL。

（6）将洗后的蛋白沉淀溶于2mL 6mol/L盐酸胍（pH值2.3）溶液中，用离心机离心去除未溶解物质。

操作步骤如下：

试剂	测定管	空白对照
匀浆上清液（mL）	1	1
2mol/L HCl（mL）	—	4
10mmol/L DNPH（mL）	4	—
室温下放置1h。		
20% TCA（mL）	1	1
3000g/min常温离心10min收集蛋白		
乙酸乙酯/乙醇（1：1，V/V）液3次（每次应用混合液2mL）蛋白沉淀		
6M 盐酸胍（mL）	2	2

（7）取上清200μL加在96孔板上，然后用酶标仪在375nm波长处测定OD值（A_{375}），以空白管读零。

（8）计算：蛋白质羰基衍生物的$\varepsilon_{375} = 22$L/（mmol·cm），据此计算样品管中蛋白质羰基的含量，以nmol/mg（prot）表示。

经换算，以下式计算羰基含量：

$$羰基含量 [nmol/mg（prot）] = \frac{A_{375}值 \times 45.455}{样品液中蛋白含量（g/L）} \times 稀释倍数。$$

9. 组织匀浆 8 – 羟化脱氧鸟嘌呤（8-OHdG）含量测定

测定原理：

用纯化的抗体包被微孔板，制成固相载体，往包被抗 8-OHdG 抗体的微孔中依次加入标本或标准品、生物素化的抗 8-OHdG 抗体、HRP 标记的亲和素，经过彻底洗涤后用底物 TMB 显色。TMB 在过氧化物酶的催化下转化成蓝色，并在酸的作用下转化成最终的黄色。颜色的深浅和样品中的 8-OHdG 呈正相关。用酶标仪在 450nm 波长下测定吸光度（OD 值），计算样品浓度。

测定方法：

（1）实验开始前，按试剂盒说明配置好所有试剂，然后按试剂盒说明进行操作。

（2）在酶标板上分别设空白孔、标准孔、待测样品孔。空白孔加样品稀释液 100μL，其余各孔分别加入标准品或待测样品 100μL，酶标板加上盖并做好标记，然后在 37℃条件下反应 120min。

（3）反应完成后，弃去液体，甩干，不用洗涤。每孔加生物素标记抗体工作液 100μL，在 37℃条件下温育 60min。

（4）温育完成后，弃去孔内液体，甩干，洗板 3 次，每次浸泡 1～2min，每孔 200μL，甩干。

（5）甩干后，每孔加辣根过氧化物酶标记亲和素工作液 100μL，在 37℃条件下温育 60min。

（6）温育完成后，弃去孔内液体，甩干，洗板 5 次，每次浸泡 1～2min，每孔 200μL，甩干。

（7）甩干后，每孔依序加底物溶液 90μL，37℃避光显色，30min 内，此时肉眼可见标准品的前 3～4 孔有明显的梯度蓝色，后 3～4 孔梯度不明显，即可终止。

（8）依序每孔加终止溶液 50μL，终止反应，此时蓝色立转黄色。然后在 15min 以内用酶标仪在 450nm 波长处测定光密度（OD 值）。

（9）计算：以标准物的浓度为横坐标，OD 值为纵坐标，在半对数坐标纸上绘出标准曲线，根据样品的 OD 值由标准曲线查出相应的浓度；再乘以稀释倍数；或用标准物的浓度与 OD 值计算出标准曲线的直线回归方程式，将样品的 OD 值代入方程式，计算出样品浓度，再乘以稀释倍数，即为样品的实际浓度。

10. 组织匀浆超氧阴离子（O_2^-）的测定

测定原理：

模拟人体中黄嘌呤与黄嘌呤氧化酶反应系统，产生超氧阴离子（O_2^-），加入电子传递物质及 Gress 显色剂，使反应体系呈现紫红色，可用酶标仪测其吸光度，当被测样本中含有 O_2^- 抑制剂时，则比色时测定管的吸光度低于对照管的吸光度，而如果被测样本中含有产生 O_2^- 物质时，则比色时测定管的吸光度高于对照管的吸光度，通过以维生素 C 做标准，可计算出被检物品对 O_2^- 的影响能力。

测定方法：

（1）取 1% 的组织匀浆标本待测，每个标本取样量为 0.03mL，按试剂盒说明书配制各试剂，然后对照管、标准管和各测定管的加样顺序按如下：

加入试剂	对照管	标准管	测定管
试剂一（mL）	1.00	1.00	1.00
蒸馏水（mL）	0.03	—	—
0.15mg/mL 维生素 C 标准品	—	0.03	—
样品（mL）	—	—	0.03
试剂二（mL）	0.10	0.10	0.10
试剂三（mL）	0.10	0.10	0.10
试剂四（mL）	0.10	0.10	0.10

（2）各管按上表加完试剂后，用旋涡混匀器充分混匀，然后用水浴锅 37℃恒温水浴 40min。

（3）从水浴锅中取出试管架，使其恢复室温，然后各管加入显色剂 2mL，用旋涡混匀器充分混匀，室温放置 10min。

（4）10min 后，取上清 200μL 加在 96 孔板上，用酶标仪在波长 550nm 处，蒸馏水调零，测试各管吸光度值。

（5）计算：在反应系统中，每升（克）物质在 37℃反应 40min 所产生的超氧阴离子相当于 1mg 维生素 C 所抑制的超氧阴离子的变化值为一个活性单位。

公式：产生超氧阴离子活力单位（U/L）＝（测定管吸光度－对照管吸光

度）/（对照管的吸光度 – 标准管的吸光度）×标准浓度（0.15mg/mL）×样品测试前的稀释倍数。

11. 组织匀浆羟自由基（·OH⁻）的测定

测定原理：

Fenton 反应是最常见的产生羟自由基的化学反应，H_2O_2 的量和 Fenton 反应产生的·OH⁻量呈正比，当给予电子受体后，用 Gress 试剂显色，形成红色物质，其呈色与·OH⁻的多少呈正比关系。

测定方法：

（1）按照说明书要求配好试剂盒内各试剂的应用液，然后对照管、标准管和各测定管的加样顺序进行操作。

（2）取 0.5% 的组织匀浆标本待测，每个标本取样 0.2mL，先在 37℃水浴中预温 3min，以下操作在 37℃水浴中进行，具体加样顺序如下：

试剂	标准空白管	标准管	对照管	测定管
蒸馏水（mL）	0.4	0.2	0.2	—
0.03% H_2O_2标准应用液	—	0.2	—	—
底物应用液	—	—	0.2	0.2
样本（mL）	—	—	—	0.2
试剂三应用液	0.4	0.4	0.4	0.4

（3）各管按上表加完试剂后，用旋涡混匀器充分混匀，置于 37℃恒温水浴锅中水浴 1min，从加完试剂三开始到 1min 结束，立即加入显色剂终止反应，一次只能做一只管子。

（4）从水浴锅中取出试管架，使其恢复室温，然后各管加入显色剂 2mL，用旋涡混匀器充分混匀，室温放置 20min。

（5）20min 后，取上清 200μL 加在 96 孔板上，用酶标仪在波长 550nm 处，蒸馏水调零，测试各管吸光度值。

（6）计算：规定每毫升或每毫克物质或每立方厘米内 10^6 个细胞在本反应体系中使反应液中 H_2O_2 的浓度增加 1mmo/L 为一个产生羟自由基能力单位。

公式：产生羟自由基能力（U/L）=（测定管吸光度 – 对照管吸光度）/（标准管吸光度 – 标准空白管吸光度）×标准管浓度（8.824mmol/L）×1mL/

取样量×样本测试前的稀释倍数。

12. 组织细胞内 ATP 水平的检测

测定原理：

ATP 测定试剂盒，是基于有 ATP 存在的条件下，萤火虫荧光素酶可催化底物 D－荧光素氧化并发射荧光（约 560nm，pH 值为 7.8），以及在除 ATP 外其他底物处于过量的情况下，光子数量与 ATP 量呈线性关系这一原理。

测定方法：

（1）标准曲线的制作：

①在冰浴上溶解待用试剂，将 ATP 标准溶液用 ATP 检测裂解液按 200μmol、100μmol、50μmol、25μmol、12.5μmol、0μmol 浓度梯度稀释。

②按照每个标准品需 100μL ATP 检测工作液的比例配制适当量的 ATP 检测工作液（ATP 检测试剂：ATP 检测试剂稀释液 = 1 : 100），冰浴保存。

③然后加 100μL ATP 检测工作液到检测管内，室温放置 3 ~ 5min，消耗本底 ATP。

④在检测管内加入 50μL 标准品，充分振荡混匀，立即用多功能酶标仪在 560nm 处测定发光值（RLU），用双蒸水调零。

（2）样品 ATP 水平检测：

①将组织制成单细胞悬液，然后用组织细胞裂解液裂解细胞。

②细胞裂解后，裂解液中蛋白含量采用 BCA 法测定。

③30min 后，用离心机在 4℃条件下，以 12000g/min 离心 5min，然后取上清，用于后续的测定。

④检测过程同标准品。根据标准曲线计算样品中 ATP 含量，结果表示为 nmol/mg（prot）。

（二）细胞来源样品氧化应激指标检测方法

将生长良好的指数生长期细胞接种于 96 孔培养板（100μL/孔）、6 孔培养板（2mL/孔）、培养皿（2mL/皿）或培养瓶（5mL/瓶），置 37℃，5% CO₂ 培养箱培养 24h 后，弃上清，用 PBS 缓冲液洗 3 次，加入含双抗不含血清的细胞培养基按实验设计分组进行处理，培养 24h，取细胞进行氧化应激指标检测。

细胞样品在进行氧化应激指标检测前要先用超声波细胞破碎仪或反复

冻融将细胞破碎，制成细胞样品液。在进行指标检测之前要先应用 BCA 法测定细胞样品的蛋白含量，然后再按氧化应激各指标的检测方法进行测定。

1. 细胞样品蛋白含量测定

测定原理：

BCA 法：在碱性条件下，蛋白分子中的肽键结构能与 Cu^{2+} 络合生成络合物，同时将 Cu^{2+} 还原为 Cu^+，而 BCA 试剂可特异地与 Cu^+ 结合，形成稳定的紫色络合物，这种紫颜色的络合物在 562nm 波长处有最大吸收峰，且颜色的深浅与蛋白质浓度成正比，测定其吸光度值，并与标准曲线对比，即可计算出待测蛋白浓度。

测定方法：

（1）标准曲线的制作：

①根据样品数量，按 50 体积 BCA 试剂 A 加 1 体积 BCA 试剂 B（50：1）配制 BCA 工作液，充分混匀，待用。

②先取 10μL 蛋白标准品（5mg/mL BSA）用 PBS 缓冲液稀释至 100μL，使其终浓度为 0.5mg/mL。

③然后将稀释后的标准品按 0μL、1μL、2μL、4μL、8μL、12μL、16μL、20μL 分别加到 96 孔板的标准品孔中，再在每孔内加入标准品稀释液（PBS 缓冲液），使每孔内液体体积补足到 20μL，每个浓度设 3 个平行样。

（2）细胞样品的测定：

①细胞接种在培养瓶内，在培养第 2 天更换细胞培养基，同时按实验设计分组对细胞进行处理，每组设 3 个平行孔。

②处理 24h 后，从 CO_2 培养箱中取出培养瓶，用细胞刮刀轻轻刮下细胞，并用离心管收集细胞，然后用离心机离心，以 1000r/min 离心 10min。

③离心后，弃去离心管中的上清液，用事先预冷的 PBS 缓冲液重悬细胞。再用超声波细胞破碎仪超声破碎细胞，制成细胞样品液。

④再将上述细胞样品液用 PBS 缓冲液稀释 100 倍后，将 20μL 蛋白稀释液加到 96 孔板的样品孔中，每个样品设 3 个平行样。

⑤各孔再加入 200μL BCA 工作液，37℃放置 30min。

⑥30min 后，取出冷却至室温，用酶标仪测定样品在波长 562nm 处的光密

度（OD）值，用 PBS 缓冲液调零。

⑦绘制标准曲线：X 轴为 BSA 标准蛋白浓度（μg/mL），Y 轴为各标准管对应的 OD_{562} 值，用 Excel 拟合曲线并计算蛋白浓度。根据标准曲线计算样品中的蛋白浓度，结果表示为 mg/mL。

2. 细胞脂质过氧化产物丙二醛含量测定

测定原理：

TBA 显色法：脂质过氧化是自由基启动的多不饱和脂肪酸侧链过氧化的链式反应。丙二醛（MDA）是脂质过氧化的终产物，其含量能敏感地反映细胞的脂质过氧化程度。采用 TBA 显色法测定脂质过氧化产物 MDA 含量。氧自由基可使不饱和脂肪酸发生过氧化作用，形成脂质过氧化物，它的含量可反映细胞受自由基攻击的程度。脂质过氧化的主要产物 MDA 等能够与 TBA 发生络合反应，生成粉红色产物，其颜色越深脂质过氧化产物越多。该物质在 532nm 波长处有最大吸收峰，通过检测颜色深浅的变化，能定量地反映出脂质过氧化程度。

测定方法：

（1）标准曲线的制作：以 TEP 为标准品制作标准曲线。按以下步骤操作，每个浓度设 3 个平行样管，标准品浓度如下：

试剂	1 号管	2 号管	3 号管	4 号管	5 号管	6 号管
10nmol/mL TEP（mL）	0.0	0.1	0.2	0.3	0.4	0.5
双蒸水（mL）	0.5	0.4	0.3	0.2	0.1	0.0
对应的 TEP 浓度（nmol/mL）	0.0	2.0	4.0	6.0	8.0	10.0

取上述标准品各 250μL 放入玻璃试管中，每管加入 20% 的三氯乙酸（TCA）500μL，充分混匀后，加入 0.67% TBA 溶液 250μL，充分混匀，盖紧螺塞，置沸水中水浴反应 45min，取出后冷却至室温。然后移到 5mL 塑料管中，加入 1mL 正丁醇溶液抽提，旋涡混旋器上振荡 10s，抽提粉红色反应产物，室温以 3000r/min 离心 10min，然后取上清 200μL 加在 96 孔板上，用酶标仪在 532nm 处测其吸光度 OD 值，用正丁醇调零。以 TEP 的浓度为横坐标，吸光度值为纵坐标绘制标准曲线，并求得回归方程。

（2）细胞样品的测定：

①细胞接种在培养瓶内，在培养第 2 天更换细胞培养基，同时按实验设计分组对细胞进行处理，每组设 3 个平行孔。

②培养 24h 后，从 CO_2 培养箱中取出培养瓶，用细胞刮刀轻轻刮下细胞，并用离心管收集细胞，然后用离心机离心，以 1000r/min 离心 10min。

③离心后，弃去离心管中的上清液，用事先预冷的 PBS 缓冲液重悬细胞。再用超声波细胞破碎仪超声破碎细胞，制成细胞样品液。

④先取少量细胞样品液，采用 BCA 法测定其蛋白定量。

⑤然后取适量样品液放入玻璃管中，每管中加入等体积的 20% 的 TCA，每管中再加入 1/2 体积的 TBA，在沸水中水浴 45min。

⑥45min 后取出，在室温下冷却，然后再加入等体积的正丁醇抽提。用离心机离心，以 3000r/min 离心 10min。

⑦离心后，取上清 200μL 加在 96 孔板上，用酶标仪在 532nm 处测定吸光度 OD 值，用正丁醇调零。根据标准曲线计算样品中 MDA 含量，结果表示为 nmol/mg（prot）。

3. 细胞谷胱甘肽含量的测定

测定原理：

Beutler 改良法，同组织匀浆谷胱甘肽（GSH）含量测定。

测定方法：

（1）标准曲线的制作：

以 1.0mmol/mL GSH 为标准品制作标准曲线。按以下步骤操作，每个浓度设 3 个平行样管，标准品浓度如下：

试剂	1#	2#	3#	4#	5#	6#
1.0mmol/mL GSH（mL）	0.0	0.05	0.1	0.15	0.2	0.25
双蒸水（mL）	0.5	0.45	0.4	0.35	0.3	0.25
对应的 GSH 浓度（μmol/mL）	0.0	20.0	40.0	60.0	80.0	100.0

取上述标准品各 100μL，每管加入 4.4mL PBS 缓冲液与 500μL DTNB，用漩涡混旋器充分振荡混匀，然后取上清 200μL 加在 96 孔板上，在 5min 内，用酶标仪在 412nm 处测定吸光度 OD 值，用双蒸水调零。以 GSH 的浓度为横坐

标，吸光度值为纵坐标绘制标准曲线，并求得回归方程。

（2）细胞样品测定：

①细胞接种在培养瓶内，在培养第2天更换细胞培养基，同时按实验设计分组对细胞进行处理，每组设3个平行孔。

②培养24h后，从CO_2培养箱中取出培养瓶，用PBS缓冲液洗涤2次，然后再用胰酶消化细胞，将细胞转到离心管内，然后用离心机离心，以1000r/min离心10min。

③离心后，弃去离心管中的上清液，将细胞重新悬于100μL 10mM HCl中，反复冻融破碎细胞，制成细胞样品液。

④先取少量细胞样品液，采用BCA法测定其蛋白定量。

⑤然后取适量样品液放入离心管中，每管加入等体积的5% TCA，以10000r/min离心10min，沉淀蛋白，收集上清。

⑥取上清液50μL，加入750μL反应液（由0.1mol/L PBS缓冲液和1.0mmol/L DTNB配制），用漩涡混旋器充分振荡混匀。

⑦混匀后，取上清200μL加在96孔板上，在5min内，用酶标仪在412nm波长处测定OD值，用去离子水调零。根据标准曲线计算样品中GSH含量，结果表示为nmol/mg（prot）。

4. 细胞超氧化物歧化酶活性的测定

测定原理：

黄嘌呤氧化酶法，同组织匀浆超氧化物歧化酶（SOD）活性测定。

测定方法：

①细胞接种在培养瓶内，在培养第2天更换细胞培养基，同时按实验设计分组对细胞进行处理，每组设3个平行孔。

②培养24h后，从CO_2培养箱中取出培养瓶，用细胞刮刀轻轻刮下细胞，并用离心管收集细胞，然后用离心机离心，以1000r/min离心10min。

③离心后，弃去离心管中的上清液，用事先预冷的PBS缓冲液重悬细胞。再用离心机离心细胞，以4000r/min离心5min。

④离心后，在沉淀中加入200μL预冷的细胞裂解液（将PMSF按1∶100的比例加入WIP组织细胞裂解液中，现用现配），于4℃下裂解30min。以9200r/min离心5min，收集上清液，制成细胞样品液。

⑤先取少量细胞样品液，采用 BCA 法测定其蛋白定量。

⑥按试剂盒说明书配制所用试剂，然后对照管和各测定管的加样顺序如下：

试剂	测定管	对照管
试剂一（mL）	0.500	0.500
样品（mL）	0.025	——
蒸馏水（mL）	——	0.025
试剂二（mL）	0.050	0.050
试剂三（mL）	0.050	0.050
试剂四（mL）	0.050	0.050

⑦然后用旋涡混匀器充分混匀，将试管架置于 37℃ 恒温水浴锅中，水浴 40min。

⑧取出试管架，在每管中再加入显色剂 1mL，用旋涡混匀器充分混匀，然后在室温中放置 10min。

⑨取上清 200μL 加在 96 孔板上，用酶标仪在 550nm 波长处测定 OD 值，用去离子水调零。

⑩通过公式计算样品中 SOD 活性，规定每毫克蛋白在 1mL 反应液中 SOD 抑制率达 50% 时所对应的 SOD 量为一个 SOD 活力单位（U）。

计算公式：SOD 活性 [U/mg（prot）] =（对照管 OD 值 – 测定管 OD 值）/ 对照管 OD 值 ÷ 50% × 反应液总体积/取样量（mL）÷ 样品蛋白含量 [mg（prot）/mL]。

5. 细胞谷胱甘肽过氧化物酶活性的测定

测定原理：

DTNB 直接法，同组织匀浆谷胱甘肽过氧化物酶（GSH-Px）活性测定。

测定方法：

（1）酶促反应：

①细胞接种在培养瓶内，在培养第 2 天更换细胞培养基，同时按实验设计分组对细胞进行处理，每组设 3 个平行孔。

②培养 24h 后，从 CO_2 培养箱中取出培养瓶，用细胞刮刀轻轻刮下细胞，并用离心管收集细胞，然后用离心机离心，以 1000r/min 离心 10min。

③离心后，弃去离心管中的上清液，用事先预冷的 PBS 缓冲液重悬细胞。再用离心机离心细胞，以 4000r/min 离心 5min。

④离心后，在沉淀中加入 200μL 预冷的细胞裂解液（将 PMSF 按 1∶100 的比例加入 WIP 组织细胞裂解液中，现用现配），4℃ 裂解 30min。以 9200r/min 离心 5min，收集上清液，制成细胞样品液。

⑤先取少量细胞样品液，采用 BCA 法测定其蛋白定量。

⑥按试剂盒说明书配制所用试剂，然后非酶管（对照管）和各酶管（测定管）的加样顺序如下：

试剂	非酶管（对照管）	酶管（测定管）
1.0mM GSH（mL）	0.2	0.2
样本（mL）	—	0.2
37℃水浴预温 5min		
试剂一（37℃预温）（mL）	0.1	0.1
37℃水浴准确反应 5min		
试剂二（mL）	2.0	2.0
样本（mL）	0.2	—

⑦按上表加完样后，用旋涡混匀器充分混匀。用离心机以 1500g/min 离心 10min，取上清 1mL 做后续的显色反应。

（2）显色反应：

①按试剂顺序、剂量及反应条件进行操作，具体加样顺序如下：

试剂	空白管	标准管	非酶管（对照管）	酶管（测定管）
GSH 标准品应用液（mL）	1.00	—	—	—
20μmd GSH 标准液（mL）	—	1.00	—	—
上清（mL）	—	—	1.00	1.00
试剂三（mL）	1.00	1.0	1.00	1.00
试剂四（mL）	0.25	0.25	0.25	0.25
试剂五（mL）	0.05	0.05	0.05	0.05

②加完样后，用旋涡混匀器充分混匀，在室温中放置 15min。

③取上清 200μL 加在 96 孔板上，然后用酶标仪在 412nm 波长处测定 OD 值，用去离子水调零。

④通过公式计算 GSH-Px 活性，规定每毫克蛋白，每分钟扣除非酶反应的作用，使反应体系中 GSH 浓度降低 1μmol/L 为 1 个活力单位（U）。

计算公式：GSH-Px 活性（U/mgprot）=（非酶管 OD 值 − 酶管 OD 值）/（标准管 OD 值 − 空白管 OD 值）× 标准管浓度（20μmol/L）× 稀释倍数 ÷ 反应时间 ÷（取样量 × 样品蛋白含量）。

6. 细胞过氧化氢酶活性的测定

测定原理：

同组织匀浆过氧化氢酶（CAT）活性的测定。

测定方法：

（1）粗酶液提取：

①细胞以 3×10^5 个/mL 密度接种于 6 孔板中，每孔 2mL，在培养第 2 天更换细胞培养基，同时按实验设计分组对细胞进行处理，每组设 3 个平行孔。

②培养 24h 后，从 CO_2 培养箱中取出培养瓶，弃上清，用 PBS 缓冲液冲洗，再用胰酶消化后用离心管收集细胞，然后用离心机离心，以 1000r/min 离心 10min。

③离心后，弃去离心管中的上清液，按照细胞数量（10^4 个/mL）：提取液体积（mL）为（500～1000）:1 的比例，超声波破碎细胞（功率 20% 或 200W，超声 3s，间隔 10s）。重复 30 次。

④用离心机在 4℃ 条件下，以 8000g/min 离心 10min，取上清液制成细胞样品液，置冰上待测。

（2）CAT 活性检测操作步骤：

①分光光度计预热 30min 以上，调节波长至 240nm 处，蒸馏水调零。

②CAT 检测工作液的配置：使用时在每瓶试剂二（100μL）中加入 20mL 试剂一，充分混匀，作为工作液；用不完的试剂 4℃ 保存一周。

③测定前，将 CAT 检测工作液 37℃ 水浴 10min。

④取 1mL CAT 检测工作液于 1mL 石英比色皿中，再加入 35μL 样本，混

匀 5s；室温下立即测定 240nm 下的初始吸光值 A_1 和 1min 后的吸光值 A_2。计算 $\Delta A = A_1 - A_2$。

（3）CAT 活性计算：

①按样本蛋白浓度计算：

单位的定义：每 mg 组织蛋白在反应体系中每分钟催化 1nmol H_2O_2 降解定义为一个酶活力单位。

CAT（U/mg protein）= $\left[\Delta A \times V_{反总} \div (\varepsilon \times d) \times 10^9\right] \div (V_样 \times Cpr) \div T = 678 \times \Delta A \div Cpr$。

②按细胞中 CAT 活力计算：

单位的定义：每 1 万个细胞在每分钟反应体系中每分钟催化 1nmol H_2O_2 降解定义为一个酶活力单位。

CAT（U/10^4 cell）= $\left[\Delta A \times V_{反总} \div (\varepsilon \times d) \times 10^9\right] \div (500 \times V_样 \div V_{样总}) \div T = 1.356 \times \Delta A$。

$V_{反总}$ 为反应体系总体积，1.035×10^{-3} L；ε 为 NADH 摩尔吸光系数，4.36×10^4 L/（mol·cm）；d 为比色皿光径，1cm；$V_样$ 为加入样本体积，0.035mL；$V_{样总}$ 为加入提取液体积，1mL；T 为反应时间，1min。W 为样本质量，g；Cpr 为上清液蛋白浓度，mg/mL；500：细胞总数，500 万。

7. 细胞中蛋白羰基含量测定

测定原理：

二硝基苯肼法，同组织匀浆蛋白羰基含量测定。

所需试剂：

（1）2mol/L HCl。

（2）10mmol/L DNPH：用 2mol/L HCl 配制，因用 2mol/L 盐酸溶解时，DNPH 较难溶解，所以需长时间搅拌，配制成 10mmol/L 的 DNPH 溶液备用。

（3）20%（V/V）TCA。

（4）6mol/L 盐酸胍：以 2mol/L 盐酸溶解，因其较难溶解，所以需长时间搅拌，配成 6mol/L 的溶液备用。

（5）细胞裂解液：用 20mL 双蒸水配制。具体试剂如下：1% Triton-100；50mol/L Tris-HCl，pH 值 8.0；150mol/L NaCl；1mmol/L EDTA；0.1mmol/L

（100μg/mL）苯甲基磺酰氟（PMSF）；1μmol/L 胃蛋白酶抑制剂（Pepstatin）；0.5mg/mL 亮抑制肽（Leupeptin）。

测定方法：

（1）细胞接种在 25cm² 培养瓶内，在培养第 2 天更换细胞培养基，同时按实验设计分组对细胞进行处理，每组设 3 个平行孔。

（2）培养 24h 后，从 CO₂ 培养箱中取出培养瓶，用细胞刮刀轻轻刮下细胞，并用离心管收集细胞，然后用离心机离心，以 1000r/min 离心 10min。

（3）离心后，弃去离心管中的上清液，用事先预冷的 PBS 缓冲液重悬细胞。再用离心机离心细胞，以 4000r/min 离心 5min。

（4）离心后，在沉淀中加入 100μL 预冷细胞裂解液（将 PMSF 按 1∶100 的比例加入 WIP 组织细胞裂解液中，现用现配），剧烈震荡使细胞充分悬浮混匀，4℃裂解 10min。然后用离心机在 4℃条件下以 10000r/min 离心 10min，收集上清液，制成细胞样品液。

（5）先取少量细胞样品液，采用 BCA 法测定其蛋白定量。

（6）蛋白定量后，取适量的细胞样品，加入二倍量（体积）DNPH，37℃避光孵育 1h，空白管中加入 2mol/L 的 HCl（不含 DNPH）。

（7）1h 后取出，每管加入 6 倍量的 TCA 至 DNP 衍生化的样品里，冰浴 10min，然后用离心机离心，以 13000g/min 离心 10min，收集沉淀物。

（8）用乙酸乙酯∶乙醇（1∶1）混悬液冲洗，细胞破碎仪破碎蛋白质至无颗粒状，离心，重复三次。

（9）最后将沉淀涡旋悬浮于 2mL 6mol/L 盐酸胍中（pH 值 2.3），37℃孵育 15min，再次以 13000g/min 离心 5min。

（10）离心后，取上清 200μL 加在 96 孔板上，用酶标仪在 375nm 处测其吸光度 OD 值（A_{375}），用去离子水调零。

计算：蛋白质羰基衍生物的 $\varepsilon_{375} = 22$ L/（mmol·cm），据此计算样品管中蛋白质羰基的含量，以 nmol/mg（prot）表示。

经换算，按下式计算羰基含量：

$$羰基含量 [nmol/mg（prot）] = \frac{A_{375}值 \times 45.455}{样品液中蛋白含量（g/L）} \times 稀释倍数。$$

8. 细胞中 8 - 羟化脱氧鸟嘌呤含量测定

测定原理：

ELISA 法，同组织匀浆 8 - 羟化脱氧鸟嘌呤（8-OHdG）含量测定。

测定方法：

（1）标本的采集及保存：①细胞接种在 $25cm^2$ 培养瓶内，在培养第 2 天更换细胞培养基，同时按实验设计分组对细胞进行处理，每组设 3 个平行孔。②培养 24h 后，从 CO_2 培养箱中取出培养瓶，弃上清，用 PBS 缓冲液冲洗，再用胰酶消化后用离心管收集细胞，然后用离心机离心，以 1000r/min 离心 10min。③离心后，在沉淀中加入 200μL 预冷的细胞裂解液（将 PMSF 按 1∶100 的比例加入 WIP 组织细胞裂解液中，现用现配），4℃裂解 30min。以 9200r/min 离心 5min，收集上清液，制成细胞样品液。

（2）标本的稀释原则：首先通过文献检索的方式了解待测样本的大致含量，确定适当的稀释倍数。只有稀释至标准曲线的范围内，检测的结果才是准确的。稀释的过程中，应做好详细的记录。最后计算浓度时，稀释了"N"倍，标本的浓度应再乘以"N"。

（3）标准品的稀释原则：用 2 瓶，每瓶临用前以样品稀释液稀释至 1mL，盖好后静置 10min 以上，然后反复颠倒/搓动以助溶解，其浓度为 200 ng/mL，做系列倍比稀释后，分别稀释 200 ng/mL、100 ng/mL、50 ng/mL、25 ng/mL、12.5 ng/mL、6.2 ng/mL、3.2 ng/mL，样品稀释液直接作为标准浓度 0 ng/mL，临用前 15min 内配制。例如，配制 100 ng/mL，标准品：取 0.5mL（不要少于 0.5mL）200 ng/mL 的上述标准品加入含 0.5mL 样品稀释液的 Eppendorf 管中，混匀即可，其余浓度以此类推。

（4）生物素标记抗体的稀释原则：临用前以生物素标记抗体稀释液稀释，稀释前根据预先计算好的每次实验所需的总量配制（每孔 100μL），实际配制时应多配制 0.1 ~ 0.2mL。如 10μL 生物素标记抗体加 990μL 生物素标记抗体稀释液的比例配制，轻轻混匀，在使用前一小时内配制。

（5）辣根过氧化物酶标记亲和素的稀释原则：临用前以辣根过氧化物酶标记亲和素稀释液稀释，稀释前根据预先计算好的每次实验所需的总量配制（每孔 100μL），实际配制时应多配制 0.1 ~ 0.2mL。如 10μL 辣根过氧化物酶标记亲和素加 990μL 辣根过氧化物酶标记亲和素稀释液的比例配制，轻轻混匀，在使用前一小时内配制。

（6）操作步骤：实验开始前，请提前配置好所有试剂，试剂或样品稀释时，均需混匀，混匀时尽量避免起泡。每次检测都应该做标准曲线。如样品浓度过高时，用样品稀释液进行稀释，以使样品符合试剂盒的检测范围。

①加样：分别设空白孔、标准孔、待测样品孔。空白孔加样品稀释液100μL，余孔分别加标准品或待测样品100μL，注意不要有气泡，加样时将样品加于酶标板孔底部，尽量不触及孔壁，轻轻晃动混匀，酶标板加上盖或覆膜，37℃反应120min。为保证实验结果有效性，每次实验请使用新的标准品溶液。

②弃去液体：反应完成后，弃去液体，甩干，不用洗涤。每孔加生物素标记抗体工作液100μL（取1μL生物素标记抗体加99μL生物素标记抗体稀释液的比例配制，轻轻混匀，在使用前1小时内配制），在37℃条件下温育60min。

③温育60min后，弃去孔内液体，甩干，洗板3次，每次浸泡1~2min，200μL每孔，甩干。

④甩干后，每孔加辣根过氧化物酶标记亲和素工作液（同生物素标记抗体工作液）100μL，在37℃条件下温育60min。

⑤温育60min后，弃去孔内液体，甩干，洗板5次，每次浸泡1~2min，每孔200μL，甩干。

⑥甩干后，每孔依序每孔加底物溶液90μL，37℃避光显色，30min内，此时肉眼可见标准品的前3~4孔有明显的梯度蓝色，后3~4孔梯度不明显，即可终止。

⑦依序每孔加终止溶液50μL，终止反应，此时蓝色立转黄色。终止液的加入顺序应尽量与底物液的加入顺序相同。为了保证实验结果的准确性，底物反应时间到后应尽快加入终止液。

⑧然后在15min以内用酶标仪在450nm波长依序测量各孔的光密度（OD值）。

计算：以标准物的浓度为横坐标（对数坐标），OD值为纵坐标（普通坐标），在半对数坐标纸上绘出标准曲线，根据样品的OD值由标准曲线查出相应的浓度；再乘以稀释倍数；或用标准物的浓度与OD值计算出标准曲线的直线回归方程式，将样品的OD值代入方程式，计算出样品浓度，再乘以稀释倍数，即为样品的实际浓度。

9. 细胞超氧阴离子的测定

测定原理：

同组织匀浆超氧阴离子（$O_2^{·-}$）的测定。

测定方法：

（1）细胞接种在培养瓶内，在培养第 2 天更换细胞培养基，同时按实验设计分组对细胞进行处理，每组设 3 个平行孔。

（2）培养 24h 后，从 CO_2 培养箱中取出培养瓶，用细胞刮刀轻轻刮下细胞，并用离心管收集细胞，然后用离心机离心，以 1000r/min 离心 10min。

（3）离心后，弃去离心管中的上清液，用事先预冷的 PBS 缓冲液重悬细胞。再用离心机离心细胞，以 4000r/min 离心 5min。

（4）离心后，在沉淀中加入 200μL 预冷的细胞裂解液（将 PMSF 按 1∶100 的比例加入 WIP 组织细胞裂解液中，现用现配），4℃裂解 30min。以 9200r/min 离心 5min，收集上清液，制成细胞样品液。

（5）按试剂盒说明书配制所用试剂，然后对照管、标准管和各测定管的加样顺序如下：

加入试剂	对照管	标准管	测定管
试剂一（μL）	500	500	500
去离子水（μL）	15	—	—
0.15mg/mL 维生素 C 标准品	—	15	—
样品（μL）	—	—	15
试剂二（μL）	50	50	50
试剂三（μL）	50	50	50
试剂四（μL）	50	50	50

（6）各管加完试剂后，用旋涡混匀器充分混匀，然后用水浴锅 37℃恒温水浴 40min。从水浴锅中取出试管架，使其恢复室温，然后各管加入显色剂 1000μL，用旋涡混匀器充分混匀，室温放置 10min。

（7）10min 后，取上清 200μL 加在 96 孔板上，用酶标仪在波长 550nm 处，蒸馏水调零，测试各管吸光度值。

（8）计算：在反应系统中，每升（克）物质在 37℃反应 40min 所产生的超氧阴离子相当于 1mg 维生素 C 所抑制的超氧阴离子的变化值为一个活性单位。

公式：产生超氧阴离子活力单位（U/L）=（测定管吸光度 - 对照管吸光度）/（对照管的吸光度 - 标准管的吸光度）× 标准浓度（0.15mg/mL）× 样品测试前的稀释倍数。

10. 细胞羟自由基的测定

测定原理：

同组织匀浆羟自由基（·OH⁻）的测定。

测定方法：

（1）细胞接种在培养瓶内，在培养第 2 天更换细胞培养基，同时按实验设计分组对细胞进行处理，每组设 3 个平行孔。

（2）培养 24h 后，从 CO_2 培养箱中取出培养瓶，用细胞刮刀轻轻刮下细胞，并用离心管收集细胞，然后用离心机以 1000r/min 离心 10min。

（3）离心后，弃去离心管中的上清液，用事先预冷的 PBS 缓冲液重悬细胞。再用离心机以 4000r/min 离心 5min。

（4）离心后，在沉淀中加入 200μL 预冷的细胞裂解液（将 PMSF 按 1∶100 的比例加入 WIP 组织细胞裂解液中，现用现配），4℃ 裂解 30min。以 9200r/min 离心 5min，收集上清液，制成细胞样品液。

（5）按照说明书要求配好试剂盒内各试剂的应用液，然后对照管、标准管和各测定管的加样顺序进行操作。

（6）每个标本取样 100μL，先在 37℃ 水浴中预温 3min，以下操作在 37℃ 水浴中进行，具体加样顺序如下：

试剂	标准空白管	标准管	对照管	测定管
去离子水（μL）	200	100	100	—
0.03% H_2O_2标准应用液（μL）	—	100	—	—
底物应用液（μL）	—	—	100	100
样本（μL）	—	—	—	100
试剂三应用液（μL）	200	200	200	200

（7）各管加完试剂后，用旋涡混匀器充分混匀，置于37℃恒温水浴锅中水浴1min，从加完试剂三开始到1min结束，立即加入显色剂终止反应，一次只能做一只管子。

（8）从水浴锅中取出试管架，使其恢复室温，然后各管加入显色剂1000μL，用旋涡混匀器充分混匀，室温放置20min。

（9）20min后，取上清200μL加在96孔板上，用酶标仪在波长550nm处，蒸馏水调零，测试各管吸光度值。

（10）计算：规定每毫升或每毫克物质或每立方厘米内10^6个细胞在本反应体系中使反应液中H_2O_2的浓度增加1mmol/L为一个产生羟自由基能力单位。

公式：产生羟自由基能力（U/L）＝（测定管吸光度－对照管吸光度）/（标准管吸光度－标准空白管吸光度）×标准管浓度（8.824mmol/L）×1mL/取样量×样本测试前的稀释倍数。

11. 细胞内活性氧检测

检测原理：

荧光探针法检测细胞内活性氧（ROS）：采用荧光探针 DCFH-DA 标记法检测细胞内 ROS 的生成量，是一种基于荧光染料 DCFH-DA 的荧光强度变化，定量检测细胞内活性氧水平的最常用方法。非极性的 DCFH-DA 本身没有荧光，DCFH-DA 可以自由通过细胞膜，进入细胞内后，可在细胞内酯酶的作用下脱去乙酸盐基团水解生成 DCFH，而 DCFH 不会通透细胞膜，因此荧光探针很容易被积聚在细胞内。原来无荧光的 DCFH 可被细胞内 ROS 氧化生成有荧光的 DCF（2′,7′-dichlorofluorescein），DCF 可被504nm 波长的光激发，发射出绿色的荧光，可使用荧光显微镜，流式细胞仪或激光共聚焦显微镜等检测荧光信号。因为其绿色荧光强度与 ROS 的水平成正比，所以可通过荧光强度的强弱来反映细胞内 ROS 含量的多少。细胞内 ROS 检测结果可参见图2-2至图2-3。

检测方法：

①将 10mg 的 DCFH-DA 溶于5mL 的无水乙醇，制成2g/L 的储液冻存，用时以无血清细胞培养基稀释至2μg/mL。

②细胞接种在事先用多聚赖氨酸包被过的培养皿中，在培养第2天更换细胞培养基，同时按实验设计分组对细胞进行处理，每组设3个平行孔。

图 2-2　正常细胞 ROS 检测结果

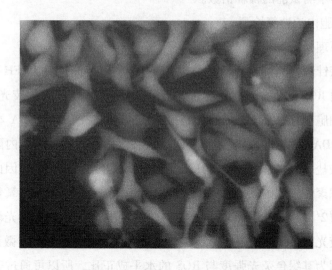

图 2-3　受损细胞 ROS 检测结果

③处理 24h 后，细胞以无血清细胞培养基洗 2 次，加入 DCFH-DA，37℃ 5% CO_2 培养箱中继续避光孵育 40min。

④吸去培养液，用冷 PBS 缓冲液洗 3 次，并弃去残液，以去除非特异性荧光，然后在荧光显微镜下观察细胞内 DCF 荧光强度并拍照。

⑤结果利用 Image-Pro Plus 6.0 软件进行荧光强度分析，并计算平均荧光强度。细胞 ROS 检测及 Image-Pro Plus 6.0 软件分析结果可参考图 2-4。

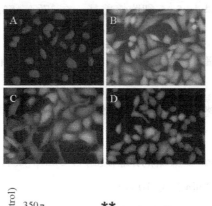

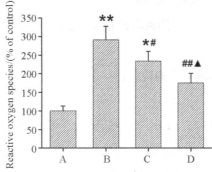

图2-4 L-02细胞线粒体内活性氧的水平

A：对照组；B：INH组；C：槲皮素低剂量组；D：槲皮素高剂量组。与对照组相比，$^*P<0.05$，$^{**}P<0.01$；与INH组相比，$^\#P<0.05$，$^{\#\#}P<0.01$；与槲皮素低剂量组相比，$^\blacktriangle P<0.05$。P值为概率，反映某一事件发生的可能性大小。

12. 细胞线粒体膜电位的检测

在检测细胞线粒体膜电位（$\Delta\Psi_m$）时，需要先采用差速离心法制备细胞的线粒体，然后再使用荧光探针检测线粒体膜电位。

（1）制备细胞的线粒体：

制备原理：

差速离心法制备线粒体一般由低速离心和高速离心两步组成。前一步去除未破碎的细胞、胞浆残存物以及细胞核；后一步沉淀线粒体。

制备方法：

①将培养瓶中的细胞用0.25%的胰酶消化并吹打成单细胞悬液，调整细胞数为5×10^5个/mL。

②将充分吹打均匀的细胞悬液接种于150mL培养瓶中，每瓶加细胞悬液

量约 1mL，另外每瓶再加 5mL 细胞培养基，在 37℃、5% CO_2 饱和湿度条件下培养 24h。

③吸除每瓶中全部的细胞培养基，按照试验分组对细胞进行处理，继续培养 24h。

④24h 后，培养终止后，将细胞消化吹打成单细胞悬液，然后用 2mL PBS 缓冲液洗一次，用离心机离心后，去上清。

⑤再加含 250mmol/L 蔗糖的细胞裂解液 3mL，吹打均匀后，用离心机在 4℃ 条件下，以 6000r/min 离心 10min。

⑥离心后，取上清，再用离心机在 4℃ 条件下，以 13500r/min 离心 10min，所得沉淀即为线粒体。

（2）细胞线粒体膜电位的检测：

检测原理：

荧光探针罗丹明 123 （Rh 123）标记法：罗丹明 123 为特异性荧光染料，可透过细胞膜，带有正电荷。罗丹明 123 是一种线粒体膜电位（$\Delta\Psi_m$）的指示剂。罗丹明 123 在正常细胞中能够依赖线粒体膜电位进入线粒体基质，在活细胞的线粒体内聚集，并发出绿色荧光，见图 2-5。而在凋亡发生时，线粒体膜完整性破坏，线粒体膜通透性转运孔开放，引起线粒体 $\Delta\Psi_m$ 的下降，聚集的罗丹明 123 就减少，从而发光强度降低。因此可通过荧光的强弱来检测线粒体膜电位的变化和凋亡的发生，其摄取率与膜电位成正比，见图 2-6。

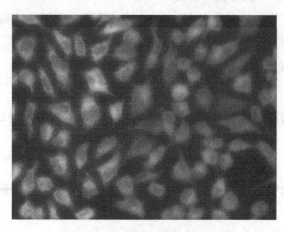

图 2-5　正常细胞线粒体膜电位

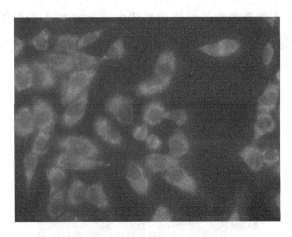

图 2-6　受损细胞线粒体膜电位

检测方法：

①将 10mg 罗丹明 123 粉末溶于 10mL DMSO，配制成 1g/L 的贮备液，避光冻存，用时稀释 100 倍。

②将上述各组线粒体用 HEPES 缓冲液重悬，并吹打均匀制成线粒体悬液。

③加入罗丹明 123 染色液，使其终浓度为 5mg/L，在 37℃、5% CO_2 培养箱内避光孵育 20min。

④20min 后取出，用冷的 PBS 缓冲液洗 3 遍，去除非特异性荧光。

⑤用激光共聚焦或荧光显微镜下测定激发波长 488nm 下的荧光强度值，并拍照。

⑥结果利用 Image-Pro Plus 6.0 软件进行荧光强度分析，并计算平均荧光强度。细胞线粒体膜电位检测及 Image-Pro Plus 6.0 软件分析结果可参考图 2-7。

细胞线粒体膜电位检测的其他方法：

检测细胞线粒体 $\Delta\Psi_m$ 的方法除了荧光探针罗丹明 123 标记法外，还有 JC-1（5,5′,6,6′-tetrachloro-1,1′,3,3′-tetraethylbenzimidazolcarbocyanine iodide）荧光探针法。膜片钳技术是另一种评价线粒体功能的手段，其反应的细胞膜上的各种离子通道的离子电流形成的电流特征可以用来评价线粒体功能。

JC-1 是用于检测线粒体膜电位的荧光探针，可以检测细胞、组织或纯化的线粒体膜电位。在正常细胞线粒体中，线粒体膜电位较高，JC-1 聚集在线粒体的基质中，形成聚合物，可以产生红色荧光；在受损细胞线粒体中，线粒体膜电位较低，JC-1 不能聚集在线粒体的基质中，此时 JC-1 为单体，可以产生绿色荧光。这样就可以非常方便地通过荧光颜色的转变来检测线粒体膜电位的变化。常用红绿荧光的转变就能检测线粒体膜电位的变化。

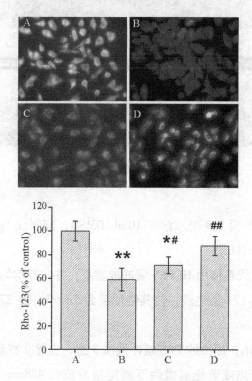

图 2 - 7　细胞线粒体膜电位

A：对照组；B：INH 组；C：槲皮素低剂量组；D：槲皮素高剂量组。

*$P < 0.05$，**$P < 0.01$ vs 对照组；#$P < 0.05$，##$P < 0.01$vs INH 组

13. 细胞内 ATP 水平的检测

测定原理：

同组织细胞内 ATP 水平的检测。

测定方法：

（1）标准曲线的制作：

①先将待用试剂在冰浴上溶解，再把 ATP 标准溶液用去离子水稀释成适当的浓度梯度。具体的浓度需根据样品中 ATP 的浓度而定。一共需稀释 5 个梯度，如可按 200μmol、100μmol、50μmol、25μmol、12.5μmol、0μmol 浓度梯度稀释。加入标准检测溶液中稀释的 ATP 标准溶液其体积不应超过总检测

液的 10%。

②按照每个标准品需 50μL ATP 检测工作液的比例配制适当量的 ATP 检测工作液（ATP 检测试剂 ： ATP 检测试剂稀释液 = 1 ： 100），冰浴保存；加 50μL ATP 检测工作液到检测管内。室温放置 3 ~ 5min，以使本底中的 ATP 全部被消耗掉，从而降低本底。可以一次性把 10 ~ 20 个检测管分别加上 50μL ATP 检测工作液，从而节省时间。注意由于一般的荧光检测仪和液闪都是单道测量，所以在测定平行性和 ATP 含量较少的情况下，每次只加入一个检测的 ATP 样品，测完一个再测另一个，不要同时把样品都加入到测试的检测孔中。

③在检测管内加上 10μL ATP 标准溶液，迅速用枪或微量移液器混匀，同时要保证用枪吸打的次数和时间基本一致，立即用多功能酶标仪在 560nm 处测定发光值（RLU），用去离子水调零。

注：如果样品中的 ATP 浓度比较低则可以加 20μL 样品或设法提高样品中的 ATP 浓度；如果样品中 ATP 浓度比较高则可以加较小体积的样品，同时标准品的也需要使用相同的体积；如果样品中 ATP 的浓度特别高，可以用超纯水或重蒸水稀释样品后再测定，这样 ATP 标准液也要作类似于样品的稀释，保证检测时标准品中 ATP 的含量和样品基本一致。

④根据标准曲线计算出样品中 ATP 的浓度：以 ATP 的浓度为横坐标，吸 RLU 值为纵坐标绘制标准曲线，并求得回归方程。

（2）细胞样品 ATP 水平检测：

①将 25cm² 培养瓶中生长状态良好的细胞进行消化，离心，去上清，加完全细胞培养基重悬，调整细胞浓度至 5.0×10^4 个/mL。

②把细胞重悬液按 2mL/孔，接种到 6 孔板中，每孔细胞数目约 1.0×10^5 个/mL。置于 37℃、5% CO_2 培养箱中培养。

③24h 后按实验设计分组对细胞进行处理，每组设 3 个平行孔。置于 37℃、5% CO_2 培养箱中培养 24h。

④处理 24h 后，以不含钙离子和镁离子的 PBS 缓冲液洗涤样品细胞 3 次，胰酶消化，以 1000r/min 离心 10min，收集细胞。

⑤裂解细胞（按细胞培养液 1/10 的量加入裂解液），在 4℃ 条件下，以 12000g/min 离心 5 ~ 10min，取上清，用于后续的测定。

⑥用 1mL 不含钙离子和镁离子的 PBS 缓冲液悬浮样品细胞，将细胞调至

浓度为 10^6 个/mL。

⑦取 50μL 悬浮样品细胞溶液加入黑色 96 孔板的 1 个检测孔中，并向该检测孔中加入 1 倍浓度 ATP 检测裂解液 50μL，室温条件下裂解 1min（此操作要求在冰上操作）。

⑧设定好检测时间后向该检测孔中加入 50μL ATP 检测试剂，立即用多功能酶标仪在 560nm 处测定发光值（RLU），用去离子水调零。

⑨根据标准曲线计算样品中 ATP 含量，结果表示为 nmol/mg（prot）。细胞裂解液中蛋白含量采用 BCA 法测定。

第三章 细胞凋亡及常用检测方法

第一节 细胞凋亡概述

细胞凋亡是指细胞为维持内环境稳定，在一定生理或病理条件下，由基因控制的细胞按照自身程序主动性、生理性的死亡过程，即细胞程序性死亡（Programmed cell death，PCD）。

细胞凋亡涉及一系列基因的激活、表达以及调控，是细胞为更好地适应生存环境而采取的主动死亡过程。细胞凋亡不仅在胚胎发生、器官发育及机体免疫等过程中至关重要，而且在心血管病变、神经性病变、肿瘤的发生等疾病中起重要作用。一些通过激活或抑制细胞凋亡来治疗疾病的方法不断出现，如天冬氨酸特异性半胱氨酸蛋白酶（Cysteinyl aspartate specific proteinase，Caspases）的激活剂或抑制剂、Bcl-2 和 survivin 的反义 RNA、重组的 TRAIL 等。因此，研究细胞凋亡对基础研究和临床应用有重要价值。

细胞凋亡与坏死不同，细胞凋亡不是一件被动的过程，而是主动过程，它涉及一系列基因的激活、表达以及调控等的作用，它并不是病理条件下自体损伤的一种现象，而是为更好地适应生存环境而主动争取的一种死亡过程。凋亡作为一种生理性、主动的细胞死亡，它的死亡过程和形态变化与细胞坏死有显著的差别。细胞凋亡与坏死的特征比较见表 3-1。

一、细胞坏死的特征

坏死（Necrosis）和细胞凋亡是生物体内两种具有各自形态学和生化特征

的细胞死亡方式。

（1）坏死属"事故性"或"病理性"细胞死亡，发生于细胞受到严重损伤之后，常累及较大范围的组织。

（2）坏死的早期表现主要是线粒体肿胀和功能改变，而细胞核仅有轻微变化。

（3）坏死时由于细胞内能量供应障碍，质膜的完整性和功能受损，失去了调节细胞内外渗透压的能力，从而引起离子器浓度梯度转运，细胞内游离 Ca^{2+} 增加，启动细胞内酶，发生一系列生化反应。

（4）溶酶体酶使 DNA 降解为长短不等的随机片断。坏死过程中没有 RNA 的转录或蛋白质的合成。

表 3-1　细胞凋亡与坏死的特征比较

特征	坏死（病理性）	凋亡（生理性）
生化特点	被动，无新蛋白合成，不耗能	主动，有新蛋白合成，耗能
形态变化	细胞结构溶解、破坏、细胞肿胀	胞膜及细胞器相对完整，细胞皱缩，核固缩
炎症反应	溶酶体破裂，炎症反应	溶酶体完整，无炎症反应
DNA 电泳	弥散性降解，电泳呈均—DNA 片状	DNA 片段化（180～200 bp），电泳呈"梯"状条带
凋亡小体	无	有
基因调控	无	有

二、细胞凋亡的特征

（1）凋亡属于"程序性"或"生理性"细胞死亡，常散在发生于单个细胞。

（2）凋亡以细胞核的变化为先导，首先是细胞核内物质浓缩，然后出现细胞核的碎裂和细胞膜的皱缩，细胞最后裂解为凋亡小体。

（3）在凋亡过程中质膜的完整性没有受到破坏，仍然保持有效的代谢活性。各种细胞器基本保持完整，无细胞内容物的泄漏。

（4）凋亡小体迅速被巨细胞或邻近的其他细胞吞噬清除，但不诱发吞噬细胞释放蛋白溶解酶和其他活性代谢产物，因此不引起炎症反应。

（5）由于核酸内切酶的活化，将 DNA 降解成寡聚苷酸，所以在凝脉电泳上呈现规则的"DNA ladder"；凋亡过程中有新的 RNA 转录和蛋白质合成。

三、细胞凋亡的过程

细胞凋亡的过程一般分为四个阶段：①凋亡信号转导：当细胞内外的凋亡诱导因素与被作用的细胞受体结合后，细胞产生复杂的生化反应，并形成与凋亡有关的第二信使，如 cAMP、Ca^{2+}、神经酰胺等信号分子形成死亡信号；②凋亡基因激活：调控凋亡的基因在接受死亡信号后，开始按预定程序启动，并合成执行凋亡所需的各种酶和相关物质；③凋亡的执行：凋亡的主要执行者有两类酶，核酸内切酶和凋亡蛋白酶（Caspase-3）；④凋亡细胞的清除：凋亡后细胞可以被邻近巨噬细胞分解。

第二节　细胞凋亡的生物学特征

一、形态学改变

细胞凋亡过程中常伴随着一系列的形态学变化，首先是细胞变圆并与邻近细胞脱离，细胞质及胞浆浓缩，染色质固缩并聚集于核膜附近，DNA 通常在核小体连接区被降解为 180～200 bp 的整数倍片段，细胞膜突出形成质膜小泡，脱落后形成凋亡小体，其内可保留完整的细胞器和致密染色质。由于凋亡小体被周围细胞吞噬，无细胞内容物外泄。细胞凋亡常见的形态学改变主要包括细胞膜的变化、细胞质的变化、细胞核的变化、细胞外形的变化及吞噬等。

（一）细胞膜的变化

细胞凋亡时细胞膜发生的变化主要包括以下几方面：①微绒毛、细胞突起和细胞表面皱褶消失；②胞膜迅速发生空泡化（Blebbing），内质网不断扩张并与胞膜融合，形成膜表面的芽状突起，称为出芽（Buding）；③新的生物大分子磷脂酰丝氨酸被表达于胞膜外，有利于吞噬细胞的识别与吞噬。

（二）细胞质的变化

细胞凋亡时细胞质发生的变化主要包括以下几方面：①胞质浓缩，由于胞质脱水，细胞质明显浓缩，导致细胞皱缩、致密，是细胞凋亡形态学变化的一大特征；②细胞器，细胞内线粒体变大，嵴增多，表现为线粒体增殖，然后增殖线粒体发生空泡化；③凋亡细胞内的内质网腔扩大。增殖的内质网在凋亡细胞形成自噬体过程中提供包裹膜。其他多数细胞器完整存在，变得致密。

（三）细胞核的变化

细胞凋亡时细胞核发生的变化主要包括以下几方面：①凋亡细胞最主要的变化是核内染色质浓缩，形成染色质块，并聚集在核膜的边缘，呈新月形、马蹄形或舟状分布，称为染色质边聚（Margination）；②或染色质聚集在核中央，称为染色质中聚；③随着染色质进一步聚集，核纤维层的断裂消失，核膜在核膜孔处断裂，两断端向内包裹将聚集的染色质块分割，形成若干个核碎片（核残块）。

（四）细胞外形的变化

细胞凋亡时细胞外形发生的变化主要包括以下几方面：①细胞皱缩，外形不规则，发生凋亡的细胞，其表面的微绒毛、细胞连接等减少或消失，并逐步与周围的细胞脱离接触；②细胞体积逐渐缩小，出现固缩（Condensation）；③细胞开始呈圆形，后细胞表面起泡，变成不规则状；④胞膜皱缩内陷，分割包裹胞质，内含 DNA 物质及细胞器，形成泡状小体称为凋亡小体（Apoptosis body），呈圆形或椭圆形，小体内的成分主要是胞质、细胞器和核碎片。有些凋亡小体完全由固缩核染色质组成，也有的仅含胞质成分。

（五）吞噬

细胞凋亡时发生吞噬的特征：①凋亡小体形成后迅即被邻近细胞（巨噬细胞、内皮细胞、上皮细胞、肿瘤细胞）吞噬、消化；②整个凋亡过程没有细胞内容物的外漏；③吞噬不伴有局部的炎症反应，也无纤维化现象。

细胞凋亡常见的形态学改变特征包括：空泡化、固缩、出芽、边集及凋亡小体等，参见图 3 - 1。

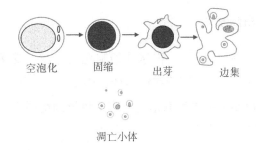

空泡化　　固缩　　出芽　　边集

凋亡小体

图 3-1　细胞凋亡常见的形态学改变特征

二、生化改变

细胞凋亡常见的生化改变主要包括：DNA 的片段化、内源性核酸内切酶激活、凋亡蛋白酶（Caspases）激活、线粒体生化改变、胞浆 Ca^{2+} 浓度升高，pH 值降低等。

（一）DNA 的片段化

细胞凋亡时主要的生化特征是其染色质发生浓缩，染色质 DNA 在核小体单位之间的连接处断裂，形成长 50~300 kbp 的 DNA 大片段，或 180~200 bp 整数倍的寡核苷酸片段，在凝胶电泳上表现为梯形电泳图谱（DNA ladder）。细胞经处理后，采用常规方法分离提纯 DNA，进行琼脂糖凝胶和溴化乙啶染色，在凋亡细胞群中可观察到典型的 DNA ladder。如果细胞量很少，还可在分离提纯 DNA 后，用 ^{32}P-ATP 和脱氧核糖核苷酸末端转移酶（TdT）使 DNA 标记，然后进行电泳和放射自显影，观察凋亡细胞中 DNA ladder 的形成。

（二）内源性核酸内切酶激活

在凋亡时，细胞核内的核酸内切酶被细胞内外的凋亡诱导因素激活，由无活性状态变成有活性，从而导致细胞凋亡的发生。细胞凋亡过程中执行染色质 DNA 切割任务的是内源性核酸内切酶，有 Ca^{2+}/Mg^{2+} 非依赖性核酸内切酶和 Ca^{2+}/Mg^{2+} 依赖性核酸内切酶。DNA 的切割还需要 DNA 碎片因子（DNA frag-mentation factor，DFF）和凋亡蛋白酶激活的 DNA 酶（Caspase-activated DNase，CAD）的激活。DFF 激活后再去激活核酸内切酶，从而导致 DNA 的降解。

（三）凋亡蛋白酶激活

细胞凋亡是信号通路介导的程序性细胞死亡过程，受多种凋亡因子的调控。凋亡蛋白酶（Caspase）家族在细胞凋亡中发挥了重要的作用。当 Caspase 被激活后，能启动 Caspase 的级联活化反应，诱导细胞凋亡。Caspase 有两个特征：Caspase 是半胱氨酸的蛋白酶；Caspase 作用部位都在大冬氨酸残基后的位点。至今已发现 14 种 Caspase，依据结构和功能的不同可分为 3 组：①具有 Large-prodomain 的 Caspase-2，Caspase-8，Caspase-9，Caspase-10 是细胞凋亡的起始 Caspase。②具有 Small-prodomain 的 Caspase-3，Caspase-6，Caspase-7 则主要与细胞凋亡的最终执行有关，是效应 Caspase。③另一组由 Caspase-1，Caspase-4，Caspase-5，Caspase-14 组成，与细胞凋亡关系不是很密切，主要与炎症信号的产生和免疫调节有关。

目前，已确定的 Caspases 作用底物有 60 多个，主要有以下 5 类。①DNA 酶抑制物：它的降解导致 DNA 酶的激活，从而使 DNA 被切割。②核纤层蛋白：被 Capases 分解后导致核裂解。③细胞骨架蛋白：Caspases 水解细胞的蛋白质结构，导致细胞解体，形成凋亡小体。④其他 Capases：在凋亡级联反应（Cascade）中水解其他 Capases。如 Caspase-9 可使 Caspase-3 酶原水解形成具有分解蛋白质活性的 Caspase-3。⑤细胞凋亡的抑制物（如 Bcl-2）。

（四）线粒体生化改变

在细胞凋亡期间，尽管线粒体超微结构基本正常，但其功能已发生显著改变。细胞凋亡使线粒体内膜的跨膜电位降低、线粒体呼吸链受损、ATP 生成减少、细胞活性氧（ROS）自由基产生增多。线粒体通透性转换孔（Permeability transition pore，PTP）开放和线粒体膜通透性增高，导致线粒体内的细胞色素 C（Cytochrome C，CytC）、凋亡诱导因子（Apoptosis inducing factor，AIF）、凋亡蛋白酶激活因子（Apoptotic protease activating factor，Apaf）等凋亡启动因子释放入胞浆。

（五）胞浆 Ca^{2+} 浓度升高，pH 值降低

Ca^{2+} 可作为第二信使、激活酶或核转录因子参与细胞凋亡过程。钙稳态失

衡也参与了多种凋亡相关疾病的发生，如神经退行性疾病。胞浆 pH 值降低增强了一些酸性蛋白，如转谷氨酰胺酶、酸性鞘磷脂酶等在细胞凋亡中的作用。

第三节 细胞凋亡检测方法

体外细胞凋亡检测的方法已相对成熟，比较常用的方法是应用 Annexin V-FITC 与 PI 双标记结合流式细胞术检测细胞凋亡。除了此法外，可用于体外细胞凋亡检测的方法包括：细胞凋亡的形态学检测、细胞凋亡的细胞化学测定、线粒体膜势能的检测、DNA 片断化检测、TUNEL 法、细胞色素 C 的定位检测、Caspase-3 活性的检测、凋亡相关蛋白 TFAR19 蛋白的表达和细胞定位分析等。

一、细胞凋亡的形态学检测

1. 检测原理

对细胞形态的观察是研究凋亡的最基本方法。细胞凋亡的形态学变化是多阶段的。在起始阶段，染色质固缩、分离并沿核膜分布，细胞质亦发生固缩，但细胞膜依然完整，未失去选择透性；在凋亡后期，核染色质断裂为大小不等的片断，与某些细胞器如线粒体一起聚集，为反折的细胞膜所包围，以后逐渐分离，形成凋亡小体；最后，凋亡小体被周围具有吞噬能力的细胞，如巨噬细胞、上皮细胞等吞噬、消化。

2. 细胞凋亡的形态学检测的特点

细胞凋亡的形态学检测方法操作简单，结果直观，经济。

3. 细胞凋亡的形态学检测的技术要点

常规染色（如苏木素等）方法，光学显微镜观察。

目前对细胞凋亡的认识正不断深化，检测凋亡细胞的方法也逐渐增多，但形态改变仍是确定细胞凋亡的最可靠的方法。本方法可用于凋亡现象的初步观察，作为分析指标之一，包括：光学显微镜和倒置显微镜、视频时差显微技术、透射电子显微镜、荧光显微镜和共聚焦激光扫描显微镜。

（一）光学显微镜和倒置显微镜

细胞涂片或组织切片经苏木素 – 伊红（HE）染色后，即可直接在光学显微镜（Light microscopy，LM）下观察。光学显微镜下观察凋亡细胞体积缩小、细胞核固缩、染色体集中在核膜内侧，细胞膜皱缩并包裹细胞碎片形成"凋亡小体"。该方法简便易行，但分辨率低，不易检出早期的凋亡细胞。而且，某些类型的细胞坏死与细胞凋亡形态相似，不易区分。该方法主观性较强，可用于凋亡检测的初步判断。

1. 按细胞特点分为未染色细胞和染色细胞两种

（1）未染色细胞：凋亡细胞的体积变小、变形，细胞膜完整但出现发泡现象，细胞凋亡晚期可见凋亡小体。贴壁细胞出现皱缩、变圆、脱落。

（2）染色细胞：常用姬姆萨染色、瑞氏染色等。凋亡细胞的染色质浓缩、边缘化，核膜裂解、染色质分割成块状和凋亡小体等典型的凋亡形态。

2. 按细胞染色方法不同分为以下三种

（1）用苏木素－伊红（Hematoxylin and eosin，HE）染色：细胞核固缩碎裂、呈蓝黑色，胞浆呈淡红色（凋亡细胞），正常细胞核呈均匀淡蓝色或蓝色，坏死细胞核呈很淡的蓝色或蓝色消失。

（2）Giemsa 染色法、瑞氏染色法等：正常细胞核的色泽均一，凋亡细胞染色变深，坏死细胞染色浅或未染上颜色。

（3）直接用倒置显微镜观察：细胞体积变小，全面皱缩；凋亡小体为数个圆形小体围绕在细胞周围。

（二）视频时差显微技术

视频时差显微技术用于细胞培养，通过相差显微镜可动态观察细胞凋亡的变化过程，尤其是观察细胞表面和外形的变化。

凋亡细胞与基质分离，胞体变圆、收缩、出泡，有的细胞拉长，出现钉状突起，持续数小时后细胞膜破裂，细胞溶解。

通过在带有自动摄像装置的相差显微镜下观察凋亡细胞的动态改变，每隔30s 作序列摄影，连续24h 观察，本方法可用于培养中的凋亡细胞，但不能用于病理组织。

（三）透射电子显微镜

细胞凋亡与坏死的区别最早是通过电子显微镜发现的。电镜可以观察到细胞结构在凋亡不同时期的变化，由于凋亡细胞的典型形态改变如胞质的固缩，染色质浓缩成半月形或帽状附于核膜，核碎裂和凋亡小体形成等，在透射电镜下得到最佳的体现，所以透射电子显微镜是区别凋亡与坏死的黄金标准。

透射电子显微镜的缺点是样品制作过程较复杂，仪器费用昂贵，因而没有广泛应用。在凋亡细胞数较少时需进行大量的观察才能观察到典型的凋亡改变。在观察体外培养的凋亡细胞时，出现较多的是凋亡初期胞体收缩、染色质边聚和后期凋亡小体（或整个凋亡细胞）被吞噬和降解的现象。

结果评判：凋亡细胞体积变小，细胞质浓缩。细胞凋亡过程中细胞核染色质的形态学改变分为三期：凋亡Ⅰ期（Pro-apoptosis nuclei）的细胞核呈波纹状或呈折缝样，部分染色质出现浓缩状态；细胞核内染色质高度盘绕，出现许多称为气穴现象（Cavitations）的空泡结构；Ⅱa期细胞核的染色质高度凝聚、边缘化；细胞凋亡的晚期（Ⅱb期），细胞核裂解为碎块，产生凋亡小体。

（四）荧光显微镜和共聚焦激光扫描显微镜

光镜的精确性可以通过使用荧光得到提高，体外培养的细胞经荧光染料处理后，在荧光显微镜（Fluorescence microscopy，FM）下可观察到凋亡细胞的细胞核改变和凋亡小体的形成。这些方法只适用于体外培养的细胞的检测，但在定量和定性方面较差，故在实际应用中很少被单独使用。一般以细胞核染色质的形态学改变为指标来评判细胞凋亡的进展情况。

常用的荧光染料有：Hoechst（Hoechst 33258、Hoechst 33342）、4′,6-二脒基-2-苯基吲哚、碘化丙啶（PI）、EB及丫啶橙（Acridine orange，AO）又称3,6-双（二甲基氨基）吖啶氯化锌盐酸盐等。其中 Hoechst 33342（HO33342）、Hoechst 33258（HO33258）、DAPI 三种染料与 DNA 的结合是非嵌入式的，主要结合在 DNA 的 A-T 碱基区，所以 Hoechst 33342、Hoechst 33258、DAPI 是目前常用的 DNA 特异性荧光染料，用于细胞凋亡的检测。紫外光激发时发射明亮的蓝色荧光。

1. Hoechst

Hoechst 染料最初由 Hoechst AG 公司发明。它们所有的试剂都以数字编号命名，也就是说 Hoechst 33342 是该公司合成的第 33342 种化合物。此类染料共有三种：Hoechst 33258、Hoechst 33342 和 Hoechst 34580。Hoechst 33342 和

Hoechst 33258 最常用，激发/发射光谱也比较接近。三种染料都可在 350nm 左右的紫外光激发，都在 461nm 处发出蓝靛色荧光。未被结合的染料最大发射光为 510～540nm。可被氙－氪灯或水银－氪灯或紫外激光激发。激发光和发射光之间的斯托克斯位移巨大，故可用于多染料多颜色荧光染色。Hoechst 主要用于活细胞标记，Hoechst 染料的荧光强度随着溶液 pH 值升高而增强。

Hoechst 是与 DNA 特异结合的活性染料，Hoechst 与 DNA 双链中的小沟结合，更倾向与于富含 A－T（腺嘌呤/胸腺嘧啶）的 DNA 链。虽然说它能与所有的核酸结合，但是富含 A－T 的双链 DNA 使荧光强度显著增强。因为 Hoechst 可穿过细胞膜，可结合于活细胞或固定过的细胞，所以常用于活细胞标记。储存液用蒸馏水配成 1mg/mL 的浓度，使用时用 PBS 缓冲液稀释，终浓度为 10μg/mL。Hoechst 33342 在凋亡细胞中的荧光强度要比正常细胞中要高。注意 Hoechst 能与 DNA 结合，干扰 DNA 复制和细胞分裂，因此有致畸和致癌危险。使用和废弃需谨慎。

（1）Hoechst 33258：也称 bisBenzimide H33258 或 HOE33258。Hoechst 33258 是一种可以穿透细胞膜的蓝色荧光染料，对细胞的毒性较低。Hoechst 33258 染色常用于细胞凋亡检测，染色后用荧光显微镜观察或流式细胞仪检测，染色结果可参见图 3－2。Hoechst 33258 也常用于普通的细胞核染色，或常规的 DNA 染色。Hoechst 33258 的最大激发波长为 346nm，最大发射波长为 460nm；Hoechst 33258 和双链 DNA 结合后，最大激发波长为 352nm，最大发射波长为 461nm。Hoechst 33258 溶于水，溶解度可达 10mg/mL。用于细胞核染色时，推荐的 Hoechst 33258 工作浓度为 0.5～10μg/mL。

（2）Hoechst 33342：也称 bisBenzimide H33342 或 HOE33342。Hoechst 33342 是一种可以穿透细胞膜的蓝色荧光染料，对细胞的毒性较低。Hoechst 33342 染色常用于细胞凋亡检测，染色后用荧光显微镜观察或流式细胞仪检测。Hoechst 33342 也常用于普通的细胞核染色，或常规的 DNA 染色。Hoechst 33342 的最大激发波长为 346nm，最大发射波长为 460nm；Hoechst 33342 和双链 DNA 结合后，最大激发波长为 350nm，最大发射波长为 461nm。Hoechst 33342 溶于水，溶解度可达 20mg/mL。用于细胞核染色时，推荐的 Hoechst 33342 工作浓度为 0.5～10μg/mL。

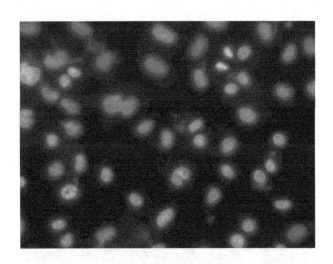

图3-2　Hoechst 33258 染色

2. 4′,6 – 二脒基 – 2 – 苯基吲哚

4′,6 – 二脒基 – 2 – 苯基吲哚（4′,6-diamidino-2-phenylindole，DAPI）是一种能够与 DNA 强力结合的荧光染料，常用于荧光显微镜观测。因为 DAPI 可以透过完整的细胞膜，它可以用于活细胞和固定细胞的染色。用于常规固定细胞的染色。储存液用蒸馏水配成 1mg/mL 的浓度，使用终浓度一般为10μg/mL。

染色原理：DAPI 为一种荧光染料，可以穿透细胞膜与细胞核中的双链 DNA 结合而发挥标记的作用，可以产生比 DAPI 自身强 20 多倍的荧光，和 EB 相比，对双链 DNA 的染色灵敏度要高很多倍。显微镜下可以看到显蓝色荧光的细胞，荧光显微镜观察细胞标记的效率高，几乎为100%。DAPI 染色常用于细胞凋亡检测，染色后用荧光显微镜观察或流式细胞仪检测。DAPI 也常用于普通的细胞核染色以及某些特定情况下的双链 DNA 染色。细胞经热激处理后用 DAPI 染色 3min，在荧光显微镜下可以看到细胞核的形态变化，染色结果可参见图3-3。

DAPI 的发散光为蓝色，且 DAPI 和绿色荧光蛋白（Green fluorescent protein，GFP）或红色荧光染剂（Texas Red 染剂）的发散波长，仅有少部分重叠，研究时可以利用这项特性在单一的样品上进行多重荧光染色。因为 DAPI 能快速进入活细胞中与 DNA 结合，因此 DAPI 对生物体而言，也被视为一种毒性物质与致癌物。使用过程中应注意操作与抛弃的处理程序。

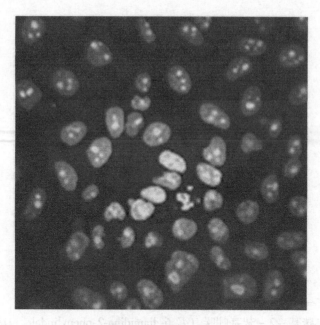

图 3 - 3　DAPI 染色

3. 碘化丙啶

碘化丙啶（PI）是一种可对 DNA 染色的细胞核染色试剂，常用于细胞凋亡检测。它是一种溴化乙啶的类似物，在嵌入双链 DNA 后释放红色荧光（染色结果可参见图 3 -4）。尽管 PI 不能通过活细胞膜，但却能穿过破损的细胞膜而对核染色。PI 经常被用来与 Calcein-AM 或者 FDA 等荧光探针一起使用，能同时对活细胞和死细胞染色。PI-DNA 复合物的激发和发射波长分别为 535nm 和 615nm。

PI 单染色法原理：主要是根据细胞凋亡时在细胞、亚细胞和分子水平上所发生的特征性改变。这些改变包括细胞核的改变、细胞器的改变、细胞膜成分的改变和细胞形态的改变等，其中细胞核的改变最具特征性。由于凋亡细胞核的改变，造成各种染色体荧光染料对凋亡细胞 DNA 可染性发生改变。研究表明，用各种染色体荧光染料对经固定的凋亡细胞进行染色，其 DNA 可染性降低。许多学者把这种 DNA 可染性的降低认为是凋亡细胞的标志之一。

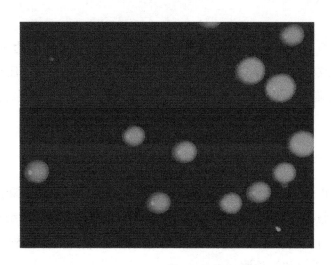

图 3 - 4　PI 染细胞核 DNA

4. PI 和 Hoechst33342 双标

PI、Hoechst33342 均可与细胞核 DNA（或 RNA）结合。但是 PI 不能通过正常的细胞膜，Hoechst 则为膜通透性的荧光染料，故细胞在处于坏死或晚期凋亡时，细胞膜被破坏，这时可为 PI 着红色。

正常细胞和中早期凋亡细胞均可被 Hoechst 着色，但是正常细胞核的 Hoechst 着色的形态呈圆形，淡蓝色，内有较深的蓝色颗粒；而凋亡细胞的核由于浓集而呈亮蓝色，或核呈分叶，碎片状，边集。故 PI 着色为坏死细胞；亮蓝色，或核呈分叶状，边集的 Hoechst 着色的为凋亡细胞。

5. PI 和 Annexin V 双标

磷脂酰丝氨酸（Phosphatidylserine，PS）正常位于细胞膜的内侧，但在细胞凋亡的早期（或细胞损伤时）PS 可从细胞膜的内侧翻转到细胞膜的表面，暴露在细胞外环境中。PI 是一种核酸染料，它不能透过完整的细胞膜，但在凋亡中晚期的细胞和死细胞，PI 能够透过细胞膜而将细胞核染红。Annexin V（green）可以和细胞膜内的 PS 特异性结合。正常细胞膜的磷脂双分子层排列整齐，但是如果细胞损伤时，脂质双分子层的排列就会被打乱，内层的可能会翻转到外层，Annexin V 就可以检测到这种现象。细胞处于凋亡或坏死时，Annexin V 可为阳性（早期的坏死细胞可能为阴性）。但是只有坏死的细胞 PI 是阳性。因此将 Annexin V 与 PI 匹配使用，就可以将凋亡早晚期的细胞以及死细胞区分开来。

结果评判：细胞凋亡过程中细胞核染色质的形态学改变分为三期：Ⅰ期的细胞核呈波纹状（Rippled）或呈折缝样（Creased），部分染色质出现浓缩状态；Ⅱa 期细胞核的染色质高度凝聚、边缘化；Ⅱb 期的细胞核裂解为碎块，产生凋亡小体。

二、细胞凋亡的细胞化学测定

细胞凋亡的细胞化学测定包括细胞表面（细胞膜）的结构和通透性改变的测定和细胞核 DNA 改变的测定。根据应用的范围，又可分为细胞群体和单个细胞测定两种。常见方法有以下两种：磷脂酰丝氨酸外翻分析（Annexin V 法）、碘化丙啶（PI）检测。

（一）磷脂酰丝氨酸外翻分析

磷脂酰丝氨酸外翻分析又称为 Annexin V-FITC/EGFP 检测法。正常细胞的细胞膜磷脂分布是不对称的，PS 是一种带负电荷的磷脂，在正常生理情况下它主要存在细胞膜的内面，只分布在细胞膜脂质双分子层的内侧；而在细胞凋亡早期，由于细胞膜失去对称性，细胞膜中的 PS 由脂膜内侧翻向外侧。这一改变被认为是特异性的，并且可作为凋亡细胞表面改变的标记。PS 表面化发生于凋亡早期，其机制尚不清楚，可能是一种导致机体吞噬凋亡细胞的信号。膜联蛋白 Annexin V 是一种相对分子质量为 35~36 kD 的 Ca^{2+} 依赖性磷脂结合蛋白，与 PS 有高度亲和力，能与 PS 特异性结合，故可通过细胞外侧暴露的 PS 与 Annexin V 的结合来判断细胞凋亡的情况。因此 Annexin V 被作为检测细胞早期凋亡的灵敏指标之一。将 Annexin V 进行荧光素（EGFP、FITC）或 Biotin 标记，以标记了的 Annexin V 作为荧光探针，利用荧光显微镜或流式细胞仪可检测细胞凋亡的发生。与 FITC 的绿色荧光信号相比，EGFP 的绿色荧光信号具有信号强、不易淬灭、稳定性高等优点。

有研究表明 Annexin V 标记仅有不到 1/3 的凋亡细胞出现阳性标记，其原因尚不明。同时需注意的是凋亡后期溶解阶段，细胞碎片也可出现明显的阳性着色。结合 PI 染色进行双参数检测尚能区分正常细胞、早期凋亡细胞、晚期凋亡细胞及坏死细胞。①正常细胞 Annexin V（ - ）/PI（ - ）；②早期凋亡细胞

Annexin V（＋）/PI（－）；③晚期凋亡细胞和坏死细胞 Annexin V（＋）/PI（＋）。

（二）碘化丙啶检测

碘化丙啶（PI）是一种核酸染料，它不能透过完整的细胞膜，但在凋亡中晚期的细胞和死细胞，PI 能够透过细胞膜而使胞核红染。因此将 Annexin V 与 PI 匹配使用，就可以将凋亡中晚期的细胞以及死细胞区分开来。

早期死亡细胞膜通透性状态的不同是区分细胞凋亡和坏死的一个重要指标；凋亡细胞在进入最终溶解阶段前，胞膜通透性无明显改变，相对分子质量大的与 DNA 结合的荧光染料（如 PI）不能进入凋亡细胞内，而相对分子质量小的荧光染料（如 Hoechest 3342 或 Hoechest 33258 等）仍能被细胞摄取。应用流式细胞仪或荧光显微镜可区分凋亡细胞和坏死细胞，细胞内 DNA 出现 Hoechest 3342 标记而不出现 PI 标记的为凋亡细胞。

三、线粒体膜电位的检测

线粒体在细胞凋亡的过程中起着关键作用，在线粒体尚未发生明显的形态变化时，其膜电位已经发生了变化。多种细胞凋亡刺激因子均可诱导不同的细胞发生凋亡，而线粒体膜电位（$\Delta\Psi_m$）的下降，被认为是细胞凋亡级联反应过程中最早发生的事件，它发生在细胞核凋亡特征（染色质浓缩、DNA 断裂）出现之前，一旦线粒体膜势能耗散，则细胞凋亡不可逆转。

线粒体跨膜电位的存在，使一些亲脂性阳离子荧光染料如 Rhodamine 123、DiOC6、JC-1、TMRM 等可结合到线粒体基质，其荧光的增强或减弱说明线粒体内膜电负性的增高或降低。检测时将正常培养的细胞和诱导凋亡的细胞加入使用终浓度为 Rhodamine 123（1mmol）或终浓度为 DiOC6（25nmol），JC-1（1mmol），TMRM（100nmol），37℃平衡 30min，流式细胞仪检测细胞的荧光强度。

在操作时应注意：①线粒体膜电位变化的检测属于电化学的方法，使用时应保持平衡染液中 pH 值的一致性，因为 pH 值的变化将影响膜电位；②与染料达到平衡的细胞悬液中如果含有蛋白，它们将与部分染料结合，降低染料的浓度，将引起假去极化。

四、DNA 片断化检测

DNA 被核酸酶剪切被认为是最显著的生化变化。凋亡细胞的染色质 DNA 被核酸内切酶在核小体单位之间的连接处断裂，形成 DNA 片段，在凝胶电泳上表现为梯形电泳图谱（DNA ladder），所以可用琼脂糖凝胶电泳检测显示梯形条带。而坏死细胞 DNA 则被降解成弥散条带。此方法简便易行，但梯状条带不能区分细胞凋亡与坏死。此外，DNA 电泳法不能进行准确定量。

（一）大分子染色体 DNA 片段的测定

细胞凋亡的早期，染色体断裂成长为 50～300 kbp 的 DNA 大片段。所有超过一定分子量大小的双链 DNA 分子在琼脂糖凝胶中的迁移速度相同。线性 DNA 的双螺旋半径超过凝胶半径时，即达到分辨力的极限。此时凝胶不再按分子量的大小来筛分 DNA，DNA 像通过弯管一样，以其一端指向电场一极而通过凝胶，这种迁移模式称为"爬行"。因此，细胞凋亡早期产生的 50～300 kbp 长的 DNA 大片段不能用普通的琼脂糖凝胶电泳来分离。

通常采用脉冲电泳技术可圆满地解决这一问题。这个方法是在凝胶上外加正交的交变脉冲电场。每当电场方向改变后，大的 DNA 分子便滞留在爬行管中，直至新的电场轴向重新定向后，才能继续向前移动。DNA 分子量越大，这种重排所需要的时间就越长。当 DNA 分子变换方向的时间小于电脉冲周期时，DNA 就可以按其分子量大小分开。

（二）DNA Ladder 测定

细胞经处理后，收获细胞沉淀，加入细胞裂解液，采用常规方法分离提纯 DNA，进行琼脂糖凝胶电泳和溴化乙啶（EB）染色，在凋亡细胞群中可观察到典型的 DNA ladder。如果细胞量很少，还可在分离提纯 DNA 后，用[32]P-ATP 和脱氧核糖核苷酸末端转移酶（TdT）使 DNA 标记，然后进行电泳和放射自显影，观察凋亡细胞中 DNA ladder 的形成。

（三）LM-PCR Ladder

当凋亡细胞比例较小以及检测样品量很少时如活体组织切片，直接琼脂糖电泳可能观察不到核 DNA 的变化。通过 LM-PCR，连上特异性接头，专一性地扩增梯度片段，从而灵敏地检测凋亡时产生梯度片段。此外，LM-PCR 检测是半定量的，因此相同凋亡程度的不同样品可进行比较。

上述方法是针对细胞凋亡晚期核 DNA 断裂这一特征，但细胞受到其他损伤，如机械损伤、紫外线等也会产生这一现象，因此它对细胞凋亡的检测会受到其他原因的干扰。需结合其他的方法来检测细胞凋亡。

（四）凋亡细胞 DNA 含量的流式细胞计分析

收集细胞，用70%冷乙醇4℃固定过夜，PBS 缓冲液洗涤，以1000r/min离心 10min，RNase A（0.5mg/mL）37℃消化 30min，用 PI（50mg/mL）染色，室温避光 15min，FACS can 分析 DNA 亚二倍体的形成及细胞周期的变化。

五、TUNEL 法

TUNEL 法（Terminal dexynucleotidyl transferase（TdT）-mediated dUTP nick end labeling）即末端脱氧核苷酸转移酶介导的 dUTP 缺口末端标记测定法也称 DNA 断裂的原位末端标记法。由于细胞凋亡中染色体 DNA 双链断裂或单链断裂可产生大量的黏性 3′–OH 末端,把脱氧核糖核苷酸末端转移酶（TdT）和生物素或地高辛标记的 dUTP 放在一起温育，TdT 将标记的 dUTP 连接到凋亡细胞 DNA 片段的 3′末端，然后再用荧光染料标记的生物素或地高辛抗体作为二抗进行反应，这样可使产生 DNA 断裂的凋亡细胞标记有增强的荧光，从而可进行凋亡细胞的检测，这类方法称为脱氧核糖核苷酸末端转移酶介导的缺口末端标记法（TUNEL）。由于正常的或正在增殖的细胞几乎没有 DNA 的断裂，因而没有 3′–OH 形成,很少能够被染色。而凋亡细胞因为有大量的黏性 3′–OH 末端产生,所以能被显色。

TUNEL 是分子生物学与形态学相结合的方法，通过 DNA 末端转移酶将带标记的 dNTP（多为 dUTP）间接或直接接到 DNA 片段的 3′–OH 端,再通过酶联显色或荧光检测定量分析结果。TUNEL 是对完整的单个凋亡细胞核或凋亡小体进行原位染色，能准确地反映细胞凋亡典型的生物化学和形态特征，可用于石蜡包埋组织切片、冰冻组织切片、培养的细胞和从组织中分离的细胞形态测定，并可检测极少量的凋亡细胞。但 TUNEL 法也有其局限性，如组织固定、处理的过程本身会改变检测结果，对细胞凋亡不是特异性的，坏死细胞也会被标记。尽管如此，TUNEL法在体外原位检测方面显示出优越性，被广泛使用。

六、流式细胞术分析

流式细胞术已经成为生命科学研究中的一门常用技术，应用FCM法可以定量检测凋亡细胞并同时获得多项参数。流式细胞仪是通过检查其光射特征及荧光参数来检测凋亡细胞。细胞穿过流式细胞仪的激光束集点时使激光发生散射，分析散射光可以提供细胞大小及结构的信息。散射光包括前向散射光和右向角散射光两种：前向散射光的强度与细胞大小、体积相关；右向角射光的强度与细胞结构的析射性、颗粒性有关。细胞凋亡过程中出现的形态改变如细胞皱缩、胞膜起泡、核浓缩和碎裂等可以使光散射特性发生改变。早期凋亡细胞主要表现为前向散射光减弱而右向角散射光增强或不变，前者反映了细胞的皱缩，后者反映了细胞的核浓缩及碎裂。晚期凋亡细胞的前向散射光和右向角散射光均减弱。光散射并非凋亡细胞的特异性指标；细胞的机械性损伤和细胞坏死也可以使前向散射光减弱；只有将光散射特性的检测与荧光参数的检测结合起来才能准确地辨认凋亡细胞。

细胞凋亡过程中核酸内切酶在DNA分子核小体间的降解，导致小分子DNA漏出，核DNA含量下降，细胞荧光染色后作流式细胞仪分析，可以发现在DNA直方图上正常二倍体细胞的G_0/G_1峰前出现一个亚二倍体峰（xub-G1峰，即AP峰 – apoptotic peak），代表凋亡细胞。根据亚二倍体峰可以计算凋亡细胞的百分率。流式细胞术还可以通过测定线粒体膜的电位、溶酶体质子泵的活性及细胞DNA/总蛋白质比例等方法辨认凋亡细胞。

流式细胞术主要包括多种方法，其中，Annexin V/PI法是目前较为流行的检测细胞凋亡的方法。细胞凋亡时PS细胞膜内侧翻转到细胞膜外侧。Annexin V是一种钙依赖性的磷脂结合蛋白，对PS具有较高亲和性。它可以较为敏感地检测细胞膜表面的翻转的PS，可特异结合异硫氰酸荧光素（FITC）而保持细胞膜的完整性。另外，变性染色质的荧光染料PI不进入细胞质，因而，在流式细胞仪得到的双变量散点图上，正常活细胞均低染，凋亡细胞Annexin高染PI低染，坏死细胞均高染。该方法快速可靠，不需要固定细胞，从而避免了 TUNEL 法因固定而出现的 DNA 片段丢失。Annexin V/PI 法是目前较为理想的检测细胞凋亡的方法，缺点是细胞膜的改变持续时间有限，选择检测的时机很重要。流式细胞术检测细胞凋亡结果图的判定：左上象限为坏死细胞，左下象限为正常细胞，右上象限为晚期凋亡细胞，右下象限为早期凋亡细胞。

七、细胞色素 C 的定位检测

正常情况下，细胞色素 C（CytC）存在于线粒体双层膜之间参与细胞内电子传递。当细胞受到凋亡刺激之后，CytC 从线粒体释放到细胞质，并与细胞质中的凋亡蛋白激活因子 I（Apoptotic protease activating factor-1，Apaf 1）结合形成复合物，启动 Caspase 级联反应从而引起细胞凋亡。凋亡发生时线粒体内膜上的 CytC 氧化酶亚单位 IV（COX4）作为线粒体富集的标志保留在线粒体内，从凋亡细胞和非凋亡细胞中分离出富集的线粒体，用 CytC 抗体和 COX4 抗体可显示 CytC 和 COX4 的位置，从而检测凋亡细胞的发生。

八、Caspase-3 活性和 PARP 活性的检测

在哺乳动物细胞凋亡过程中，一类半胱氨酸 - 门冬氨酸特异性蛋白酶起关键作用，称为 Caspase 家族。Caspase 主要以酶原形式存在于正常细胞中，通过发生蛋白水解活化。Caspase 有多种成员，可逐级水解活化，参与炎症反应和凋亡过程。Caspase 家族在介导细胞凋亡的过程中起着非常重要的作用，其中 Caspase-3 是凋亡通路下游的水解酶，为凋亡关键的执行分子，它在凋亡信号传导的许多途径中发挥功能。正常细胞中 Caspase-3 以酶原（32 kD）形式存在于胞浆中，在凋亡的早期阶段被激活，活化的 Caspase-3 由两个大小亚基组成，裂解相应的胞浆胞核底物，最终导致细胞凋亡。因此，Caspase-3 常被作为细胞凋亡的早期检测指标。但在细胞凋亡的晚期和死亡细胞，Caspase-3 的活性明显下降，无法直接区分凋亡与坏死细胞。

PAPR 是第一个被认识的 Caspase-3 底物，出现在凋亡早期。正常或轻度 DNA 受损的细胞由 PAPR 帮助修复 DNA，维持基因组稳定。当损伤过度时，细胞凋亡的启动使 PARP 水解形成相对分子质量为 89 kD 和 24 kD 两个片段，因此可以用针对 PARP，即大片段降解产物的抗体检测细胞是否发生凋亡。

常用检测 Caspase-3 的方法包括：Western blot 分析、荧光分光光度计分析

及流式细胞术分析。

（一）Western blot 分析

Western blotting 分析 Procaspase-3 的活化，以及活化的 Caspase-3 及对底物多聚（ADP－核糖）聚合酶（PARP）等的裂解。检测方法见第七章第三节，用 Western blotting 检测 Caspase-3 表达的结果可参见图 3－5。

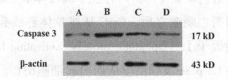

图 3－5　Western blotting 检测 Caspase-3 表达的结果

（二）荧光分光光度计分析

活化的 Caspase-3 能够特异切割 D1E2V3D4-X 底物，水解 D4-X 肽键。根据这一特点，设计出荧光物质偶联的短肽 Ac-DEVD-AMC。在共价偶联时，AMC 不能被激发荧光，短肽被水解后释放出 AMC，自由的 AMC 才能被激发发射荧光。根据释放的 AMC 荧光强度的大小，可以测定 Caspase-3 的活性，从而反映 Caspase-3 被活化的程度。

收获正常细胞或凋亡细胞，用 PBS 缓冲液洗涤，制备细胞裂解液，加 Ac-DEVD-AMC（Caspase-3 四肽荧光底物），在 37℃条件下反应 1h，用荧光分光光度计分析荧光强度，激发光波长 380nm，发射光波长为 430～460nm。

（三）流式细胞术分析

收获正常细胞或凋亡细胞，用 PBS 缓冲液洗涤，然后加入 Ac-DEVD-AMC，在 37℃条件下反应 1h，用流式细胞计分析 Caspase-3 阳性细胞数和平均荧光强度。

九、凋亡相关蛋白 TFAR19 蛋白的表达和细胞定位分析

凋亡相关蛋白 TFAR19（TF-1 cell apoptosis related gene 19）是促进细胞凋

亡的增强剂。TFAR19（PDCD5）在细胞凋亡早期表达量显著增加，并且从细胞质转移到细胞核，加速了磷脂酰丝氨酸的外翻以及染色体 DNA 的片段化，具有促进细胞凋亡的功能。凋亡早期 TFAR19 蛋白的核转位早于磷脂酰丝氨酸外翻和细胞核 DNA 的片段化，提示 TFAR19 蛋白的核转位是细胞凋亡更早期发生的事件之一。不同细胞凋亡早期均出现 TFAR19 高表达和核转位。这为研究细胞凋亡早期所发生的事件，提供了一种新的技术和指标。

TFAR19 蛋白可以作为早期细胞凋亡的检测分子。利用荧光素（FITC）标记的 TFAR19 单克隆抗体为探针，对细胞凋亡过程中 TFAR19 蛋白的表达水平及定位研究发现，凋亡早期 TFAR19 表达水平增高并出现快速核转位现象，伴随着细胞核形态学的变化，持续较长时间，在凋亡小体中仍然可见。因此，可用荧光素标记的 TFAR19 单克隆抗体作为探针，检测凋亡早期 TFAR19 蛋白的表达水平变化及核转位现象。需要指出的是，一旦 TFAR19 转移到细胞核，这种核转位现象将从凋亡初期一直维持到凋亡末期，从而可以延长凋亡检测的时间。此法可用于贴壁培养细胞、悬浮培养细胞中的 TFAR19 蛋白的表达和细胞定位分析。

（一）悬浮细胞的染色

收获正常和诱导凋亡的细胞（$0.5 \times 10^6 \sim 1 \times 10^6$ 个/mL），用 3% 多聚甲醛固定。将不同时间点处理的细胞进行免疫荧光染色，离心，将细胞沉淀滴片，荧光显微镜及共聚焦激光显微镜下观察 TFAR19 在细胞中的定位。同时用流式细胞仪定量检测 TFAR19 蛋白的平均荧光强度。

（二）贴壁细胞的原位染色

贴壁生长的对数期细胞铺在 24 孔或 6 孔板中（内有洁净盖玻片），让其爬片生长，待长满到 50% ~ 80% 时，凋亡诱导剂处理细胞。将不同时间点处理的细胞进行免疫荧光染色。将染色的爬片细胞放于一张滴有少量甘油（5mL）的载玻片上，荧光显微镜或共聚焦激光扫描显微镜观察 TFAR19 在细胞中的定位。同时用流式细胞仪定量检测 TFAR19 蛋白的平均荧光强度。

十、ELISA 法

细胞凋亡时钙－镁依赖性核酸酶进入核小体间切割 DNA，产生 180～200 bp 或其倍数的核小体片段。而核小体由于与组蛋白 H2A、H2B、H3 和 H4 形成紧密复合物而不被核酸内切酶切割。采用双抗体夹心酶免疫法，应用抗 DNA 和抗组蛋白的单克隆抗体，与核小体片段形成夹心结构，可特异性检测细胞溶解物中的核小体片段。ELISA 可用于贴壁培养细胞、悬浮培养细胞、血清、血浆等的检测。该方法可检测早期细胞凋亡，灵敏度高，适用于多样本。

十一、乙酰胆碱酯酶的变化

乙酰胆碱酯酶（Acetylcholinesterase，AChE）是主要存在于神经系统的一种水解酶，在神经传导中执行重要的功能。AChE 的经典功能是水解神经递质乙酰胆碱，终止神经递质对于突触后膜兴奋刺激作用，从而保证神经信号在生物体内正常的传导。近年来发现它的许多非经典功能，其在神经细胞的分化、迁移、突触的形成、细胞黏附、肿瘤细胞的增殖与分化等过程中发挥重要作用。体外研究发现当细胞处于凋亡状态时会大量表达 AChE。使用反义核酸的方法来抑制乙酰胆碱酯酶的表达，可以使一部分细胞免于凋亡。因此，可以尝试把 AChE 的变化作为检测细胞凋亡的指标。

十二、氧化应激导致细胞凋亡

氧化应激可以导致细胞凋亡：加入活性氧或耗竭细胞内抗氧化剂可导致凋亡；加入有抗氧化活性的物质可阻断凋亡；细胞凋亡可能与活性氧中间产物有关。如多种细胞暴露于低剂量的 H_2O_2（10～100μmol/L），就可被诱导凋亡，直接证实了氧化应激可作为细胞凋亡的介质；另一种氧化物 NO 已被证明是巨噬细胞和单核细胞凋亡的诱导剂；反过来，抗氧化剂的减少也可导致凋亡，SOD 缺乏或活性下降的细胞易导致凋亡，一些能降低细胞内 GSH 水平的化疗药使细胞对氧化应激诱导的凋亡更敏感。

氧化应激与细胞凋亡的关系非常密切，其相关指标如 SOD、MDA、GSH、NO、羟自由基等的测定，对细胞凋亡的相关生物学、医学、药理学研究及应用有着重要意义。

十三、细胞凋亡研究方法归纳总结

下面是有关细胞凋亡研究方法的归纳总结表，定性和定量研究细胞凋亡的方法见表3－2；区分凋亡和坏死的方法见表3－3；检测早期凋亡和晚期凋亡的方法见表3－4；根据样品来源不同选择检测细胞凋亡的方法见表3－5；按照凋亡发生的细胞位点及信号通路检测方法见表3－6。

表3－2　定性和定量研究细胞凋亡的方法

定性的研究方法	定量或半定量的研究方法
①常规琼脂糖凝胶电泳	①各种流式细胞仪方法
②脉冲场倒转琼脂糖凝胶电泳	②原位末端标记法
③形态学观察 普通光学显微镜观察、透射电子显微镜观察、荧光显微镜观察等	③ELISA 定量琼脂糖凝胶电泳

表3－3　区分凋亡和坏死的方法

可将二者区分开的方法	不能将二者区分开的方法
①琼脂糖凝胶电泳	①原位末端标记法
②形态学观察：透射电镜是区分凋亡和坏死最可靠的方法	
③Hoechst33342/PI 双染色法流式细胞仪检测	②PI 单染色法流式细胞仪检测
④AnnexinV/PI 双染色法流式细胞仪检测	

表3－4　检测早期凋亡和晚期凋亡的方法

早期凋亡检测方法	晚期凋亡检测方法
①PS（磷脂酰丝氨酸）在细胞外膜上的检测	①TUNEL：末端脱氧核苷酸转移酶介导的 dUTP 缺口末端标记
②细胞内氧化还原状态改变的检测	②LM-PCR Ladder：连接介导的 PCR 检测
③细胞色素 C 的定位检测	③Telemerase Detectio：端粒酶检测
④线粒体膜电位变化的检测	

表 3－5　根据样品来源不同选择检测细胞凋亡的方法

样品来源	检测方法
细胞	AnnexinV-FITC/EGFP、Caspas、JC-1、TUNEL 法、DNA Ladder 等均可使用
新鲜组织	Caspas 活性检测、Western blotting 等
冷冻组织	Caspas 活性检测、TUNEL 法、Western blotting 等
固定组织	HE 染色用透射电镜；石蜡包埋组织切片用 TUNEL 法；ELISA 或将组织碾碎消化做琼脂糖凝胶电泳等

表 3－6　按照凋亡发生的细胞位点及信号通路检测

细胞位置	凋亡事件	检测方法
细胞膜	①磷脂酰丝氨酸 PS 暴露 ②膜上受体	①Annexin V-FITC/EGFP 检测 ②膜蛋白抽提试剂盒/WB/IP 等
细胞质及细胞器	①线粒体膜电位 ②Caspas 的活性 ③细胞色素 C ④其他信号分子	①线粒体膜电位检测（JC-1） ② Caspas-3，Caspas-8，Caspas-9，Caspas-2，Caspas-6 等化学发光法检测 ③细胞色素 C 的定位 ④全蛋白抽提试剂盒/WB/IP 等
细胞核	DNA 3′-OH 端断裂暴露 DNA 断裂成小片断形成	①TUNEL ②DNA ladder ③DNA 含量（Cell cycle）检测 ④Hochest DAPI PI EB 等 DNA 染料

第四节　常用细胞凋亡检测方法操作步骤

一、Hoechst33258 荧光染色法

（一）测定原理

Hoechst33258 是目前最常用于细胞凋亡形态学观察的一种荧光染料，可渗透过细胞膜进入细胞内，从而与 DNA 链小沟结合，使 DNA 染色。当细胞发生凋亡时，染色质会发生固缩。用 Hoechst33258 染色后，在荧光显微镜下观察，

凋亡细胞的细胞核会呈致密浓染，或呈碎块状致密浓染，而正常细胞的细胞核呈正常的蓝色。

（二）测定方法

按照细胞凋亡 Hoechst 染色试剂盒说明进行操作，下面介绍贴壁细胞、悬浮细胞及组织切片的具体操作方法。

1. 贴壁细胞

（1）取洁净盖玻片在 70% 乙醇中浸泡 5min 或更长时间，无菌超净台内吹干或用无菌的 PBS 缓冲液或 0.9% NaCl 等溶液洗涤 3 遍，再用细胞培养液洗涤 1 遍。将盖玻片置于六孔板内，种入细胞培养过夜。

（2）按实验设计分组对细胞进行处理，每组设 3 个平行孔。处理 24h 后，吸尽培养液，加入 500μL 4% 多聚甲醛固定液，固定 10min 或更长时间，也可4℃过夜。

（3）去固定液，用 PBS 缓冲液或 0.9% NaCl 洗两遍，每次 3min，吸尽液体。洗涤时宜用摇床，或手动晃动。

（4）加入 500μL Hoechst33258 染色液，染色 5min。也宜用摇床，或手动晃动数次。去染色液，用冷 PBS 缓冲液或 0.9% NaCl 洗两遍，每次 3min，吸尽液体。洗涤时宜用摇床，或手动晃动。

（5）滴一滴抗荧光淬灭封片液于载玻片上，盖上贴有细胞的盖玻片，让细胞接触封片液，尽量避免气泡。

（6）采用激发波长 350nm，发射波长 460nm，在荧光显微镜下观察并拍照，荧光显微镜可检测到呈蓝色的细胞核。激发波长 350nm 左右，发射波长460nm左右，检测结果可参考图 3－6。计数 100 个细胞中发生凋亡细胞的个数，计算细胞凋亡百分率，结果可参考图 3－7。

2. 悬浮细胞

（1）离心收集细胞样品于 1.5mL 离心管内，加入 0.5mL 固定液，缓缓悬起细胞，固定 10min 或更长时间，也可4℃过夜。

（2）离心去固定液，用 PBS 缓冲液或 0.9% NaCl 洗两遍，每次 3min。洗涤期间用手晃动数次。

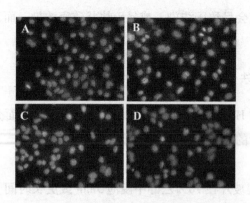

图 3 - 6 Hoechst 33258 荧光染色结果（×200）

注：A：未处理对照组；B：INH 模型组；C：槲皮素低剂量组；D 槲皮素高剂量组

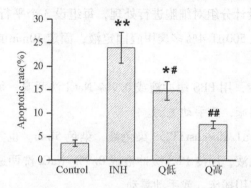

图 3 - 7 槲皮素和 INH 对细胞凋亡率的影响（$\bar{x} \pm s$）

注：与未处理对照组相比，＊$P < 0.05$，＊＊$P < 0.01$；与 INH 模型组相比，#$P < 0.05$，##$P < 0.01$

（3）离心后吸去大部分液体保留约 50μL 液体，再缓缓悬起细胞，滴加至载玻片上，尽量使细胞分布均匀。

（4）稍晾干，使细胞贴在载玻片上不易随液体流动。

（5）均匀滴上 0.5mL Hoechst33258 染色液，染色 5min。用吸水纸从边缘吸去液体，微晾干。

（6）去染色液，用 PBS 缓冲液或 0.9% NaCl 洗两遍，每次 3min，吸尽液体。洗涤时宜用摇床，或用手晃动。

（7）滴一滴抗荧光淬灭封片液于载玻片上，盖上一块洁净的盖玻片，尽量避免气泡。

（8）采用激发波长 350nm，发射波长 460nm，在荧光显微镜下观察并拍照。计数 100 个细胞中发生凋亡细胞的个数，计算细胞凋亡百分率。

3. 组织切片

（1）常规包埋切片后，根据切片的不同类型，处理至可以用于免疫组化染色。

（2）用 PBS 缓冲液或 0.9% NaCl 洗两遍，每次 3min，吸尽液体。洗涤时宜用摇床，或用手晃动。可在六孔板中操作。

（3）加入 0.5mL Hoechst33258 染色液，染色 5min。也宜用摇床，或手动晃动数次。

（4）去染色液，用 PBS 缓冲液或 0.9% NaCl 洗两遍，每次 3min，吸尽液体。洗涤时宜用摇床，或手动晃动。

（5）小心将切片置于载玻片上，滴一滴抗淬灭封片液，盖上一块洁净的盖玻片，尽量避免气泡。

（6）采用激发波长 350nm，发射波长 460nm，荧光显微镜下观察并拍照。计数 100 个细胞中发生凋亡细胞的个数，计算细胞凋亡百分率。

二、Annexin V-FITC/EGFP 检测法

（一）检测原理

PS 在正常生理情况下它主要存在细胞膜的内面，只分布在细胞膜脂质双层的内侧；而在细胞凋亡早期，由于细胞膜失去对称性，细胞膜中的 PS 由脂膜内侧翻向外侧。Annexin V 是一种 Ca^{2+} 依赖性磷脂结合蛋白，与 PS 有高度亲和力，故可通过细胞外侧暴露的 PS 与 Annexin V 的结合来判断细胞凋亡的情况。因此 Annexin V 被作为检测细胞早期凋亡的灵敏指标之一。将 Annexin V 进行荧光素（EGFP、FITC）标记，以标记了的 Annexin V 作为荧光探针，利用荧光显微镜或流式细胞仪可检测细胞凋亡的发生。PI 是一种核酸染料，它不能透过完整的细胞膜。由于凋亡早期细胞仍保持膜的完整性，PI 在凋亡早期就不能进入细胞内。但对凋亡中晚期的细胞和死细胞，PI 能够透过细胞膜而使细胞核染红。因此将 Annexin V 与 PI 匹配使用，就可以将处于不同凋亡时期的细胞区分开来。

(二) Annexin V-FITC/EGFP 检测法的特点

(1) 此方法操作简便快速。

(2) 染色时间短，仅 10min 就可完成。

(3) 检测数度快，半分钟即可完成一份样品的测量。

(4) 整个操作过程仅需 30min。

(三) Annexin V-FITC/EGFP 检测法的技术要点

(1) $10^5 \sim 10^6$ 个/mL 细胞加入 Binding Buffer，再加入 Annexin V-FITC/EG-FP 和 PI。

(2) 整个操作动作要尽量轻柔，勿用力吹打细胞。

(3) 操作时要求室温、注意避光、反应完毕后尽快在 1h 内进行荧光显微镜或流式细胞仪的观察和检测。

(4) 流式细胞仪检测，激发波长 Ex＝488nm，发射波长 Em＝530nm。

(5) 荧光补偿调节：使用未经凋亡诱导处理的正常细胞，作为对照进行荧光补偿调节去除光谱重叠和设定十字门的位置。

(四) 检测方法

可供检测的细胞种类较多，包括悬浮细胞、贴壁培养细胞及爬片细胞。

1. 悬浮细胞的染色

(1) 将正常培养和诱导凋亡的悬浮细胞 ($0.5 \times 10^6 \sim 1 \times 10^6$ 个/mL) 用 PBS 缓冲液洗 2 次。

(2) 洗完后，加入 100μL Binding Buffer 和 FITC 标记的 Annexin V (20μg/mL) 10μL，室温避光 30min。

(3) 再加入 PI (50μg/mL) 5μL，避光反应 5min 后，加入 400μL Binding Buffer，立即用 FACS can 进行流式细胞术定量检测 (一般不超过 1h)，同时以不加 Annexin V-FITC 及 PI 的一管作为阴性对照。

2. 贴壁培养的细胞染色

先用 0.25% 的胰酶消化，洗涤、染色和分析同悬浮细胞。

3. 爬片细胞染色

同上，最后用荧光显微镜和共聚焦激光扫描显微镜进行观察。

三、DNA Ladder 检测法

（一）检测原理

细胞凋亡发生染色体 DNA 以核小体为单位（185 bp）的 DNA 片断化，产生 DNA 梯带 Ladder，片断化的 DNA 可以使用电泳的方法进行检出。DNA ladder 检测试剂盒是由含有特殊表面活性剂的 Lysis Buffer、酶制剂、DNA 沉淀剂、Loading Buffer 等组成，可以从培养细胞中选择性地提取片断化 DNA。

（二）DNA Ladder 检测法的特点

（1）操作简便、快速、安全：整个过程无须酚氯仿抽提，无须酒精沉淀，样品裂解后仅需约 15min 即可完成。

（2）高灵敏度：能够高灵敏度地检出凋亡细胞的片断化 DNA。

（3）高特异性：抑制完整的染色体 DNA 的混入，选择性地提取断片化 DNA。

（4）通过 DNA 纯化柱方式抽提 DNA ladder 比用传统的酚氯仿抽提酒精沉淀方法更加便捷，小片段 DNA 不容易损失。

（5）每次最多可以抽提 20mg 组织或 200 万～350 万个培养细胞。样品用量过多，反而会影响抽提效果。

（6）纯化柱对于 DNA 的最大容量约为 30μg。通常每 200 万 Hela 细胞或 500 万淋巴细胞可以抽提得到 15～25μg 总 DNA，每 25mg 肝、脑、肾组织可以抽提得到 10～30μg 总 DNA，每 25mg 心、肺组织可以抽提得到 5～10μg 总 DNA，每 10mg 脾组织可以抽提得到 5～30μg 总 DNA。样品的用量请勿超过纯化柱的容量，样品用量最好能保持在纯化柱容量的 70% 或以下。当然过少的样品也不利于检测到 DNA ladder。

（7）对于培养细胞的凋亡检测，通常 6 孔板一个孔的细胞就足够用于 DNA ladder 的抽提和检测。

（三）DNA Ladder 检测法的技术要点

（1）把发生细胞凋亡的细胞用 Lysis Buffer 进行处理，游离片断化 DNA。

（2）离心分离，把片断化 DNA 从完整的染色体中分离出来。

（3）将含有片断化 DNA 的上清液用酶试剂处理，分解蛋白质及 RNA 等杂质。

（4）使用 DNA 沉淀剂沉淀分离片断化 DNA。

（四）检测方法

1. 细胞中抽提并检测 DNA ladder 的方法

（1）收集约 100 万个细胞，离心沉淀，弃上清。加入 200μL PBS 缓冲液，轻轻吹散或弹散细胞，使细胞重悬于 PBS 缓冲液中。如果使用冻存的细胞沉淀，先把细胞沉淀解冻，并轻轻弹散，然后再加入 PBS 缓冲液重悬细胞。

（2）加入 4μL RNase A，用漩涡混旋器混匀。室温放置 3～5min。

（3）加入 20μL 蛋白酶 K，用漩涡混旋器混匀。

（4）加入 200μL 样品裂解液 B，用漩涡混旋器混匀。70℃孵育 10min。加入样品裂解液 B 后必须立即用漩涡混旋器混匀。不可把蛋白酶 K 直接和样品裂解液 B 混合。

（5）加入 200μL 无水乙醇，用漩涡混旋器混匀。加入乙醇后必须充分混匀，否则会严重影响抽提效果。加入乙醇后可能产生白色沉淀，属正常现象，后续步骤中必须把白色沉淀和溶液全部转移到纯化柱内。

（6）把上步中的混合物加入到 DNA 纯化柱内。用离心机离心，以 ≥ 6000g/min（约 ≥ 8000r/min）离心 1min。倒弃废液收集管内液体。进行本步骤前需将纯化柱置于废液收集管上。倒弃废液后回收废液收集管。注意：必须把沉淀全部转移到 DNA 纯化柱内，否则会严重影响抽提效果。

（7）加入 500μL 洗涤液 I，用离心机离心，以 ≥ 6000g/min（约 ≥ 8000r/min）离心 1min。倒弃废液收集管内液体。进行本步骤前需将纯化柱置于废液收集管上。倒弃废液后回收废液收集管。

（8）加入 600μL 洗涤液 II，用离心机离心，以 ≥ 18000g/min（约 ≥ 12000r/min）离心 1min。倒弃废液收集管内液体。进行本步骤前需把纯化柱置于废液收集管上。倒弃废液后回收废液收集管。

（9）再用离心机离心，以 ≥ 18000g/min（约 ≥ 12000r/min）离心 1min，以去除残留的乙醇。

（10）将 DNA 纯化柱置于一洁净的 1.5mL 离心管上，加入 50 ~ 100μL 洗脱液。室温放置 1 ~ 3min。用离心机离心，以 ≥ 12000r/min 离心 1min。所得液体即为纯化得到的总 DNA。洗脱液需要直接加至纯化柱管内柱面中央，使液体被纯化柱吸收。如果有必要，可以使用去离子水或 TE 进行洗脱。使用较小体积的洗脱液可以使获得的总 DNA 的浓度较高，但洗脱下来的 DNA 量相对较少。

（11）取部分抽提得到的 DNA，1% 琼脂糖凝胶电泳分析。如果细胞发生凋亡，即可观察到典型的 DNA ladder。电泳时一定要注意换用新鲜配制的电泳液，DNA 凝胶也要用新鲜配制的电泳液配制并新鲜配制后使用。电泳时为获取最佳的电泳效果使 ladder 充分分开，电泳速度宜适当慢一些，凝胶宜适当长一些，而加样孔宜更加扁平一些。选取适当较薄的梳齿，往往会获得更好的 ladder 电泳效果。

2. 组织中抽提并检测 DNA ladder 的方法

（1）取不超过 25mg 的组织，剪切成尽可能小的碎片，加入 180μL 样品裂解液 A。注意不能使用过多的样品，过多的样品会导致抽提效果下降。较小的组织碎片会使裂解速度加快，裂解效果提高。新鲜或冻存的组织均可，但固定过的组织请参考后续的其他步骤进行。

（2）加入 20μL 蛋白酶 K，用漩涡混旋器混匀，55℃ 水浴孵育至完全裂解。在孵育期间可以取出样品用漩涡混旋器混匀以加快裂解速度。裂解的时间因组织不同而有所不同，通常可在 1 ~ 3h 内完成。为方便起见，可以直接裂解过夜，裂解过夜对抽提效果无任何负面影响。组织完全裂解后可以呈黏稠状，但不应该呈可把 DNA 纯化柱堵住的凝胶状。如果消化过夜仍呈凝胶状，说明样品用量过多，作为补救措施，可以把整个反应体系放大一倍。

（3）加入 4μL RNase A，用漩涡混旋器混匀。室温放置 3 ~ 5min。

（4）最高速剧烈漩涡混旋器混匀 15s。加入 200μL 样品裂解液 B，用漩涡混旋器混匀。70℃ 孵育 10min。加入样品裂解液 B 后需立即用漩涡混旋器混匀。加入样品裂解液 B 后可能会产生白色沉淀，但大多数情况在 70℃ 孵育后会溶解。即使 70℃ 孵育后仍有白色沉淀也不会干扰后续实验。有些组织，如肺、脾，在加入样品裂解液 B 后可能会形成凝胶状物，此时需剧烈晃动或用漩涡混旋器混匀样品，以尽量破坏凝胶状物。

（5）后续操作步骤同细胞中抽提并检测 DNA ladder 的方法。

四、细胞线粒体膜电位检测法

大量的研究表明线粒体与细胞凋亡密切相关，其中线粒体跨膜电位（$\Delta\Psi_m$）的破坏，被认为是细胞凋亡级联反应过程中最早发生的事件之一，它发生在细胞核凋亡特征（染色质浓缩、DNA 断裂）出现之前，一旦线粒体跨膜电位崩溃，则细胞凋亡不可逆转。常用检测细胞线粒体膜电位的方法有罗丹明 123 荧光探针标记法和 JC-1 荧光探针标记法。罗丹明 123 荧光探针标记法已在氧化应激检测指标与方法一章中介绍，本章只介绍 JC-1 荧光探针标记法。

（一）测定原理

JC-1 是一种阳离子脂质荧光染料，可作为检测细胞线粒体膜电位指示剂。JC-1 有单体和多聚体两种存在状态，在低浓度时以单体的形式存在，高浓度时以多聚体形式存在，两者的发射光谱不同，但均可在流式细胞仪绿色（FL-1）通道检测出绿色荧光，JC-1 可透过正常细胞膜以单体状态聚集胞内，正常健康细胞线粒体的 $\Delta\Psi_m$ 具有极性，JC-1 依赖于 $\Delta\Psi_m$ 的极性被迅速摄入线粒体内，并因浓度增高而在线粒体内形成多聚体，多聚体发射光为红色荧光；可被流式细胞仪的红色（FL-2）通道检测到，而细胞发生凋亡时，细胞线粒体膜电位被去极化，JC-1 从细胞线粒体内释放，红光强度减弱，以单体的形式存在于胞质内发绿色荧光，可根据这一特征检测线粒体膜电位的变化。

（二）细胞线粒体膜电位检测法的优点

（1）操作简单，所需时间短：30min 内即可完成。

（2）灵敏，可对活细胞进行检测。

（三）细胞线粒体膜电位检测法的技术要点

（1）细胞培养的数量不宜超过 1×10^6 个/mL，否则细胞会产生自然凋亡影响检测。即收集不多于 1×10^6 个/mL 的细胞。

（2）Incubation Buffer 预热至 37℃后，加入 JC-1。

（3）JC-1 一定要避光保存及使用。JC-1 工作液将细胞均匀悬浮，孵育 15~20min。

（4）Incubation Buffer 洗两次。

（5）荧光显微镜观察或流式细胞仪分析。

（四）测定方法

（1）将培养瓶中的细胞用 0.25% 的胰酶消化并吹打成单细胞悬液，调整细胞数为 5×10^5 个/mL。

（2）将充分吹打均匀的细胞悬液接种于 150mL 培养瓶中，每瓶约加细胞悬液 1mL，另外每瓶再加 5mL 细胞培养基，在 37℃，5% CO_2 饱和湿度条件下培养 24h。

（3）吸除每瓶中全部细胞培养基，按照试验分组对细胞进行处理，继续培养 24h。

（4）24h 后，培养终止后，将细胞消化吹打成单细胞悬液，然后用 2mL PBS 缓冲液洗 2 次，用离心机离心，以 2000r/min 离心 5min，然后收集细胞，注意细胞的数量不宜超过 1×10^6 个/mL，否则细胞会产生自然凋亡影响检测。

（5）取 10 × Incubation Buffer 100μL 加 900μL 灭菌去离子水稀释成 1 × Incubation Buffer，混匀并预热至 37℃。

（6）吸取 1 × Incubation Buffer 500μL，加入 JC-1 1μL，涡旋混匀，配成 JC-1 工作液备用（JC-1 避光保存及使用）。因 JC-1 在水中的溶解度很小，所以可以通过离心的方法（10000r/min 离心 1min）去除不溶的颗粒，吸取离心后的上清使用，以消除干扰。

（7）取 JC-1 工作液 500μL 将细胞均匀悬浮，37℃，5% CO_2 的培养箱中孵育 15～20min。

（8）室温条件下，用离心机离心，以 2000r/min 离心 5min。然后收集细胞，用 1 × Incubation Buffer 洗两次。

（9）再吸取 1 × Incubation Buffer 500μL 重新悬浮细胞。

（10）荧光显微镜观察或流式细胞仪分析。

荧光显微镜下观察：

①正常细胞：双色滤光片观察则为：绿 ＋＋，红 ＋＋（高绿高红），如在同一滤光片下观察则为黄绿色。②凋亡细胞：双色滤光片观察则为：绿 ＋＋，红 ＋（高绿低红），如在同一滤光片下观察则为绿色。

流式细胞仪分析：

用流式细胞仪检测（Ex＝488nm；Em＝530nm）细胞凋亡的情况，绿色荧光通过 FITC 通道通常为 FL1 来检测；红色荧光通过 PI 通道通常为 FL2 来检测。正常细胞（FL-1 亮，FL-2 亮；R1），凋亡细胞（FL-1 亮，FL-2 暗；R2），设门的位置根据细胞种类、实验条件等不同而变化，试验需设未经处理的正常细胞为阴性对照组、经其他检测（Annexin V 或 Caspase-3 活性）证实确有凋亡产生的阳性对照组，根据阴性和阳性对照组的双参数散点图来设定门的位置。

以上是培养细胞样品的操作方法，如果是组织样品，需先将组织制备成单细胞悬液或提取纯化线粒体后再按上述方法进行检测。

五、TUNEL 法

（一）测定原理

脱氧核糖核苷酸衍生物地高辛（digoxigenin-11-dUTP）在 TdT 酶的作用下，可以掺入到凋亡细胞双链或单链 DNA 的 3'-OH 末端，与 d ATP 形成异多聚体，并可与连接了报告酶（过氧化物酶或碱性磷酸酶）的抗地高辛抗体结合。在适合底物存在下，过氧化物酶可产生很强的颜色反应，特异准确的定位出正在凋亡的细胞。该方法首先采用蛋白酶 K 消化法或渗透法对样本进行促渗，后将样本与 TdT 和 FITC 或 Biotin 标记的 dUTP 一起反应，目的是利用 TdT 将 FITC 或 Biotin 标记的 dUTP 连接到凋亡细胞中断裂的 DNA 的 3'-OH 末端。采用荧光素标记时可在荧光显微镜下直接对荧光素标记的 DNA 片断进行观察；采用生物素标记时，需以亲和素－辣根过氧化物酶或亲和素－碱性磷酸酶系统显色后分析。本方法可以用于福尔马林固定的石蜡包埋的组织切片、冰冻切片和培养的或从组织中分离的细胞凋亡测定。

（二）TUNEL 法的特点

（1）操作简便：配有 Proteinase K 和 DAB。

（2）高灵敏度：可以单一检出初期的凋亡细胞。

（3）高特异性：能特异性染色凋亡细胞。

（4）快速操作：整体操作约需 3h。

（5）用途广泛：可应用于组织切片、细胞样本等。

（6）方便观察：使用光学显微镜观察实验结果。

（7）高正确性：有阳性对照片的制备方法，可以确认试剂盒的有效性。

（三）TUNEL 法的技术要点

（1）使用 pH 值中性的固定液固定组织或者细胞，避免使用酸性或者碱性固定液，以免出现认为 DNA 损伤；推荐使用溶于 PBS 缓冲液（pH 值 7.4）中的 4% 多聚甲醛固定。

（2）在操作过程中避免出现干片现象。

（3）根据标本类型优化蛋白酶 K 的浓度和孵育时间（蛋白酶 K、TdT 等），保证最佳效果。

（4）使用过程避免将 TdT 酶置于冰上，避免反复冻融。

（5）按照正确的顺序准备标记混合物；最后一步加入标记缓冲液。

（6）封闭使用新鲜的 H_2O_2 溶液，孵育后立即将标本放入 PBS 缓冲液清洗，因为 H_2O_2 可导致 DNA 损伤。

（7）要结合凋亡细胞的形态学特征结合判断。

（四）测定方法

1. 标本预处理

（1）石蜡包埋的组织切片预处理：将组织切片置于染色缸中，用二甲苯洗两次，每次 5min。用无水乙醇洗两次，每次 3min。用 95% 和 75% 乙醇各洗一次，每次 3min。用 PBS 缓冲液洗 5min 加入蛋白酶 K 溶液（20μg/mL），于室温水解 15min，去除组织蛋白。用蒸馏水洗 4 次，每次 2min，然后按下述步骤 2 进行操作。

（2）冰冻组织切片预处理：将冰冻组织切片置 10% 中性甲醛中，于室温固定 10min 后，去除多余液体。用 PBS 缓冲液洗两次，每次 5min。置于乙醇：乙酸（2∶1）的溶液中，于 -20℃ 处理 5min，去除多余液体。用 PBS 缓冲液洗两次，每次 5min，然后按下述步骤 2 进行操作。

（3）培养的或从组织分离的细胞的预处理：将约 5×10^7 个/mL 细胞于 4% 中性甲醛室温中固定 10min。在载玻片上滴加 50～100μL 细胞悬液并使之干燥。用 PBS 缓冲液洗两次，每次 5min，然后按下述步骤 2 进行操作。

2. 操作步骤

（1）色缸中加入含 2% 过氧化氢的 PBS 缓冲液，于室温反应 5min。用 PBS 缓冲液洗两次，每次 5min。

（2）用滤纸小心吸去载玻片上组织周围的多余液体，立即在切片上加 2 滴 TdT 酶缓冲液，置室温 1～5min。

（3）用滤纸小心吸去切片周围的多余液体，立即在切片上滴加 54μL TdT 酶反应液，置湿盒中于 37℃ 反应 1h。

（4）将切片置于染色缸中，加入已预热到 37℃ 的洗涤与终止反应缓冲液，于 37℃ 保温 30min，每 10min 将载玻片轻轻提起和放下一次，使液体轻微搅动。

（5）组织切片用 PBS 缓冲液洗 3 次，每次 5min 后，直接在切片上滴加两滴过氧化物酶标记的抗地高辛抗体，于湿盒中室温反应 30min。

（6）用 PBS 缓冲液洗 4 次，每次 5min。

（7）在组织切片上直接滴加新鲜配制的 0.05% DAB 溶液，室温显色 3～6min。

（8）用蒸馏水洗 4 次，前 3 次每次 1min，最后 1 次 5min。

（9）于室温用甲基绿进行复染 10min。用蒸馏水洗 3 次，前两次将载玻片提起放下 10 次，最后 1 次静置 30s。按同样方法再用 100% 正丁醇洗 3 次。

（10）用二甲苯脱水 3 次，每次 2min，封片、干燥后，在光学显微镜下观察并记录实验结果。

六、TFAR19 蛋白的细胞定位分析法

（一）荧光探针 FITC 法

1. 悬浮细胞的染色

（1）收获正常和诱导凋亡的细胞（$0.5 \times 10^6 ～ 1 \times 10^6$ 个/mL），PBS 缓冲液洗 2 次，以 1000r/min 离心 10min。

（2）3% 多聚甲醛冰浴 10min，PBS 缓冲液洗 2 次，以 1000r/min 离心 10min。

（3）加入 PBS-T 缓冲液溶液，37℃孵育 15min，PBS 缓冲液洗 2 次，以 1000r/min 离心 10min。

（4）加入 200mL 胎牛血清，室温反应 30min。

（5）加入 5mL FITC 或 DAPI 标记的 TFAR19 单抗（终浓度为 1:40），4℃反应 30min。

（6）荧光细胞洗液洗 2 次，以 1000r/min 离心 10min。

（7）结果观察：将细胞沉淀滴片，荧光显微镜及共聚焦激光显微镜下观察 TFAR19 在细胞中的定位。同时用流式细胞仪定量检测 TFAR19 蛋白的平均荧光强度。

2. 贴壁细胞的原位染色

（1）贴壁生长的对数期细胞铺在 24 孔或 6 孔板中（内有洁净盖玻片），让其爬片生长，待长满到 50%～80% 时，凋亡诱导剂处理细胞。

（2）将不同时间点处理的细胞进行免疫荧光染色，染色步骤同上。

（3）将染色的爬片细胞放于一张滴有少量甘油（5mL）的载玻片上，荧光显微镜或共聚焦激光扫描显微镜观察 TFAR19 在细胞中的定位。

（二）ELISA 法检测

（1）用包被 Buffer 稀释的重组人 TFAR19（1mg/mL）包被 ELISA 板，100μL/孔，37℃孵育 2h 或 4℃过夜（一般 24h 以上）。

（2）洗涤 Buffer 洗板 3 次，加入封闭液，200μL/孔，37℃孵育 2h 或 4℃过夜。

（3）洗涤 Buffer 洗板 3 次，加入不同稀释度的病人血清（3 个重复孔）100μL/孔，37℃孵育 1h。设包被 Buffer、洗涤 Buffer、封闭液为阴性对照。

（4）洗涤 Buffer 洗板 3 次，加入 1:2500 稀释的 HRP 标记的抗人 IgG，100μL/孔，37℃孵育 1h。

（5）洗涤 Buffer 洗板 3 次，加入显色液，100μL/孔，避光反应 10～15min。

（6）加入 H_2SO_4 终止反应，50μL/孔。

（7）ELISA Reader 读取 OD_{490} 光密度值，分析血清中 TFAR19 自身抗体的表达水平。

七、Caspase 分光光度法

（一）测定原理

Caspase 在细胞凋亡中发挥着重要的作用，属于天冬氨酸蛋白酶。在正常状态下，Caspase 家族都以无活性的酶原（30～50 kD）形式表达，Caspase 酶原由原结构域、大亚基（约 20 kD）和小亚基（约 10 kD）构成。当细胞发生凋亡时 Caspase 可以被蛋白酶裂解，大亚基和小亚基形成活化的 Caspase。一些 Caspase 活化后可以次序激活其他 Caspase 形成 Caspase 级联反应，促发细胞凋亡。在目前已知的 14 种 Caspase 中，Caspase-3、Caspase-8 和 Caspase-9 与凋亡的关系最为密切，在细胞凋亡中起执行凋亡的作用。但在细胞凋亡的晚期和死亡细胞，Caspase-3 的活性明显下降。

Caspase 分光光度法检测试剂盒是将 Caspase 序列特异性的多肽如 DEVD 偶联至发色基团 PNA。当该底物被 Caspase 剪切后，发色基团 PNA 游离出来，可通过酶标仪或分光光度计（$\lambda = 405\,nm$ 或 $400\,nm$）测定其吸光值，通过阴性对照可检测 Caspase 的活化程度。

（二）Caspase 分光光度法的优点

（1）此方法操作简单快捷。

（2）此方法可定量检测 Caspase 的活性。

（3）可用 96 孔板高通量检测。

（4）因为 SDS、TRITON-100、NP40 等常用去污剂虽然裂解效果好，蛋白提取效率高，但会影响 Caspase 的活性，因此本法的 Lysis Buffer 采用温和的非离子表面活性剂 CHAPS，裂解效果略低，但不影响 Caspase 的活性。

（三）Caspase 分光光度法的技术要点

（1）可通过冻融 1～2 次来增加蛋白提取量。

（2）制备细胞裂解物，测定蛋白浓度。

（3）在细胞裂解物（100～200μg 蛋白）中加入 Caspase 底物。

（4）注意低温操作，避免酶失活。

（5）Caspase Substrate 避光保存及使用。

（四）测定方法

本法可用于细胞、新鲜组织，细胞数量需达到 $3 \times 10^6 \sim 5 \times 10^6$ 个/mL，以便能达到测定需要的 $100 \sim 200 \mu g$ 蛋白的要求，因为 Caspase 的活性与细胞裂解液的蛋白含量有关，如测定的 OD 值偏低，可通过增加细胞数量的方法来提高蛋白量。新鲜组织需制备成细胞悬液后使用。

1. 组织制备成细胞悬液的方法

（1）在小组织块加入 $1 \sim 2mL$ 冷的含 20mmd EDTA 的 PBS 缓冲液，在冰上用小解剖剪尽量剪切碎。

（2）冰上静置 5min，用移液枪小心吸取上清液（细胞悬液），弃沉淀即组织残渣。

（3）然后细胞计数，要求 1g 组织约含有 10^8 的细胞。

（4）以 $1000 \sim 2000r/min$ 离心 1min，细胞沉淀用冷的不含 EDTA 的 PBS 缓冲液重悬，洗一次。

2. 按试剂盒说明进行下一步试验

八、细胞 DNA 含量检测

（一）测定原理

细胞 DNA 含量检测即细胞周期检测。细胞周期（Cell cycle）是指连续分裂细胞从一次有丝分裂结束到下一次有丝分裂结束所经历的整个过程。在这个过程中，细胞遗传物质复制并加倍，且在分裂结束时平均分配到两个子细胞中去。细胞周期又可以分为间期（Interphase）和有丝分裂期（M phase），细胞间期又常划分为休眠期（G_0）、DNA 合成前期（G_1）、DNA 合成期（S），DNA 合成后期（G_2），整个周期可表示为 $G_1 \rightarrow S \rightarrow G_2 \rightarrow M$。DNA 周期检测原本是用来反应细胞周期的各阶段的状况，即细胞增殖状况的。如果利用细胞内 DNA 能够和荧光染料，如 PI 结合的特性。细胞各个时期由于其 DNA 含量不同从而结合的荧光染料不同，流式细胞仪检测的荧光强度也不一样。G_2-M 期 DNA 含量是 G_0/G_1 的两倍，而 S 期介于两者之间。

细胞发生凋亡时，由于胞浆和染色质浓缩、核裂解，产生凋亡小体，使细胞的光散射性质发生变化。在细胞凋亡的早期，细胞对前向角光散射的能力显著降低，对 90°角光散射的能力增加或没有变化。在细胞凋亡的晚期，前向角和 90°角光散射的信号均降低。因此可通过流式细胞仪测定细胞光散射的变化观察凋亡细胞。同时用 PI 对细胞进行染色，凋亡细胞由于总 DNA 量降低，于正常 G_0/G_1 细胞群前出现一个 DNA 低染细胞群，即 G_1 峰前出现亚二倍体峰（sub-G_1）即细胞凋亡群。

（二）细胞 DNA 含量检测法的特点

（1）可用于各种细胞周期分析，如贴壁细胞、悬浮细胞。

（2）通过染色和流式细胞仪的检测，可把坏死细胞、凋亡细胞和活细胞定量地区分开来。

（三）细胞 DNA 含量检测法的技术要点

（1）收集细胞 1×10^6 个/mL，然后用乙醇固定。

（2）染色前用 PBS 缓冲液洗去固定液，再加入 RNase A。

（3）加入 PI 混匀染色。

（4）流式细胞仪检测。

九、端粒酶活性检测法

（一）测定原理

TRAP － 银染法端粒酶活性检测试剂盒是采用端粒重复序列扩增的方法，利用银染技术检测端粒酶的活性。首先利用去污剂从肿瘤细胞或组织样品中制备端粒酶抽提物；然后在含非端粒引物 TS、dNTP 和 TRAP 缓冲液的反应体系中加入端粒酶抽提物，以端粒酶 RNA 为模板生成端粒 DNA 重复序列；再以端粒 DNA 重复序列为模板，加入端粒序列互补引物 CX 进行 PCR 扩增反应。阳性结果在凝胶电泳上显示相隔 6 bp 的梯状条带，条带的深浅表示端粒酶活性的大小。TRAP － 银染法保留了传统 TRAP 法灵敏度高、特异性强等优点，同时缩短了检测所需的时间，避免了同位素的放射污染。

（二）端粒酶活性检测法的特点

（1）扩增产物的量与端粒酶活性成正比关系，能够比较端粒酶的活性。

（2）由于端粒酶每合成一个 TTAGGG 就需要 RNA 模板重新定位，因此，反应产物在电泳上显示为相隔 6 bp 的梯状条带。

（3）TRAP – 银染法保留了传统 TRAP 法灵敏度高、特异性强等优点，同时缩短了检测所需的时间，避免了同位素的放射污染。

（三）端粒酶活性检测法的技术要点

（1）细胞端粒酶和组织标本端粒酶的提取。

（2）测定蛋白的浓度。

（3）PCR 扩增。

（4）聚丙烯酰胺凝胶电泳。

（5）银染。

十、凋亡相关基因检测

现在认为细胞凋亡受基因调控，类似于分化，是对细胞内外刺激的一种反应。细胞凋亡基因调控在调节正常与恶变过程中起重要作用，如果由于突变等原因使基因表达失控，会引起肿瘤等一系列改变。凋亡调节基因大多为肿瘤基因如原癌基因和肿瘤抑制基因，主要包括以下几类：Bcl-2、p53、myc、Fas 和 FasL 等基因。

（一）凋亡相关基因检测方法

凋亡基因表达的检测的方法有两类，一种是凋亡基因表达的蛋白量，如用 Western blotting 法、免疫组化法及荧光抗体的流式细胞仪测定法；另一种是采用 RT-PCR 法测细胞中凋亡基因 mRNA 的表达。

（二）凋亡相关基因检测特点

细胞中凋亡基因 mRNA 的表达的试剂盒主要包括 RNA 提取试剂盒和 RT-PCR 试剂盒。

（1）用 Trizol 试剂提取 RNA 具有快速、高效的特点，整个过程耗时 2h 左右，10^6 个/mL 的细胞量可提取 50～100μg 总 RNA。

（2）Trizol 试剂的性价比高，但价格便宜。

（3）RT-PCR 试剂盒拥有 RT 反应和 PCR 反应的全部试剂，还提供阳性对照的 actin 的引物和所需要检验凋亡基因的引物。

（4）操作时间短，检验凋亡基因的表达情况仅需一个工作日就能得到结果。

（三）凋亡相关基因检测技术要点

（1）总 RNA 提取，决定 RT 反应成功的关键步骤。

（2）RT 反应。

（3）PCR 反应。

（4）琼脂糖电泳。

十一、常见凋亡诱导剂

在凋亡研究中，成功的诱导细胞凋亡是最关键的前提条件。凋亡诱导试剂多种多样，每种诱导剂均有其敏感的细胞，而不同的细胞也有其最佳的诱导剂。因此，选择合适的、有效的、特异性的诱导剂成为至关重要的问题。常见的凋亡诱导剂有以下几种。

（一）放线菌素 D

放线菌素 D（Actinomycin D）是一种抗肿瘤的抗生素类药物。通过脱氧鸟苷残基与 DNA 形成复合物，从而抑制 DNA 依赖的 RNA 聚合酶的活性，阻断转录过程，是多种哺乳动物细胞强有力的凋亡诱导剂。

（二）喜树碱

喜树碱（Camptothecin）可以结合并稳固拓普异构酶－DNA 复合物，从而达到可逆性的抑制拓普异构酶 I 活性的目的，而诱导细胞凋亡，可抑制 Tat 介导的 HIV-1 的转录，常用于诱导骨肉瘤和肝细胞癌细胞的凋亡。

（三）放线（菌）酮

放线（菌）酮（环己酰亚胺，Cycloheximide）是一种非常有效的抗多种酵母和真菌的抗生素，可抑制真核生物蛋白质的合成，而多数原核生物则无效。在 100μg/mL 的浓度时可抑制多种霉菌，而对大部分的致病细菌则无抑制作用。通过作用于真核细胞 60 S 核糖体而抑制蛋白质合成的起始和延长过程。常被作为抑制剂用于研究真核生物无细胞蛋白质合成，也被用于阻断体外核糖体依赖的多肽合成。可诱导多种细胞的凋亡。

（四）地塞米松

地塞米松（Dexamethasone）是一种具有抗炎症作用的皮质类固醇，同时具有抗炎症和抗风湿的特性。可抑制血管内皮细胞表达诱导型一氧化氮合酶（iNOS），但对 cNOS 则无效。在主动脉平滑肌细胞通过刺激 Na^+-K^+ 泵，可加速活化阳离子的转位。一般用于诱导人胸腺细胞凋亡。

（五）鬼臼乙叉苷

鬼臼乙叉苷（表鬼臼毒吡喃葡糖苷，Etoposide）是拓普异构酶 Ⅱ 的抑制剂，是从鬼臼毒素来源的衍生物，主要可以抑制多种肿瘤，包括生殖细胞肿瘤、小细胞肺癌、恶性淋巴瘤。可用于诱导人 T 细胞、小鼠胸腺细胞、HL-60 细胞凋亡。

（六）Staurosporine

Staurosporine 是蛋白激酶 C 和其他大部分激酶（包括酪氨酸蛋白激酶）强有力的抑制剂。通过阻断磷酸二酯键从 DNA 转移到活化的酪氨酸位点而直接抑制拓普异构酶 Ⅱ 的活性。可用于诱导 CHO 细胞凋亡。

（七）即用型凋亡诱导剂组合

该试剂盒中含有 Actinomycin D、Camptothecin、Cycloheximide、Dexamethasone 和 Etoposide 共 5 种凋亡诱导试剂。

十二、常用的细胞凋亡检测方法的应用比较

常用于细胞凋亡检测的方法种类较多，每种方法在应用时检测的样本、检测对象、所需设备、荧光参数及检测的凋亡时期各不相同。常用的细胞凋亡检测方法的应用比较见表3-7。

表3-7 常用的细胞凋亡检测方法的应用比较

细胞凋亡检测方法	检测样本	检测对象	所需设备/检测方法	荧光或光谱参数（nm）	凋亡时期
Annexin V-FITC 法 Annexin V-EGFP 法	培养细胞	磷脂酰丝氨酸	荧光显微镜 流式细胞仪	488/530	早期凋亡 早/中期凋亡 中/晚期凋亡
Caspase 分光光度法	培养细胞 新鲜组织	Caspase	酶标仪	405	中/晚期凋亡 晚期凋亡/细胞死亡
线粒体膜电位检测（JC-1 法）	培养细胞	线粒体膜电位	荧光显微镜 流式细胞仪	510/527 585/590	早/中期凋亡
TUNEL 法	培养细胞	片断化 DNA	光学显微镜		晚期凋亡/细胞死亡
DNA Ladder 法	培养细胞 石蜡切片 冷冻切片	片断化 DNA	电泳		晚期凋亡/细胞死亡
凋亡细胞形态学检测	培养细胞	细胞形态，核形态	光学显微镜		晚期凋亡/细胞死亡
细胞凋亡荧光检测	培养细胞	膜通透性，核形态	荧光显微镜 流式细胞仪		早/中期凋亡 中/晚期凋亡 晚期凋亡/细胞死亡
Hoechst33342 PI 双染法	培养细胞	膜通透性，核形态	荧光显微镜 流式细胞仪	352/460 488/630	早/中期凋亡 中/晚期凋亡 晚期凋亡/细胞死亡
细胞周期（Cell cycle）检测	培养细胞	DNA 含量	流式细胞仪	488/630	晚期凋亡/细胞死亡
活细胞凋亡细胞坏死细胞鉴别	培养细胞	膜通透性，核形态	荧光显微镜	502/526 510/595	早/中期凋亡 中/晚期凋亡 晚期凋亡/细胞死亡

十三、常用于细胞凋亡检测的荧光试剂

在细胞凋亡研究中，常用于细胞凋亡检测的荧光试剂盒种类较多，主要有AO 荧光检测试剂盒、PI 荧光检测试剂盒、DAPI 荧光检测试剂盒、Hochest 33258 荧光检测试剂盒、EB 荧光检测试剂盒、罗丹明 123 荧光检测试剂盒。各类荧光试剂盒的特性见表 3－8。

表 3－8　不同荧光试剂的特性

荧光试剂	荧光染液	激发/发射波长（nm）	荧光色	膜通透性	原理及用途	正常细胞	凋亡细胞	坏死细胞
AO 荧光检测试剂盒	吖啶橙染液	502/526 460/650	绿色 橘红色	+	可透过细胞膜，使核 DNA 和 RNA 染色	核 DNA 呈黄色或黄绿色均匀荧光，核仁的 RNA 为橘黄或橘红色荧光	核及胞质内为致密浓染的黄绿色荧光，或黄绿色碎片颗粒	黄绿色或橘黄色或荧光减弱甚至消失
PI 荧光检测试剂盒	碘化丙啶 PI 染液	536/617 蓝光 BG12 滤光镜 488 激发	红色	—	不能透过活细胞膜染死细胞	不能使活细胞着色	早期凋亡细胞呈微弱红光，晚期凋亡细胞红光加强	强红色荧光
DAPI 荧光检测试剂盒	DAPI 染液	359/461 紫外光 351 激发或 UG1 滤光片汞灯	蓝色	+	可透过细胞膜，使核 DNA 着色，凋亡细胞膜通透性增加对其摄取能力增强	活细胞染色蓝光较弱，固定后较强的蓝色荧光	活细胞染色蓝光最强，固定后染色蓝光较弱	不被着色，微弱蓝色荧光

荧光试剂	荧光染液	激发/发射波长（nm）	荧光色	膜通透性	原理及用途	正常细胞	凋亡细胞	坏死细胞
Hochest 33258荧光检测试剂盒	Hochest 33258染液	346/460 紫外光激发	蓝色	+	可透膜，结合DNA着色发生亮蓝色荧光	均匀蓝色荧光	胞内染色体凝聚而产生致密浓染的蓝色颗料	微弱蓝色荧光
EB荧光检测试剂盒	溴化乙啶EB染液	510/595	橘红色	—	不能透过活细胞膜，染死细胞	不能使活细胞着色	早期凋亡细胞呈微弱橙色荧光，晚期凋亡细胞橙色加强	强橘红色荧光
罗丹明123荧光检测试剂盒	罗丹明123染液	488/530	绿色	+	罗丹明123是阳离子染料，作为线粒体跨膜电位的指示剂	Rh123能够依赖线粒体跨膜电位进入线粒体基质，而使其荧光猝灭。荧光强度微弱或消失	凋亡细胞线粒体跨膜电位丧失后，通透性增加Rh123重新释放出线粒体，从而发出荧光细胞质内较强的绿色荧光	无荧光或微弱荧光

第四章　免疫组织化学技术

免疫组织化学（Immunohistochemistry，IHC）技术或称免疫细胞化学（Immunocytochemistry，ICC）技术，是根据免疫学原理—抗原抗体反应，即抗原与抗体特异性结合的原理，通过化学反应使标记于结合后的特异性抗体上的显示剂如荧光素、酶、金属离子、同位素等，显示一定的颜色并借助显微镜、荧光显微镜或电子显微镜观察其颜色变化，从而在抗原抗体结合部位确定组织细胞内抗原（多肽和蛋白质），对其进行定性、定位及定量研究的方法，并可在组织原位显示抗原（或抗体），如各种蛋白质、多肽、磷脂和糖蛋白等成分。抗原与抗体的反应具有更高的特异性，但其结合是不可见的，必须借助可见的细胞化学手段显示其反应部位。

Coons 于 1941 年首次用荧光素标记肺炎双球菌黏多糖抗体，检测小鼠肺组织内的肺炎双球菌获得成功，开创了细胞化学中的免疫细胞化学技术的新篇章。20 世纪 60 年代至今，免疫组织化学技术发展迅猛，相继建立了以酶、铁蛋白、胶体金、荧光素和放射性核素等标记抗原（或抗体）的方法，用以显示抗原抗体反应的分布部位。60 年代，Nakane 建立了酶标记抗体技术，Sternberger 在此基础上改良并建立了辣根过氧化物酶—抗过氧化物酶（Peroxidase-antiperoxidase，PAP）技术，Hsu 于 80 年代建立了抗生物素—生物素法。由于免疫组织化学具有特异性强、灵敏度高、定位准确等特点，且能将形态研究与功能研究有机地结合在一起，所以这门技术已被广泛地应用于生物学和医学研究的许多领域。在病理学研究中，免疫组织化学技术的作用和意义更为重要。

第一节　免疫组织化学技术概述

用标记的特异性抗体对组织切片或细胞标本中某些化学成分的分布及含量进行组织和细胞原位定性、定位或定量研究，这种技术称为免疫组织化学技术。

一、免疫组织化学技术基本原理

根据抗原抗体反应和化学显色原理，组织切片或细胞标本中的抗原先和一抗结合，然后利用一抗与标记生物素、荧光素等的二抗进行反应，再与标记辣根过氧化物酶（Horseradish peroxidase，HRP）或碱性磷酸酶（Alkaline phos-phatase，AKP）等抗生物素（如链霉亲和素等）结合，最后通过呈色反应或荧光来显示细胞或组织中化学成分，在光学显微镜或荧光显微镜下可清晰看见细胞内发生的抗原抗体反应产物，从而能够在细胞爬片或组织切片上原位确定某些化学成分的分布及含量。

二、免疫组织化学技术分类

免疫组织化学技术按不同的分类方法可分为不同的种类，下面简单介绍按标记物质的种类、染色步骤及结合方式的分类。

（一）按标记物质的种类分类

在免疫组织化学反应中常见标记物质的种类有荧光染料、放射性同位素、酶（主要有辣根过氧化物酶和碱性磷酸酶）、铁蛋白、胶体金等。按标记物质的种类的不同免疫组织化学技术可分为：免疫荧光法、放射免疫自显影法、免疫酶标法、免疫铁蛋白法及免疫金法等。

（二）按染色步骤分类

免疫组织化学技术按染色步骤可分为二种：①直接法，又称一步法；②间接法，又称二步法、三步法或多步法。与直接法相比，间接法的灵敏度较高。

（三）按结合方式分类

按结合方式不同免疫组织化学技术可分为三种：①抗原－抗体结合，如过氧化物酶－抗过氧化物酶（PAP）法；②亲和连接，如卵白素—生物素—过氧化物酶复合物（Avidin biotin-peroxidase complex，ABC）法、链霉菌抗生物素蛋白—过氧化物酶连接（Streptavidin-perosidase，SP）法等，其中 SP 法是比较常用的方法；③聚合物链接，如即用型二步法，此方法尤其适合于内源性生物素含量高的组织抗原检测。

三、免疫组织化学技术可检测的物质

免疫组织化学技术可检测的物质种类较多，组织或细胞中凡是能作为抗原或半抗原，如蛋白质、多肽、氨基酸、多糖、磷脂、受体、酶、激素、核酸及病原体等都可用相应的特异性抗体进行检测。

四、常用免疫组织化学技术方法

免疫组织化学技术方法包括免疫荧光法、放射免疫自显影法、免疫酶标法、免疫铁蛋白法及免疫金法等，目前常用的免疫组织化学技术方法有免疫荧光方法、免疫酶标方法及免疫胶体金技术。

（一）免疫荧光方法

免疫荧光（Immunofluorescence）方法是最早建立的免疫组织化学技术方法。用荧光物质标记抗体进行抗原定位研究的技术称为荧光抗体技术（Fluorescent antibody technique，FAT）。其中，用荧光抗体示踪或检查相应抗原的方法称荧光抗体法；用已知的荧光抗原标记物示踪或检查相应抗体的方法称荧光抗原法，这两种方法总称免疫荧光技术。因为荧光色素不但能与抗体球蛋白结合，用于检测或定位各种抗原；也可以与其他蛋白质结合，用于检测或定位抗体，但是在实际工作中荧光抗原技术很少应用，所以人们习惯称为荧光抗体技术，或称为免疫荧光技术。目前，在医学科学研究中以荧光抗体方法较常用。用免疫荧光技术显示和检查细胞或组织内抗原或半抗原物质等方法称为免疫荧光细胞化学技术。免疫荧光方法原理是利用抗原抗体特异性结合的原理，先将已知抗体标上荧光素，以此作为探针检查细胞或组织内的相应抗原，在荧光显微镜下观察。当抗原抗体复合物中的荧光素受激发光的照射后即会发出一定波长的荧光，从而可确定组织中某种抗原的定位，进而还可进行定量分析。由于免疫荧光技术特异性强、灵敏度高、简便快速，所以在医学科学研究、临床病理诊断、检验中应用较广。

（二）免疫酶标方法

免疫酶标（Immunoenzyme labelling, IEL）方法是继免疫荧光后，于60年代发展起来的技术。基本原理是先以酶标记的抗体与组织或细胞作用，然后加入酶的底物，生成有色的不溶性产物或具有一定电子密度的颗粒，通过光镜或电镜，对细胞和组织标本中的抗原—抗体复合体进行定位、定性分析和鉴定的方法。也可根据酶催化底物显色的深浅程度，定量测定体液标本中待测抗原或抗体的含量。免疫酶标技术是目前最常用的技术之一。免疫酶标技术与免疫荧光技术相比的主要优点是：定位准确，对比度好，染色标本可长期保存，适合于光、电镜研究等。免疫酶标方法的发展非常迅速，已经衍生出了多种标记方法，且随着方法的不断改进和创新，其特异性和灵敏度都在不断提高，使用也越来越方便。目前在医学科学研究中广泛使用的有 ABC 法、SP 三步法、即用型二步法检测系统等。

（三）免疫胶体金技术

免疫胶体金技术（Immune colloidal gold technique, GICT）是以胶体金这样一种特殊的金属颗粒作为示踪标记物应用于抗原抗体检测的一种新型的免疫标记技术。胶体金是由氯金酸在还原剂如白磷、抗坏血酸、枸橼酸钠、鞣酸等作用下，聚合成为特定大小的金颗粒，并由于静电作用成为一种稳定的胶体状态，称为胶体金（Colloidal gold）。胶体金在弱碱环境下带负电荷，可与蛋白质分子的正电荷基团形成牢固地结合，由于这种结合是静电结合，所以对蛋白的生物学活性没有明显的影响。因此，用胶体金标记一抗、二抗或其他能特异性结合免疫球蛋白的分子等作为探针，就能对组织或细胞内的抗原进行定性、定位，甚至定量研究。由于胶体金有不同大小的颗粒，且胶体金的电子密度高，所以免疫胶体金技术特别适合于免疫电镜的单标记或多标记定位研究。由于胶体金本身呈淡红至深红色，因此也适合进行光镜观察，如应用银加强的免疫金银法则更便于光镜观察。根据胶体金的一些物理性状，如高电子密度、颗粒大小、形状及颜色反应，加上结合物的免疫和生物学特性，因而使胶体金广泛地应用于免疫学、组织学、病理学和细胞生物学等医学科学研究领域。

五、免疫组织化学技术的特点

（一）特异性强

免疫学的基本原理决定抗原与抗体之间的结合具有高度特异性，因此，免疫组织化学从理论上讲也是组织细胞中抗原的特定显示，如角蛋白（Keratin）显示上皮成分，白细胞共同抗原（Leukocyte common antigen，LCA）显示淋巴细胞成分。只有当组织细胞中存在交叉抗原时，才会出现交叉反应。

（二）敏感性高

在应用免疫组织化学技术的起始阶段，由于技术上的限制，只有直接法、间接法等敏感性不高的技术，那时的抗体只能稀释几倍、几十倍；现在由于ABC法或SP三步法的出现，使抗体稀释上千倍、上万倍甚至上亿倍仍可在组织和细胞中与抗原结合，这样高敏感性的抗体抗原反应，使免疫组织化学方法越来越方便地应用于医学科学研究工作。

（三）定位准确、形态与功能相结合

该技术通过抗原抗体反应及呈色反应，可在组织和细胞中进行抗原的准确定位，因而可同时对不同抗原在同一组织或细胞中进行定位观察，这样就可以进行形态与功能相结合的研究，对在医学研究领域开展深入研究是十分有意义的。

六、Western blotting、ELISA 与免疫组织化学技术的区别

蛋白质印迹（Western blotting）、酶联免疫吸附试验（Enzyme-linked immunosorbent assay，ELISA）与免疫组织化学技术都可对组织和细胞中的蛋白进行定性、定量研究，但 Western blotting、ELISA 技术方法在检测蛋白水平方面与免疫组织化学技术是有所不同的。

（一）Western blotting

蛋白质印迹法（免疫印迹试验）即 Western blotting，是将电泳分离后的细胞或组织总蛋白质从凝胶转移到固相支持物 NC 膜或 PVDF 膜上，然后用特异性抗体检测某特定抗原的一种蛋白质检测技术。Western blotting 也是利用抗体抗原反应原理，结合化学发光等技术来检查组织或细胞样品内蛋白含量的检测方法。与免疫组织化学技术相比，定量可能更加准确；Western blotting 可定性和定位，如可通过提取膜蛋白或核蛋白、胞浆蛋白分别检测其中抗原含量，进而间接反映它们的定位，但其敏感性低于免疫组织化学技术。

（二）ELISA

酶联免疫吸附实验（ELISA）即将已知的抗原或抗体吸附在固相载体表面，使酶标记的抗原抗体反应在固相表面进行的技术。ELISA 也是利用抗体—抗原—抗原结合反应原理来检查体液或组织匀浆中蛋白含量的检测。ELISA 与免疫组织化学技术相比，定量最准确，是分泌性蛋白检测首选方法之一。

第二节　免疫组织化学技术常用的抗原及抗体

免疫组织化学实验中常用的抗体为单克隆抗体和多克隆抗体。单克隆抗体是一个 B 淋巴细胞克隆分泌的抗体，应用细胞融合杂交瘤技术免疫动物制备。多克隆抗体是将纯化后的抗原直接免疫动物后，从动物血中所获得的免疫血清，是多个 B 淋巴细胞克隆所产生的抗体混合物。免疫组织化学实验中对抗原和抗体有特色要求。

一、对抗原和抗体的要求

1. 具有特异性高和亲和力强的抗体是实验成功的首要条件

对抗体的要求：用于免疫组织化学技术的抗体纯度要高、比活性要强。

2. 高度特异性抗体的获得，取决于抗原的纯度

对抗原的要求：用于免疫组织化学技术的抗原纯度要高、免疫原性要强、

稳定无变化。

3. 抗原与抗体的结合，要求量保持一定比例

二、抗原

1. 抗原（Antigen，Ag）的概念

凡是在机体内能引起体液免疫和（或）细胞免疫反应的物质统称为抗原。

2. 抗原的特性

抗原具有两个方面的特性：①免疫原性：是指引起机体产生抗体和（或）致敏淋巴细胞的特性；②免疫反应性：是指抗原能与相应的抗体及致敏淋巴细胞发生特异的结合或反应的特性。

3. 抗原的分类

根据抗原是否显示免疫原性可分为：①完全抗原：分子质量较大，一般在10 kDa 以上，并具有较复杂的化学组成。免疫原性最强的是蛋白质抗原，多糖次之；脂类、核酸必需和蛋白质及多糖形成复合物才具有良好的免疫原性。②半抗原：又称为不完全抗原，分子质量较小。如某些短肽、多糖、类脂和药物等。半抗原必须与载体结合，才能获得免疫原性。③载体：通常是具有高度免疫原性的大分子物质，具有将免疫原性传递给偶联的半抗原能力。常用的载体有钥孔血蓝蛋白（Keyhole limpet hemocyanin，KLH）、牛血清白蛋白（BSA）、卵白蛋白（Ovalbumin，OVA）等。

三、抗体

（一）抗体概念及特性

1. 抗体的概念

机体受到抗原刺激后，由浆细胞合成并分泌出一类具有与抗原发生特异性结合的球蛋白称为抗体（Antibody，Ab）。

Ig 分子的基本结构是由四肽链组成的，即由二条相同的分子量较小的轻链（L 链）和二条相同的分子量较大的重链（H 链）组成的。免疫球蛋白根据重链的结构及抗原特异性不同分为五种，即 IgG、IgD、IgE、IgA、IgM。现已知5 种免疫球蛋白中 IgG、IgA 和 IgD 的 H 链各有一个可变区（VH）和三个恒定

区（CH1、CH2 和 CH3）共四个功能区。IgM 和 IgE 的 H 链各有一个可变区（VH）和四个恒定区（CH1、CH2、CH3 和 CH4）共五个功能区。VL 和 VH 是与抗原结合的部位，单体由一对 L 链和一对 H 链组成的基本结构，只有 2 个与抗原结合的位点，如 IgG、IgD、IgE、血清型 IgA。在免疫组织化学技术中最常用的免疫球蛋白是 IgG。

2. IgG

IgG 是人和动物血清中主要免疫球蛋白，存在血清、淋巴液及体液中，以血清含量最高，占血清中 Ig 总量 80% 左右，属于单体结构。IgG 主要由脾、淋巴结及扁桃体的浆细胞产生抗原免疫机体，在血液中出现稍迟，但含量高，维持时间长，具有抗菌、抗病毒及中和毒素的作用，并可协助 K 细胞、巨噬细胞杀伤靶细胞。IgG 在体外与相应抗原发生凝集、沉淀、补体结合反应。

3. 抗体的特性

抗体具有以下两个方面的特性：①抗体主要存在于血清内；②抗体都是免疫球蛋白，但免疫球蛋白并不一定都是抗体。

（二）免疫组织化学实验中常用的抗体

免疫组织化学实验中常用的抗体有两大类：单克隆抗体和多克隆抗体。在设计免疫组织化学实验时，多克隆抗体和单克隆抗体的选择是一个非常重要的因素，两种抗体都广泛地应用于免疫组织化学、免疫沉淀、ELISA 和 Western blotting 等实验中，使用者应该根据实验需要和两种抗体的特性及优点选择适合自己需要的抗体。单克隆抗体与多克隆抗体的优点比较见表 4 - 1。

表 4 - 1 单克隆抗体与多克隆抗体的优点比较

单克隆抗体的优点	多克隆抗体的优点
①单克隆抗体的特异性很强，可以和单一的抗原表位结合，可以降低背景染色	①多克隆抗体能够识别多个抗原表位，是变形蛋白检测的首选抗体
②单克隆抗体的稳定性更好，同一单克隆抗体细胞株产生的抗体特性同一性更强	②多克隆抗体可以从多种种属中生产，包括家兔、山羊、大鼠、小鼠、鸡等

单克隆抗体的优点	多克隆抗体的优点
③对于复杂的检测样品，单克隆抗体对目的抗原蛋白的识别率更好	③多克隆抗体也用于未知种属抗原蛋白的检测
	④多克隆抗体能与更多抗原表位结合，产生更强的检测效果
	⑤多克隆抗体价格更为便宜，更适合于医学科学研究

1. 单克隆抗体

在抗原上可以引起机体产生抗体的分子结构，称为抗原决定簇。一个抗原上可以有好几个不同的抗原决定簇，因而可使机体产生几种不同的抗体，最终产生抗体的细胞是浆细胞。只针对一个抗原决定簇起作用的浆细胞群就是一个纯系，纯系的英文为 Clone，译为克隆。由一种克隆产生的特异性抗体叫作单克隆抗体（Monclonal antibody）。单克隆抗体是一个 B 淋巴细胞克隆分泌的抗体，是应用细胞融合杂交瘤技术免疫动物制备的。单克隆抗体能够与单一的特异抗原决定簇结合，单克隆抗体的特异性强、抗体产量高。

2. 多克隆抗体

通常抗原由多个抗原决定簇构成，而多种抗原决定簇刺激机体后即会产生多个克隆，这些不同的克隆会产生各自抗原决定簇所对应的各种各样的单克隆抗体，这些单克隆抗体混杂在一起就是多克隆抗体（Polyclonal antibody）。多克隆抗体是将纯化后的抗原直接免疫动物后，从动物血中所获得的免疫血清，是多个 B 淋巴细胞克隆所产生的抗体混合物。多克隆抗体的特异性低，会产生抗体的交叉反应。多克隆抗体广泛应用于石蜡包埋组织切片，可减少假阴性染色机会。

（三）多克隆抗体的制备

1. 动物的选择

选择什么动物来免疫取决于以下几个方面。

（1）所需抗血清的量：小鼠只能提供 1.0～1.5mL 的血液，而山羊能提供几升。

（2）能供免疫用的抗原量：小鼠50μg足够，而山羊需要几毫克。

（3）动物的品系：免疫动物与提供抗原的动物之间的种系差异越大越好。如哺乳动物的抗原可选择非哺乳动物来制备抗体。常用的动物有家兔、山羊、马、猪等。目前制备多克隆抗体的常用动物是家兔，最常用雄性、健康、体重在2.5 kg左右的新西兰兔。

2. 佐剂

一般可溶性抗原注射后，迅速从注射部位扩散、吸收代谢。佐剂（Adjuvant）可延长潴留时间，且延长免疫刺激作用。因此在制备抗体的过程中，常将抗原和佐剂一起注射。

（1）常用佐剂：最常用的佐剂是弗氏佐剂，包括弗氏不完全佐剂（Freund's incomplete adjuvant，FIA）和弗氏完全佐剂（Freund's complete adjuvant，FCA）两种。①弗氏不完全佐剂：是由油剂与乳化剂混合而成，比例为1:1、2:1、3:1或5:1，可根据需要而定，通常油剂与乳化剂的比例为2:1。常用的油剂是液状百蜡或植物油；常用的乳化剂是羊毛脂或吐温80。使用时与水溶性抗原按1:1比例充分混合，使抗原分散在佐剂中形成油包水乳剂。②弗氏完全佐剂：在弗氏不完全佐剂中加入活卡介苗或死的结核分枝杆菌，使其终浓度为2~20mg/mL，即成为弗氏完全佐剂。

免疫动物时，将弗氏佐剂与抗原按体积1:1混合乳化后（油包水）注入动物体内。一般首次注射时用完全佐剂乳化，第二次或第三次注射时用不完全佐剂或不用佐剂。

（2）佐剂与抗原乳化的方法：

佐剂与抗原乳化的方法常用的有研磨法、注射器混合法及快速乳化法。

①研磨法：适于制备大量的佐剂抗原。先将不完全佐剂加热，取1.73mL放入无菌玻璃研钵内；缓缓滴入0.23mL活卡介苗，边滴边按同一方向研磨，使菌体完全分散。按同样方法滴入抗原，每加一滴应研磨至小滴消失。滴加抗原的速度要慢，待抗原全部加入后，应成为乳白色黏稠的油包水乳剂。研磨法缺点是研钵壁上黏附大量乳剂、抗原损失较大、对微量或难得抗原不宜采用。

②注射器混合法：将等量的完全佐剂和抗原分别吸入两个5mL注射器内，然后插入三通管内，交替推动针管混匀，往复操作直至形成黏稠的乳剂为止。

注射器混合法优点是无菌操作、节省抗原或佐剂；此法缺点是不易乳化，时间长。

③快速乳化法：利用超声波粉碎器可快速乳化抗原和佐剂混合物。将抗原和佐剂按所需量加入一离心管中，置于超声波粉碎器上，粉碎头浸入液面下0.5cm，离瓶底0.5cm左右，以免打碎离心管。每次乳化10～15s，然后置冰箱1min左右。反复乳化3～4次即可完全乳化。管内残余量以800r/min离心5～10min收集。快速乳化法优点是简单、快速、节省材料。

（3）乳化剂的鉴定：判断乳化是否充分，可将一滴乳化好的液体滴在水面上即冷水中，如能长时间保持圆珠形而不散开，表示乳化达到要求。

3. 免疫方法

（1）免疫途径：常有静脉、腹腔、肌肉、皮下、皮内、淋巴结、脚掌等注射。一般采用多点注射方法，常在足、掌、腋窝淋巴结周围、背部两侧、颌下、耳后等处的皮内或皮下注射。皮内注射易引起细胞免疫反应，有利于提高抗体的效价，所以实验过程中常采用皮内注射进行免疫。

需注意以下几个方面：大动物一般不用腹腔注射；颗粒抗原和使用佐剂时不能静脉注射；抗原宝贵可采用淋巴结内微量注射法，只需10～100μg抗原即可获得较好的免疫效果；皮内注射较困难，特别是天冷时更难注入。

（2）次数及间隔时间：①次数，一般为2～3次，包括初次免疫和加强免疫，首次注射后，10～15d再加强注射；剂量同首次或为首次的一半，用不全佐剂或不用佐剂；②间隔时间，一般而言，动物越大，间隔越长。豚鼠、大鼠为7～8d，家兔为10～15d，羊为14～28d；第三次注射的间隔时间更长些，效果更好。

4. 免疫剂量

抗原性强的抗原量应小，过大反而会引起免疫抑制；免疫周期长的动物可少量多次注射，免疫周期短的可大量少次。

5. 抗体效价的测定

抗体效价检测的方法包括：免疫双向扩散法，它是最常采用的方法；环状沉淀试验，需较多的抗血清，现已很少用；对流免疫电泳，比琼脂免疫双扩散法敏感，较简便、实用；酶联免疫吸附试验（ELLSA）等。

（1）免疫双向扩散法基本原理：在一定条件下，抗原能与相应的抗体相互作用，发生免疫沉淀反应。免疫扩散法就是使抗原与抗体在琼脂糖凝胶中自由扩散而相遇，从而形成抗原抗体复合物，由于此复合物分子量增大并产生聚集，不再继续扩散而形成肉眼可见的带状或线状沉淀带。抗原抗体复合物的沉淀带是一种特异性的半渗透性屏障，它可以阻止免疫学性质与其相似的抗原抗体分子通过，而允许那些性质不相似的分子继续扩散，这样由不同抗原或不同抗体所形成的沉淀带各有各的位置，从而可以分离和鉴定混合系统。

利用琼脂糖凝胶作为扩散介质是因为一定浓度的琼脂糖凝胶，其内部为多孔网状。而且孔径很大，可以允许大分子物质自由通过。因为大多数抗原和抗体的相对分子质量都在 20 万以上，所以它们在琼脂糖凝胶中几乎可以自由扩散。而且琼脂糖凝胶又具有良好的化学稳定性、含水量大、透明度好、来源方便、处理容易等优点，因此是免疫沉淀检测技术中最理想的扩散介质。

双向免疫扩散法测定时将加热溶化的琼脂（Agar）或琼脂糖（Agarose）浇至玻片上，等琼脂凝固后，打多个小孔，将抗原和抗体分别加入小孔内，使抗原和抗体在琼脂板上相互扩散。当二个扩散圈相遇，如抗原和抗体呈特异性的结合且比例适当时，将会形成抗原抗体复合物的沉淀，该沉淀可在琼脂中呈现一条不透明的白色沉淀线。如果抗原与抗体无关，就不会出现沉淀线，因此可以通过该试验，用特异性抗体鉴定抗原，或反之用已知抗原鉴定抗体。该法操作简便，但敏感性较低，易出现假阴性结果。

（2）免疫双向扩散法的操作步骤：

①玻片准备：将载玻片用水洗净后，再用 75% 乙醇冲洗，晾干后放在水平台上备用；②制备琼脂玻片：将已加热溶化的 1.2% 琼脂 5mL，迅速倾入洁净干燥的载玻片上，约 1.5mm 厚，室温自然冷却凝固；③打孔：在凝固的琼脂糖胶上用打孔器或吸嘴打梅花孔（孔直径为 3mm，孔距 4mm），以上方孔为第 1 孔，按顺时针方向分别称为 2、3、4、5 和 6 孔。用针头小心挑去琼脂。为便于识别加样方向或区分不同的组，可在琼脂糖胶边缘打上小孔或切角标记。打孔完毕，将载玻片在酒精灯火焰上方过几遍，可防止漏液；④倍比稀释免疫血清：取 5 支 0.5mL 的离心管，各加入 10μL 生理盐水。取 10μL 免疫血清加入 1 号管中，吹打使其与生理盐水混匀，按 1∶2、1∶4、1∶8、1∶16、1∶32 等比例作系列倍比稀释；⑤加样：将抗原加入中心孔，倍比稀释的免疫血清加入周围孔，留 1 孔加生理盐水，以作空白对照，每孔加样 10μL；⑥温

育：将琼脂糖胶置于湿盒中，37℃温育扩散 12～24h；⑦结果观察：观察抗原抗体产生的白色沉淀线。免疫血清的滴度以一定抗原浓度下出现白色沉淀线的最高稀释度来表示。

6. 放血或定期采血

（1）放血或定期采血方法：放血或定期采血常用以下 3 种方法。

①颈动脉放血法：此法放血量较多，动物不易中途死亡。如 2.5kg 白兔可放血约 80mL。家兔、山羊、绵羊等动物采血常用此法。

②心脏采血法：常用于家兔、豚鼠、大白鼠、鸡等小动物，但操作不当易引起动物死亡。

③静脉采血法：家兔可用耳缘静脉采血，山羊、绵羊、马和驴可用颈静脉采血，此放血法可隔日 1 次，有时可采集多量血液。

（2）放血或采血的注意事项：

①采血过程中，动作要轻柔，尽量避免溶血。

②血液凝固后，及时离心收集血清，否则细胞溶解释放的杂蛋白，如蛋白水解酶，将污染抗体并将抗体水解，降低效价。

③加叠氮钠，分装，低温保存，也可加一定的保护剂如 BSA、甘油等。

第三节　免疫组织化学技术常用的组织和细胞标本

免疫组织化学技术中所用的标本主要有组织标本和细胞标本两大类。组织标本包括石蜡切片（病理切片和组织芯片）和冰冻切片，细胞标本包括组织印片、细胞爬片和细胞涂片。其中石蜡切片对于组织形态保存好，且能作连续切片，有利于各种染色对照观察；还能长期存档，供回顾性研究；石蜡切片制作过程对组织内抗原暴露有一定的影响，但可进行抗原修复，是免疫组织化学中首选的组织标本制作方法。

一、组织标本

免疫组织化学研究的组织标本切片一般为 5μm，而神经组织切片为 20～100μm，有利于追踪神经纤维的走行。常用的切片方法有冰冻切片和石蜡切片，除上述两种切片方法外，还有振动切片、塑料切片、超薄切片、碳蜡切片等方法。

（一）石蜡切片

石蜡切片是制作组织标本最常用、最基本的方法。石蜡切片的最大优点是组织形态保存好，且能作连续切片，有利于各种染色对照观察；石蜡块还能长期存档，供回顾研究。石蜡切片制作过程对组织内抗原显现有一定的影响，但可通过某些措施予以改善，石蜡切片是大多数免疫组织化学中首选的组织标本制作方法。

1. 石蜡切片取材的要求

（1）标本新鲜：取材时间一般在 2h 以内进行，超过 2h，组织将有不同程度的自溶，其抗原变性、消失或严重弥散。

（2）取材部位：除取病灶或含待检抗原部位外，还应取病灶与正常交界处，即所取组织切片中同时应有抗原阳性和阴性区，以形成自身对照。细胞坏死后，不仅抗原弥散或消失，而且常引起非特异性着色，干扰观察，因此取材时应尽可能避开组织坏死区。

（3）避免挤压：取材时组织受挤压可使组织边缘细胞形态发生改变并加深非特异性着色，因而取材时应使用锋利的刀刃；用镊子夹取组织时动作要轻；经窥镜直接钳取的组织往往有过度挤压，观察结果时应考虑这一点。

（4）为充分保存组织的抗原性，组织标本离体后应立即处理或速冻进行冷冻切片，或立即用固定液固定，进行脱水、浸蜡、包埋等处理。组织标本如果不用迅速制片，也可贮于液氮中或 $-70\,℃$ 保存。

2. 石蜡切片的固定

在免疫组织化学实验操作中组织固定是非常重要的一步。将目的组织放于某些化学试剂中，使组织中的细胞物质接近于具有生命功能时的结构和形态称为固定。组织固定可以减少外源性和内源性分解酶的作用，防止细胞自溶等，从而保持组织和细胞内的抗原性，使抗原不失活。所以，取材后的组织需立刻投于固定剂中固定，使组织和细胞的蛋白质凝固，终止内源性或外源性酶反应，防止组织自溶或异溶，以保持原有的结构和形态；对免疫组织化学技术有原位保存抗原的作用，避免抗原失活或弥散。固定不足，抗原会丢失；固定过度，则抗原性质改变或抗原成分被遮蔽。

用于免疫组织化学技术的固定剂种类较多，性能各不一样。另外，不同抗原其稳定性各不相同，对固定剂的耐受性差异较大。所以，除要了解不同固定剂的特性外，不同的抗原和标本需经过反复试验，必要时可作多种固定液对比，从而选出理想的固定剂。适用于石蜡切片的固定液大多属于醛类（常用甲醛、戊二醛和多聚甲醛）和醇类（常用乙醇）。另外，丙酮也可以用于石蜡切片的固定。每种固定液的固定原理各不相同，各有优缺点，使用时可以根据具体实验而定。选择最佳固定液的标准是：①保持细胞和组织的形态结构；②最大限度地保存抗原的免疫活性。中性多聚甲醛（或福尔马林）液是适应性较为广泛的固定液。值得注意的是免疫组织化学技术中禁用含重金属的固定液。目前，最常用的应用最广的固定液是中性多聚甲醛液。各种固定液组织固定效果比较见表4-2。

表4-2 各种固定液组织固定效果比较

固定液	穿透力	固定效果	组织收缩	染色效果
4%多聚甲醛	好	对大多数抗原保存较好	小	适合 IH 染色
甲醛	强	均匀	较小	影响染色
乙醇	较弱	一般	明显	核着色不良
丙酮	强	核固定不好	明显	—
Bouin 液	强	均匀	小	好
氯化汞	较弱	一般	—	—
重铬酸钾	较快	适合细胞质固定	小	核着色不良
铬酸	较慢	适合核蛋白固定	明显	

（1）醛类：

①甲醛（福尔马林）：在石蜡切片固定时应用最广。固定原理：形成分子间的交联，影响蛋白构型而使之固定。其优点是形态结构保存好，且穿透性强，组织收缩少。缺点是甲醛放置过久可氧化为甲酸，使溶液 pH 值降低，影响染色；醛基与抗原蛋白的氨基交联形成羟甲基，使抗原决定簇的三维构象出现空间障碍；分子间交联形成的网格结构可能部分或完全掩盖某些抗原决定

簇，使之不能充分暴露。可造成假阴性的染色结果。用甲醛固定时要注意以下几点：缩短固定时间，降低固定温度（4℃），组织块不宜过厚；改用中性缓冲福尔马林，用0.01mol/L pH 值为7.2～7.4 的 PBS 缓冲液配制成10%甲醛固定液，以减少固定液 pH 值的变化；固定后充分水洗以减少分子间交联；切片在作免疫组织化学染色前，要先经预处理使抗原修复。

②戊二醛：穿透性强，微细结构保存好，但对抗原有一定影响，常与其他固定剂联合用作免疫电镜固定液。

③多聚甲醛：常用4%的多聚甲醛。可用于免疫电镜和免疫荧光染色。主要检测组织内一些性能较弱的抗原，特别是细胞表面抗原如各类淋巴细胞分化决定簇（Cluster of differentiation，CD）、主要组织相容性复合体抗（Major histocompatibility complex antigen，MHC antigen）等。

（2）醇类：最常用的醇类固定剂是乙醇。乙醇可使细胞内蛋白、糖类发生沉淀。其优点是穿透性强、抗原性保存好。缺点是脱水性强，易引起组织收缩、变硬，影响切片质量，因而乙醇固定时间不宜过长，固定时间一般控制在2h 内。乙醇使蛋白变性的作用轻，固定后可再溶解；染色过程中，温育时间长，抗原可流失而减弱反应强度。

（3）其他固定剂：丙酮也常被用作固定剂，丙酮固定对抗原性的保存好，但脱水性更强，较少用于组织标本，但细胞爬片常用丙酮固定。另外，还有氯化汞、重铬酸钾、铬酸等固定剂。

组织固定的注意事项：①固定组织时，必须有足够的固定液，固定液的体积一般为组织块体积的10～15 倍；②固定的组织要新鲜，组织取材后要立即固定；③组织块的体积应该小而薄，一般用于免疫组织化学检测的组织块大小为1.0cm×1.0cm×0.2cm；④固定效果随温度升高而加强，一般在－70～30℃，室温也常用；⑤10% 中性甲醛和4% 多聚甲醛适合于固定，37℃或常温固定，适合于许多蛋白质及抗原，能保持其与抗体的反应能力；⑥固定时间与组织块成正比，组织块越大，固定时间越长。固定的时间与温度成反比，固定时间根据实际条件而定。固定时间最好在12h 内，一般固定时间不应超过24h。随着固定时间的延长对组织抗原的检出强度将逐渐降低。

3. 切片

组织切片是免疫组织化学实验中组织处理的重要环节，组织要切得薄而平整，不留刀痕，主要切片类型有：石蜡切片、冰冻切片、碳蜡切片等。在切片时还需要对载玻片做相应的前处理制成防脱片玻片，因为切片要在试剂中长时间浸泡，多次洗涤，极易造成脱片而影响实验进度和结果，因此需要在载玻片涂上黏附剂进行防脱片处理。

石蜡切片在切片时的注意事项：①切片水温在 40℃ 左右，这样利于切片顺利展平；②切片刀要快，切片要薄，无刀痕和初褶皱，避免非特异着色；③烤片时，抗原性较强的组织在 60℃ 下，烘烤 3～8h。抗原较弱的组织可于37℃内过夜；④切片可在 4℃ 或常温保存。

4. 抗原消化与修复

免疫组织化学染色的关键环节除了优质的抗体、敏感的检测方法和熟练的组织制备技术外，还需要具有好的抗原消化和修复技术。目前检测石蜡切片的90%抗体都需要采用抗原消化或抗原修复方法，才能够获得满意的结果。实践证明通过高温、高压的方法对常规石蜡切片进行抗原修复可以有效地提高抗原阳性的检测率，虽然会带来一定的假阳性，但是该方法已经广泛地应用于免疫组织化学技术。

（1）抗原修复原因：因为常规的石蜡切片标本在制备过程中均需用甲醛固定，结果使得抗原性物质形成醛键、羧甲键而被封闭了部分抗原决定簇；蛋白之间发生交联而使抗原决定簇隐蔽。因此，在染色时，需要先进行抗原修复或暴露，即采用胰蛋白酶、表面活性剂、微波缓冲液和金属盐等，将固定时分子之间所形成的交联破坏，而恢复抗原的原有空间形态，使被掩盖的抗原决定簇或变性的抗原重新暴露或抗原性得到一定程度的恢复，使原来认为不能在石蜡切片上进行免疫组织化学染色的许多抗体获得良好的染色结果。

（2）抗原修复的机制：①由于甲醛固定可以使蛋白与甲醛、蛋白与蛋白，蛋白与核酸之间通过甲醛形成甲基桥键，抗原被封闭，但是通过高温、盐缓冲液可以使交联的蛋白水解，断开交联；②甲醛固定时，会形成蛋白—甲醛—钙复合物，其能够封闭抗原，而高温可使钙离子释放，与修复液中的钙螯合物－柠檬酸结合，使抗原暴露；③在组织固定过程中，甲醛与蛋白质发生交联，形成醛交联蛋白，这种化合物封闭了抗原，使之无法表达出来。加热可恢复蛋白质的自然三维空间，使抗原得以修复。

（3）抗原修复方法：抗原修复有许多种方法，有的是根据抗体的要求进行，有的是根据抗原的表达程度来进行，有的对每种病例每项检测，都要求必须进行抗原修复，以达到抗原全面表达的最佳状态。常用的抗原修复方法有酶消化法、加热方法和酸水解法。

①酶消化法：抗原的暴露主要是通过一些酶的作用，以化学的方法来打断醛键，使抗原决定簇暴露，从而修复抗原。酶的种类很多，每种酶的 pH 值、离子强度都对抗原的暴露产生不同的影响，同时，不同的抗原需要最适的酶进行消化。目前常用的酶有胰蛋白酶（Typsin）、蛋白酶 K（Proteinase K）、胃蛋白酶（Pepsin）、尿素酶（Urease）等。胰蛋白酶消化能力比胃蛋白酶弱，主要用于细胞内抗原的消化，一般使用浓度为 0.05% ~ 0.1%，消化温度为 37℃，消化时间为 10 ~ 40min；胃蛋白酶主要用于细胞间抗原的消化，一般使用浓度为 0.1% ~ 0.4%，消化温度为 37℃、消化时间为 30 ~ 180min。

②加热方法：石蜡切片经脱蜡、脱水和用 3% H_2O_2 阻断内源性过氧（化）物酶，石蜡切片经蒸馏水冲洗，放置在塑料孵育盒中。加入抗原修复液后，加热修复抗原。常用的抗原修复液有：枸橼酸缓冲液、PBS 缓冲液、Tris-HCl 缓冲液、尿素等。加热修复抗原的方法主要包括：水浴加热法、微波照射法及高压加热法。

水浴加热法：将玻片放入装有抗原修复液的容器中，加热至沸腾，持续 10 ~ 15min。水浴加热法的优点是操作简单、经济，适用于所有的实验室；水浴加热法的缺点是对封闭牢固的抗原决定簇暴露不理想。

微波照射法：将玻片放入装有抗原修复液的容器中，置微波炉加热至 95℃以上，持续 10 ~ 15min，冷却后，按免疫组织化学染色步骤进行。此方法由于微波场内极性分子、离子高速运动，撞击交联的网链，使抗原异常的构想恢复正常，且因分子运动产热、效率高、时间短，对抗原再现效果好。

高压加热法：高压加热法暴露抗原是将玻片浸入抗原修复液内，置高压锅中高压 2 ~ 3min，可取得极好的效果。由于高压下受热均匀，特别适用于大批量标本的染色。

③酸水解法：酸水解可使交联断裂、暴露抗原。将玻片浸入 1mol/L HCl 溶液中，室温作用 20min，温度升高，作用时间缩短。此法能增强特异性染色，降低背景，但需注意水解过度将破坏抗原性及形态结构。

抗原修复的注意事项：①热处理应注意自然冷却：抗原修复后，取出必须经过室温自然冷却 20～30min，使未折叠的蛋白分子链恢复天然构型，决不能强行用冰块或冷水使其降温。因为高温中的抗原蛋白分子链脱离了其他的束缚或联结，要有一个自然环境让其自然放松下来，随着温度的降低，它们会慢慢地恢复原来的形态和构型。如果用冰块或冷水强行使其降温，松开后的蛋白分子肽链突遇降温而固定下来，恢复不了原有的构型，达不到预想的效果；②热处理缓冲液不能蒸发干：因为用于抗原修复的切片，如果由于液体少而导致切片干涸，而干涸切片中的抗原是没办法补救的，所以热修复时尽量使用足量的抗原修复液，避免缓冲液被蒸发干，造成切片干涸；③抗原修复时应采用最适温度：因为要让经过福尔马林固定过的蛋白发生变性，温度必须在 92℃以上。一般温度在 92～98℃是合适的，95℃为最好，这种温度未达沸腾，切片不容易脱离载玻片；其次能够解离和破坏与蛋白交联的甲醛醛键等；④抗原修复液：最常用的抗原修复液是 pH 值为 6.0 的 0.01mol/L 枸橼酸盐缓冲液，最新研究表明碱性修复液更有效，推荐使用 pH 值为 8.0 的 1mmol/L EDTA 缓冲液。

5. 载玻片的处理

抗原修复过程中，由于高温、高压等诸多因素的影响，极易造成脱片。为防止脱片，常用黏附剂处理载玻片。新载玻片上有油污，要用洗液浸泡 12～24h，自来水冲洗后再用蒸馏水清洗，用绸布擦干或烤箱烤干。清洁的载玻片再用粘附剂处理。目前，常用的黏附剂有多聚赖氨酸（Poly-L-Lysine，PLL）、3－氨丙基三乙氧基硅烷（3-Aminopropyltriethoxysilane，APES）及铬明胶溶液。

（1）多聚赖氨酸（PLL）：多聚赖氨酸用去离子水稀释（V/V＝1∶10）。将清洁玻片浸于 100mg/mL（10% W/V）的多聚赖氨酸溶液中，37℃放置30min，然后 60℃烤箱烘烤 1h 或室温过夜干燥，装盒备用。

（2）3－氨丙基三乙氧基硅烷（APES）防脱剂：必须现用现配，用纯丙酮或甲醇配制 2% 的 APES（V/V）。将洗净的玻片浸于此液中 20～30s；取出稍停片刻，再入纯丙酮溶液或蒸馏水中除去未结合的 APES，置通风橱中晾干或 60℃烤箱烤干即可。用此载玻片捞片时应注意组织要一步到位，并尽量减少气泡的存在，以免影响染色结果。

（3）铬明胶溶液：先将 0.25g 铬明矾溶解于 40℃少量蒸馏水中，再加入2.5g 明胶，然后用蒸馏水定容至 500mL，可在 70℃水浴中使明胶溶化，搅拌均匀后，即可使用。如有残渣，可过滤后再用。用时稍加溶化，切片浸入2～3 min，过夜晾干。

（二）冰冻切片

冰冻切片是免疫组织化学技术中最常用的一种切片方法，能够最大量的保存抗原、操作简便，主要适用于不稳定的抗原（如检测细胞膜的某些抗原成分），但标本来源受限。冰冻切片是指将组织在冷冻状态下直接切片。在切片前组织不经过任何化学药品处理或加热过程，尽量缩短制片时间，保证抗原性不受损失。冰冻切片对稳定性差的抗原，如淋巴细胞表面抗原尤其适合。制作冰冻切片时，需要冻结组织，而组织冻结过程中，细胞内、外的水分易形成冰晶，影响抗原定位。冻结的速度愈慢，冰晶颗粒愈大，可严重影响组织、细胞的形态结构。可采用以下措施减少冰晶的形成：①速冻，要缩短组织从 $-33℃$ 到 $-43℃$ 的时间。②将组织置于 $20\% \sim 30\%$ 蔗糖溶液中 $1 \sim 3d$，利用高渗吸收组织中水分，减少组织含水量。因此制备冻块时要求低温、速冻。

1. 冰冻组织块的常用方法

（1）液氮法：将组织块平放于软塑料瓶盖或特制小盒内（直径约2cm），如组织块小可适量加 OCT 包埋剂（Optimal cutting temperature）浸没组织，然后将特制小盒缓慢平放入盛有 $-196℃$ 液氮的小杯内，当盒底部接触液氮时即开始气化沸腾。此时小盒保持原来的位置切勿浸入液氮中，$10 \sim 20s$ 后组织迅速冰结成块。取出组织块后立即置入 $-80℃$ 冰箱贮存或用恒温冷冻切片机切片。

（2）干冰－丙酮（乙醇）法：将 $150 \sim 200mL$ 丙酮（乙醇）装入小保温杯内，逐渐加入干冰，液体立即气化起泡，直至饱和呈黏稠状，再加干冰不冒气泡时，温度可达 $-70℃$。将小烧杯（$50 \sim 100mL$）内装异戊烷约 $50mL$，再将烧杯缓慢置于干冰丙酮（乙醇）饱和液内，至异戊烷温度达 $-70℃$ 时即可使用。将组织（约 $1cm \times 0.8cm \times 0.5cm$）投入异戊烷内速冻 $30 \sim 60s$ 后取出，置 $-80℃$ 低温保存或置恒冷冰箱内以备切片。

上述组织在速冻时应浸埋于 OCT 包埋剂或甲基纤维素糊状液内，以保护组织。制成冻块后若需保存，应以铝箔或塑料薄膜封包，贮存于 $-70℃$ 冰箱。

OCT 包埋剂是一种聚乙二醇和聚乙烯醇的水溶性混合物，目前已广泛用于免疫组织化学实验室中，其用途是在冰冻切片时支撑组织，以增加组织的连续性，减少皱折及碎裂。又因 OCT 混合物为水溶性，故在漂片时可溶于水，所以在以后的染色中不会增加背景染色。利用 OCT 混合物预先浸润组织，然后再进行恒冷冰箱内切片，使切片质量得到改善。

OCT 包埋剂包埋流程：将浸在蔗糖溶液中的组织块取出，放入 20g/L 蔗糖与 OCT 包埋剂 1：1 体积比例混合液中，室温浸泡 2h；再移入 OCT 包埋剂中室温浸泡 4h，更换新的 OCT 包埋剂，室温浸泡 6h；将标本置于托物台，用恒冷箱切片机切片，切片厚度为 10μm，贴于预处理的载玻片上，－20℃冰箱保存。

2. 切片

供免疫组织化学用的冰冻切片同样要求附贴平整，并有连续性；载玻片也应清洁无油污，但一般无须涂抹黏附剂；切片时，使用恒温冷冻切片机，箱内温度为－25℃。切片厚度一般为 4～8mm。

冰冻切片在切片时注意事项：①切片刀要锋利，预先预冷，恒冷箱在－25℃；②抗卷板位置要适中；③贴片时动作轻而快，避免褶皱产生；④－80℃取出的组织必须进行温度平衡后才能切片。

3. 切片后处理

切好的冰冻切片，室温下自然晾干 1～2h 后，放入 4℃丙酮固定液中固定 10min，待干燥后作免疫组织化学染色或封存于－20℃；冰冻切片由于切片技术要求较高，不易得到连续性很好的切片，其形态结构也不如石蜡切片，且冻块和切片不便于长期贮存，因此冰冻切片的应用受到一定的限制。

二、细胞标本

培养细胞标本取材，根据培养细胞特性的不同采用不同的方法。对某些贴壁生长的细胞，只需将载玻片插入培养瓶内即可制备理想的细胞标本。而对于浮悬培养的细胞，可用离心涂片机制成涂片。常见的培养细胞标本取材的方法有组织印片法、细胞培养片（细胞爬片）法及细胞涂片法等。

（一）组织印片法

主要应用于活检组织标本和手术切除标本。新鲜标本以最大面积剖开，充分暴露病变区，将洁净载玻片轻压于已暴露病灶的新鲜组织切面，脱落细胞便黏附于玻片上，晾干后浸入冷丙酮或醋酸－乙醇等细胞固定液中固定 5 ~ 10min，取出后自然干燥，直接染片或 −20℃ 低温保存备用。

（二）细胞培养片法

贴壁细胞培养时，置盖片于培养瓶中，使细胞在盖片上生长，达适当密度后取出固定，用丙酮固定液于 −20℃ 固定 10 ~ 20min，再进行免疫染色。盖片的处理方法同载玻片的处理，泡酸时间 2h 即可。为了防止细胞脱片，可用多聚赖氨酸处理。

（三）细胞涂片法

大多数细胞涂片由细胞悬液制成，包括血液、尿液、脑脊液；体腔积液；组织穿刺吸取，如骨髓、淋巴结或其他实质性组织；悬浮培养的细胞或贴壁细胞经消化后形成的悬液。常见的细胞涂片法包括穿刺吸取涂片法、体积沉淀涂片法及离心涂片机法等。细胞涂片的方法有手涂法和涂片机涂片法两种：①手涂法，将细胞浓度调节到 10^6 个/mL 左右，可直接涂于载玻片上，要求涂片要均匀、不重叠。涂片范围应小于 1cm 直径，以节约试剂；②涂片机涂片法，将细胞样品制成 2×10^5 ~ 2×10^6 个/mL 细胞悬液，吸取 50 ~ 100mL。加入涂片机内，以 1000r/min，离心 2min 后细胞就均匀分布于玻片上。

1. 穿刺吸取涂片法

穿刺吸取涂片法主要应用于实质器官的病变区，如肝、肾、肺、淋巴结、软组织等。用细胞针穿刺吸取病变区内液体成分，可直接涂抹在玻片上，力求细胞分布均匀。如穿刺液较多，细胞丰富，可用洗涤法，即将穿刺液滴入盛有 1 ~ 2mL Hank's（或 RPMI-1640）液的试管内，轻轻搅拌，以 500r/min 低速离心 5 ~ 10min 后，弃上清液，将沉淀制成细胞悬液（1×10^6 个/mL），吸取 1 滴于载玻片上，轻轻涂抹或用离心涂片机制成涂片，待涂片略干即可固定。

2. 体积沉淀涂片法

体积沉淀涂片法主要用于胸水、腹水、尿液、脑脊液等体液多细胞少的标本。体液采取后，必须及时处理，不宜加固定剂。根据标本内细胞数量多少选用不同的处理方法：①细胞数量多者，可吸取少量液体直接涂在玻片上；②细胞数量少者，可将液体沉淀，然后取沉淀液以 1500r/min，离心 10min，然后弃上清，将细胞涂片或用离心涂片制成涂片，略干后固定备用。

3. 离心涂片机法

将待涂片的细胞样品制成 $2 \times 10^5 \sim 2 \times 10^6$ 个/mL 的细胞悬液，吸取 50 ~ 100μL 加入涂片机内，1000r/min 离心 2min 后细胞就均匀地分布于玻片上。

制备细胞涂片的注意事项：①标本反复离心洗涤后，细胞黏附性降低，在免疫染色过程中易脱落，因此，在制片前载玻片上应涂黏附剂；②为节省试剂和便于观察，应将细胞集中在 $0.6 \sim 1cm^2$ 的圆圈内，细胞总数以 10^5 个/mL 为宜；③黏液丰富的标本如痰液、胃液，未经特殊处理，一般不宜作免疫组织化学染色。

第四节　免疫组织化学技术常用染色方法

免疫组织化学技术常用染色方法根据标记物的不同分为免疫荧光法，免疫酶标法，亲和组织化学法，后者是以一种物质对某种组织成分具有高度亲和力为基础的检测方法。这种方法敏感性更高，有利于微量抗原、抗体在细胞或亚细胞水平的定位，其中卵白素－生物素－过氧化物酶复合物（ABC）法、链霉菌抗生物素蛋白—过氧化物酶连接（SP）法、过氧化物酶—抗过氧化物酶（PAP）法等最常用。

一、免疫荧光法

免疫荧光方法是最早建立的免疫组织化学技术。它利用抗原抗体特异性结合的原理，先将已知抗体标上荧光素，以此作为探针检查细胞或组织内的相应抗原，在荧光显微镜下观察。用于免疫荧光的标记物是小分子的荧光素，可标记抗体或抗原；当抗原抗体复合物中的荧光素经某种特定波长的光照射激发后，能发射出一种比激发光波波长更长而且能量较低的荧光，从而可确定组织中某种抗原的定位，进而还可进行定量分析。荧光具有简便快速；不需显色即可直接观察；结果直观易于判断的优点。但染色不能保存，敏感性较低是其缺点。不过由于免疫荧光技术特异性强、灵敏度高、快速简便，所以在医学科学研究及临床病理诊断、检验中应用比较广。可用于抗体标记的荧光素有：异硫氰酸荧光素、四甲基异硫氰酸罗丹明、四乙基罗丹明、碘化丙啶及 Cy3 等。

（一）常用的荧光素

1. 异硫氰酸荧光素

异硫氰酸荧光素（Fluorescein isothiocyanate，FITC）为黄色或橙黄色结晶粉末，易溶于水或乙醇等溶剂；最大吸收光波长为 490～495nm，最大发射光波长为 520～530nm，呈现明亮的黄绿色荧光，相对分子质量为 389.4；在碱性条件下，FITC 的异硫氰酸基在水溶液中与 Ig 的自由氨基形成共价键，成为标记的荧光抗体。一个 IgG 分子上最多能标记 15～20 个 FITC 分子。

2. 四甲基异硫氰酸罗丹明

四甲基异硫氰酸罗丹明（Tetramethyl rhodamine isothiocyanate，TRITC）最大吸收光波长为 550nm，最大发射光波长为 620nm，呈橙红色荧光，相对分子质量为 444；与 FITC 的翠绿色荧光对比鲜明，可配合用于双重标记或对比染色。其异硫氰基可与蛋白质结合，但荧光效率较低。

3. 四乙基罗丹明

四乙基罗丹明（Butyl rhodamine B，RB） – RB 200 不溶于水，易溶于乙醇和丙酮；最大吸收光谱为 570nm，最大发射光谱为 595～600nm，呈橙红色荧光，相对分子质量为 580；RB 200 在五氯化磷作用下转变成磺酰氯，在碱性条件下，易与蛋白质的赖氨酸的氨基反应而标记在蛋白分子上。

4. 碘化丙啶

碘化丙啶（PI）是常用的 DNA 荧光标记探针，可作为 FITC 的胞核对比染色；PI 可嵌入到双链 DNA 和 RNA 碱基对中并与之结合，但对碱基无特异性选择；最大吸收光谱是 493nm，最大发射光谱是 630nm，呈红色荧光。

5. Cy3

Cy3 比大多数荧光基团更亮，更稳定，背景更弱。Cy3 耦联基团激发光的最大波长为 550nm，最强发射光为 570nm。在荧光显微镜中，它们可以使用和 TRITC 一样的滤波片，因为激发光和发射光波长与 TRITC 很接近。

（二）荧光抗体的保存

保存荧光抗体时一要防止抗体失活，二要保持荧光素不脱落和不受激发猝灭。一般认为 0~4℃可保存 1~2 年，-20℃可保存 3~4 年；荧光抗体在使用时要小量分装，防止反复冻融；荧光抗体保存前需加防腐剂，可用浓度为（1∶10000）~（1∶5000）的硫柳汞或（1∶5000）~（1∶1000）的叠氮钠。

（三）免疫荧光的染色方法

某些抗原可以用荧光素标记，制成荧光抗原，标记荧光素的方法与制备荧光抗体方法相同。用荧光抗原可以直接检查细胞或组织内的相应抗体，其特异性较好，但敏感性较差。染色方法同荧光抗体染色的直接法。由于多数抗原难以提纯或量少且昂贵，一般很少采用此法。免疫荧光染色法有直接免疫荧光法、间接免疫荧光法、补体法、膜抗原荧光抗体染色法、双重染色法及荧光抗体再染色法。目前，常用的免疫荧光染色法是直接免疫荧光法。

1. 直接免疫荧光法

（1）直接免疫荧光法（Direct immunofluorescence）的原理：将荧光素标记在相应的抗体上，直接与相应抗原反应，用来检测未知抗原。

（2）直接免疫荧光法的操作步骤：

①标本处理：细胞涂片、细胞爬片浸入冷的丙酮或 4% 多聚甲醛中固定 10min，然后用 0.01mol/L 含 0.1% Triton X-100 pH 值为 7.4 的 PBST 缓冲液漂洗 3 次，每次 5min；石蜡切片经脱蜡、梯度酒精脱水后，进行抗原修复，然后再用 0.01mol/L 的 PBST 缓冲液漂洗 3 次，每次 5min。

②封闭：用 2% BSA 或 10% BSA 在 37℃湿盒内封闭 30min。

③染色：切片经固定、封闭后，在标本片上滴加经稀释至染色效价如 1∶8 或 1∶16 的荧光抗体，如兔抗人 γ-球蛋白荧光抗体或兔抗人 IgG 或 IgA 荧光抗体等，放在湿盒中，在室温或 37℃孵育染色 30min，染色时一定要将切片放入能保持潮湿的染色盒内，防止切片干燥。

④洗片：倾去存留的荧光抗体，将切片浸入 0.01mol/L 的 pH 值为 7.4 或 pH 值为 7.2 的 PBS 缓冲液中漂洗 3 次，并搅拌，每次 5min，不时震荡，以洗去多余游离的荧光素标记的抗体。再用蒸馏水洗 1min，以除去盐结晶。

⑤缓冲甘油封片：用 50% 缓冲甘油封固，缓冲甘油由分析纯无荧光的甘油 9 份与 pH 值为 9.2 的 0.2mol/L 碳酸盐缓冲液 1 份配制。

⑥镜检：在荧光显微镜下观察。

（3）直接免疫荧光法的优缺点：

优点：方法简便、特异性高，非特异性荧光染色少。适合做细菌、螺旋体、原虫、真菌及浓度较高的蛋白质抗原如肾、皮肤的检查和研究。

缺点：敏感性偏低；而且每检查一种抗原就需要制备一种荧光抗体。若检测多种抗原需制备多种相应的荧光标记抗体。

（4）直接免疫荧光法的注意事项：

①对荧光标记抗体的稀释：要保证抗体的蛋白有一定的浓度。

②一般稀释度不应超过 1：20，抗体浓度过低，会导致产生的荧光过弱，影响结果的观察。

③染色温度和时间需要根据各种不同的标本及抗原而变：染色时间应为 10min 到数小时，一般 30min；染色温度多采用室温（25℃），高于 37℃ 可加强染色效果，但对不耐热的抗原可采用 0～2℃ 的低温，延长染色时间。实验表明，低温染色过夜较 37℃ 染色 30min 的效果好。

④试验时需设置下列对照：自发荧光对照即空白对照，标本加 0.01mol/L 的 pH 值为 7.4 的 PBS 缓冲液代替一抗；阳性对照，用已知的阳性标本加荧光标记的特异性抗体；特异性对照，标本加未标记的特异性抗体，再加荧光标记的特异性抗体。

⑤若标本自发荧光对照和特异性对照呈无荧光或弱荧光，阳性对照和待检标本呈强荧光，则为特异性阳性染色。

⑥一般标本在高压汞灯下照射超过 3min，就有荧光减弱现象。

⑦经荧光染色的标本最好在当天观察，因为随着时间的延长，荧光强度将会逐渐下降。

2. 间接免疫荧光法

（1）间接免疫荧光法（Indirect immunofluorescence）的原理：间接免疫荧光法以荧光素标记抗球蛋白抗体，抗体与相应抗原结合后，荧光标记的抗球蛋白抗体与已结合的抗原发生作用，从而推知抗原或抗体的存在。间接免疫荧光法是直接免疫荧光技术的改进，需要两种抗体参与，即一抗和二抗，二抗要用荧光素标记。一抗对标本中的抗原来说起抗体的作用，但对荧光标记的二抗来说又起着抗原作用。间接免疫荧光法可以用已知的抗原检测未知的抗体，也可用已知的抗体测出未知抗原。

（2）间接免疫荧光法的操作步骤：

①标本处理：标本的处理及非特异染色的封闭同直接法。

②封闭：切片固定后用毛细滴管吸取经适当稀释的免疫血清滴加在其上，将染色盒置于 37℃孵育 30min，此过程要保持一定的湿度。

③一抗染色：加未标记的特异性抗体，抗体一般为 1∶100 稀释，用 0.01mol/L的 pH 值为 7.4 的 PBST 缓冲液稀释，37℃孵育染色 30min 或 4℃过夜。

④洗片：用 0.01mol/L 的 PBST 缓冲液漂洗 3 次，每次 5min，不时震荡，以洗去多余游离的荧光素标记的抗体。

⑤加二抗：用吸水纸吸去或吹干余留的液体后，加荧光标记的二抗抗体，37℃湿盒避光孵育 30min。

⑥洗片：倾去存留的荧光抗体，将切片浸入 0.01mol/L 的 PBST 缓冲液中避光漂洗 3 次，搅拌，每次 5min，不时震荡，以洗去多余游离的荧光素标记的抗体。

⑦甘油缓冲液封片：用 50%缓冲甘油封固。

⑧镜检：在荧光显微镜下观察。

（3）间接免疫荧光法的优缺点：

优点：敏感性较高，比直接法高 10 倍左右；制备一种荧光标记抗体，可应用于多种一抗。

缺点：是参加反应的因子较多，产生非特异性染色的机会增多。

（4）间接免疫荧光法的注意事项：

①荧光染色后一般在 1h 内完成观察，或置于 4℃可保存 4h，时间过长，荧光将减弱。

②每次试验时，需设置阳性对照、阴性对照及荧光标记物对照。阳性对照为阳性血清＋荧光标记物；阴性对照为阴性血清＋荧光标记物；荧光标记物对照为 PBS＋荧光标记物。

③标本片需在操作的各个步骤中，始终保持湿润，避免干燥。

④一抗和二抗应始终保持在标本片上，避免因放置不平使液体流失，从而造成非特异性荧光染色。

3. 补体法

补体法的荧光抗体不受免疫血清动物种属的限制，因而一种荧光抗体可作更广泛的应用，敏感性也较间接免疫荧光法高，效价低的免疫血清也可应用，节省免疫血清，尤其是对检查形态小的如立克氏体、病毒颗粒等或浓度较低的抗原物质时最为理想。

操作步骤：涂片或切片固定；吸取经适当稀释的免疫血清及补体的等量混合液滴于切片上，将切片置于保持一定湿度的染色盒内，37℃孵育30min；用缓冲盐水洗2次，搅拌，每次5min，吸干标本周围水液；滴加经过适当稀释的抗补体荧光抗体，37℃孵育30min，水洗同前；蒸馏水洗1min，缓冲甘油封固。

4. 膜抗原荧光抗体染色法

膜抗原荧光抗体染色法应用直接免疫荧光法或间接免疫荧光法的原理和步骤，可对活细胞在试管内进行染色，常用于T细胞、B细胞、细胞培养物、瘤细胞抗原和受体等的检查及研究，阳性荧光主要在细胞膜上。流式细胞术（Flow cytometry analysis，FACS）即采用此法原理。

5. 双重染色法

在同一标本上有两个抗原需要同时显示（如A抗原和B抗原），A抗原的抗体用FITC标记，B抗原的抗体用罗丹明标记，可采用以下两种染色方法。

（1）一步法双染色：先将两种标记抗体按适当比例混合（A＋B），按直接免疫荧光法进行染色。

（2）二步法双染色：先用RB 200标记的B抗体染色，不必洗去，再用FITC标记的A抗体染色，按间接免疫荧光法进行。结果：A抗原阳性荧光呈现绿色，B抗原阳性荧光呈现橘红色。

6. 荧光抗体再染色法

若切片或其他标本经某种荧光抗体染色后，未获得阳性结果，而又怀疑有另外的病原体存在时，可用相应的荧光抗体再染色。

有时存档蜡块不能再用以切片，也可用存档的HE染色标本，褪去盖片和颜色，再作免疫荧光或其他免疫细胞化学染色。

二、免疫酶标法

免疫酶标法是继免疫荧光法之后的又一免疫组织化学方法。免疫酶标方法基本原理是先以酶作为标记物标记的抗体与组织或细胞作用，然后加入酶的底物，生成有色的不溶性产物或具有一定电子密度的颗粒，沉积于抗原和抗体反应的部位，通过光镜或电镜，对细胞表面和细胞内的各种抗原成分进行定位研究。该方法与免疫荧光方法相比的主要优点是：定位准确，对比度好，染色标本可长期保存，适合于光、电镜研究等。免疫酶标方法的发展非常迅速，已经衍生出了多种标记方法，且随着方法的不断改进和创新，其特异性和灵敏度都在不断提高，使用也越来越方便。

（一）常用的标记酶及其显色底物

免疫组织化学试验中，需要将无色的抗原表达部位通过一定的化学反应转变为某种颜色，以便在显微镜下观察。一般的免疫酶标法的免疫组织化学显色系统有：辣根过氧化物酶（HRP）系统，碱性磷酸酶（AKP）系统和3-氨基-9-乙基咔唑（3-amino-9-ethylcarbazole，AEC）系统等。

1. 辣根过氧化物酶（HRP）及底物

HRP比活性高、稳定、分子量小、纯酶容易制备，是应用最广的一种酶。HRP来源于植物辣根，由无色的酶蛋白和深棕色的铁叶啉结合而成，稳定性好；HRP分子含有铁血红素基团，是HRP的活性基团，在溶液中呈棕黄色，HRP中的高铁血红素与H_2O_2形成复合物，脱水形成氧原子。底物为过氧化物和供氢体（DH_2），过氧化物常用H_2O_2和过氧化氢尿素，供氢体多用无色的还原型染料，通过反应生成有色的氧化型染料，最常用的供氢体是二氨基联苯胺（Diaminobenzidine，DAB）；DAB是广泛应用的电子供体，本身无色，反应后呈棕色，不溶于水，不溶于有机试剂，不易褪色，电子密度高，可以长期保存，最为常用；目前已经有商品化的试剂盒，使用起来非常方便。

HRP催化H_2O_2形成的中间产物迅速产生水，同时HRP被还原，供氢体被氧化、聚合，再经氧化环化，最后形成吲哚氨多聚体，此多聚体进一步氧化、环化形成苯乙肼聚合体。如供氢体是DAB，显色颜色是棕黄色，但如果使用蓝色OAB，则为蓝色；如果是AEC，显色颜色为红色。

2. 碱性磷酸酶（AKP）及底物

AKP 为磷酸酯的水解酶，因其穿透细胞组织能力弱，某些含有内源性碱性磷酸酶的组织如肝、肾、肠对免疫组织化学染色会产生干扰，因此它的应用受到一定的限制。AKP 的显色反应敏感性比 HRP 高 $2 \sim 3$ 倍，可以与 HRP 组合成为双重或多重标记。可通过两种反应显色：①偶氮偶联反应，底物为 α-萘酚磷酸盐，经水解后得 α-萘酚，与重氮化合物如坚牢蓝或坚牢红形成不溶性沉淀，分别呈蓝色或红色。②靛蓝－四唑反应：底物为溴氯羟吲哚磷酸盐（5-bromo-4-chloro-3-indodyl phosphate，BCIP），经酶水解并氧化形成靛蓝，而氮蓝四唑（Nitroblue tetrazolium，NBT）在此氧化过程中被还原成不溶性紫蓝色沉淀。BCIP + NBT（四唑硝基蓝）是碱性磷酸酶最佳的底物组合之一，产物为深蓝色。在碱性磷酸酯酶的催化下，BCIP 会被水解产生强反应性的产物，该产物会和 NBT 发生反应，形成不溶性的深蓝色至蓝紫色的 NBT-formazan。

（二）常用的免疫酶染色方法

1. 酶标抗体法

酶标抗体法是通过共价键将酶结合在抗体上，制成酶标抗体，与标本进行反应后，再用酶组化法将酶显色，使之生成有色的不溶性产物或具有一定电子密度的颗粒，以供光镜和电镜观察。此法优点是切片能长期保存、反复观察，适于镜下半定量分析。此法缺点是酶与抗体形成的共价键，可损害抗体和酶的活性；易产生非特异染色。酶标抗体法包括直接法和间接法。

（1）直接法：将酶直接标记在一抗上，然后直接与相应抗原特异地结合。形成抗原－抗体－酶复合物，最后用底物显色剂显色。

（2）间接法：将酶标记在二抗上，先将一抗与相应的抗原结合，形成抗原抗体复合物，再用二抗（酶标抗体）与复合物中的特异抗体结合，形成抗原－抗体－酶标抗体复合物，最后用底物显色剂显色。

2. 非标记抗体酶法

非标记抗体酶法包括酶桥法和 PAP 法，目前，最常用的是 PAP 法。

（1）酶桥法：首先用酶免疫动物，制备效价高、特异性强的抗酶抗体；以二抗作桥，将抗酶抗体联结在一抗上；再将酶结合在抗酶抗体上，经显色显示抗原的分布。酶桥法的优点是任何抗体均未被酶标记，酶是通过免疫学原理与酶抗体结合的，避免了共价连接对抗体和酶活性的损害，提高了方法的敏感性，而且节省一抗的用量，但抗酶抗体不易纯化。

（2）PAP法：PAP法即过氧化物酶–抗过氧化物酶复合物法。PAP法除需一抗和二抗外，还需制备HRP标记的抗酶抗体，即以HRP作为抗原免疫动物，制成抗HRP抗体，再以HRP标记该抗体制成由3个酶分子与2个抗酶抗体组成的相当稳定的环形PAP复合物。标本先后以一抗、二抗和PAP复合物处理后，再以DAB显色，即可检测抗原的分布。

PAP法的主要特征有：抗体活性高，PAP法属于非标记抗体酶法，在所有的反应过程中，任何抗体均未与酶连接，避免了标记过程（共价键连接）中对抗体活性的损害，最大限度地保存了抗体活性；灵敏度高，灵敏度是指免疫细胞化学方法所能显示的最少数量的抗原。从理论上讲，PAP法应该较间接法敏感二倍以上，因为酶标抗体法中，酶与抗体为1∶1标记，而PAP复合物含有三个HRP分子。假设一个第一抗体同一个酶标抗体—PAP复合物结合，则被连接在抗原部位的酶分子大大增加，所以PAP法具有较高的敏感性。PAP法比直接法、间接法、酶桥法更敏感。特别适用于石蜡切片中微量抗原和抗原性减弱抗原的检测。此法缺点是步骤较多、时间较长、不适用于临床常规检查。

三、亲和组织化学法

亲和组织化学法是以一种物质对某种组织成分具有高度亲合力为基础。这种方法敏感性更高，有利于微量抗原（抗体）在细胞或亚细胞水平的定位。亲和组织化学法主要是生物素–抗生物素染色法。

（一）生物素–抗生物素染色法原理

生物素（Biotin）又称维生素H，是从卵黄和肝中提取的一种小分子物质，是转氨甲酰基化过程中的辅酶。抗生物素（Avidin），又称卵白素或亲和素，是一种碱性蛋白，对生物素具有很强的亲和力，比抗原抗体间的亲和力要高出100万倍。它由4个亚基组成，每个亚基都有生物素的结合位点。两者均可与抗体等大分子生物活性物质相偶联，又可被酶类等多种示踪物所标记，形成生物素–抗生物素系统。该系统一端偶联大分子生物反应体系，另一端连接标记物，后者加入酶的底物，产生颜色反应。

（二）生物素 – 抗生物素染色法的方法

1. 标记抗生物素 – 生物素法

标记抗生物素 – 生物素法分（Labelled avidin-biotin method，LAB）为直接法和间接法。

（1）直接法：用生物素标记第一抗体，与抗原结合；酶标记抗生物素，与生物素结合，然后进行酶呈色反应。

（2）间接法：用生物素标记二抗，酶标记抗生物素，先用第一抗体与组织抗原结合，再将第二抗体与第一抗体相连接，最后进行呈色反应。

2. 桥抗生物素 – 生物素法

桥抗生物素 – 生物素法（Bridge avidin-biotin method，BRAB）是用生物素分别标记抗体和酶，以抗生物素为桥，把二者连接起来，进行呈色反应。

3. 抗生物素 – 生物素 – 过氧化物酶法

抗生物素 – 生物素 – 过氧化物酶法（ABC 法）是在 BRAB 和 LAB 的基础上改良的方法，ABC 法是最常用的方法。ABC 法按一定比例将亲合素与酶标生物素结合在一起，形成亲合素 – 生物素 – 过氧化物酶复合物（ABC 复合物），标本中的抗原先后与一抗、生物素化二抗、ABC 复合物结合，最终形成晶格样结构的复合体，其中网络了大量酶分子，从而大大提高了检测抗原的灵敏度。在 ABC 法反应中，抗生物素作为桥连接于生物素标记的酶和生物素标记的抗体之间，而生物素标记的过氧化物酶分子又可作为链连接于抗生物素分子之间，于是形成了一个含有 3 个以上过氧化物酶分子（大于 PAP 复合物）的网格状复合物，敏感性和特异性大大提高。ABC 法分为直接法和间接法。直接法是生物素标记的一抗与 ABC 复合物结合；间接法是生物素标记的二抗与 ABC 复合物结合。

ABC 法的优点有：①敏感性强，特异性高：ABC 法比 PAP 法敏感性高20 ~ 40 倍。可显示出 PAP 法所不能显示的微量抗原。这是因为生物素与抗生物素间有很强的结合力，一个抗生物素分子既可与多个生物素标记的过氧化物酶相结合，又可以结合多个生物素分子，从而增加了生物素标记的抗体或过氧化酶结合抗生物素的能力；②特异性强，背景染色淡：由于敏感性高，一抗和二抗都可被稀释至可能的浓度，减少了非特异染色；③方法简便，节约时间；④由于生物素与抗生物素具有与多种示踪物结合的能力，可用于双重或多重免疫。

第五节 免疫组织化学基本技术方法

不同的免疫组织化学技术的基本技术方法是相似的，都包括抗体的制备、组织材料的处理、免疫染色及结果观察与判断等步骤。

一、抗体使用液的配制

抗体使用液的配制是任何免疫组织化学方法中最重要的一环，无论是一抗、二抗和各种标记抗体，用前都必须按不同免疫染色方法和抗原性强弱与抗原的多少稀释使用各种抗体原液，以便获得最佳免疫染色结果。

（一）抗体最佳稀释度的测定方法

用已知阳性抗原切片，进行免疫染色，将其阳性强度与背景染色强度以"＋"表示，可分为＋＋＋＋、＋＋＋、＋＋、＋、（－）。＋＋＋＋为最强阳性，＋＋＋为强阳性，＋＋为较强阳性，＋为弱阳性，（－）为阴性。

1. 直接测定法

直接测定法用于测定第一抗体的最佳稀释度，其他条件稳定可靠。将一抗稀释为1∶50、1∶100、1∶200、1∶400、1∶500等5个稀释度滴加在阳性抗原切片上，同时设一替代和阴性对照（表4－3）。

表4－3 直接测定法

一抗稀释度	特异性染色强度	非特异性背景染色度
1∶50	＋＋＋＋	＋＋
1∶100	＋＋＋＋	＋＋
1∶200	＋＋＋＋	＋＋
1∶400	＋＋＋	＋
1∶500	＋＋	（－）
隐性对照	（－）	（－）

从表中结果可见，第一抗体稀释到 1：400 时阳性结果呈强阳性，背景染色减少，其最佳稀释度在（1：500）～（1：400）。再按上述方法作 1：420、1：440、1：460、1：480、1：500 稀释后染色，找出最佳稀释度。

2. 棋盘（方阵）测定方法

当测定两种以上抗体的最佳配合稀释度时，必须采用棋盘（方阵）测定方法（表4-4）。

表4-4　棋盘（方阵）测定方法

第二抗体	第一抗体			
	1：500	1：1000	1：2000	1：4000
1：1000	＋＋＋＋（＋＋）	＋＋＋＋（＋）	＋＋＋（±）	＋（－）
1：2000	＋＋＋＋（＋）	＋＋＋（－）	＋＋（－）	＋＋（－）
1：4000	＋＋（－）	＋（－）		－

括号内为背景染色结果，从表中可见第一抗体 1：1000，第二抗体 1：2000接近最佳稀释度。

（二）抗体稀释液的配制

常用 0.01mol/L 的 pH 值为 7.4 的 PBS 缓冲液或 TBS 缓冲液作抗体稀释液。可用以下方法配制专用的抗体稀释液，防止抗体效价下降，减少抗体在组织上的非特异性吸附：取 0.05mol/L 的 pH 值为 7.4 的 TBS 缓冲液 100mL，加温到 60℃，再加入优质明胶 100mg，搅拌溶解后，冷却至室温，加入 1g 牛血清白蛋白，加入 NaN_3 200mg 溶解后，过滤，分装，4℃保存。

二、组织材料的处理

组织材料的处理是获得良好免疫组织化学结果的前提，必须保证要检测的细胞或组织取材新鲜，固定及时，形态保存完好，抗原物质的抗原性不丢失、不扩散和被破坏。组织材料处理的具体方法及要求详见第三节。

三、免疫染色

在免疫染色中应特别注意增强特异性染色，减少或消除非特异性染色。在各种免疫染色中都必须注意这些问题。

（一）增强特异性染色的方法

（1）蛋白酶消化法：其作用是暴露抗原，增加细胞和组织的通透性，以便抗体与抗原最大限度的结合，增强特异性染色和避免非特异性染色。这种方法已广泛用于各种免疫组织化学染色，常用的蛋白酶有胰蛋白酶、胃蛋白酶以及链霉蛋白酶等；也可用 3mol/L 尿素处理切片，达到酶消化的目的。

（2）合适的抗体稀释度：抗体的浓度是免疫染色的关键，如果抗体浓度过高，抗体分子多于抗原决定簇，可导致抗体结合减少，产生阴性结果。因此，必须使用一系列稀释作"棋盘式效价滴定"检测抗体的最适稀释度，以得到最大强度的特异性染色和最弱的背景染色。

（3）温育时间和温度：大部分抗体温育时间为 30 ~ 60min，必要时可置于 4℃过夜（约 18h）。温育的温度常用 37℃，也可在室温中进行，对抗原抗体反应强的以室温为佳。37℃可增强抗原抗体反应，适用于多数抗体染色，但应注意在湿盒中进行，防止切片干燥而导致失败。

（4）多层染色法：对弱的抗原可用间接法、PAP 法或 ABC 法等，可以很大程度的提高敏感性，获得良好结果。

（5）显色增敏剂的应用，如在过氧化物酶底物中加入氯化镍，可提高显色敏感度 4 倍。

（二）减少或消除非特异性染色的方法

组织中非抗原抗体反应出现的阳性染色称为非特异性背景染色，最常见的原因是蛋白吸附于高电荷的胶原和结缔组织成分上。

减少或消除非特异性染色最有效方法是在用第一抗体前，加制备第二抗体动物的非免疫血清［(1:20) ~ (1:5)］封闭组织上带电荷基团，以消除与第一抗体非特异性结合。也可用除制备第一抗体以外的其他动物血清（非免疫的）。但有明显溶血的血清不能用，以免产生非特异性染色。必要时可加入 2% ~ 5% 牛血清白蛋白，可进一步减少非特异性染色。作用时间约为 10 ~ 20min；另外，使用特异性高、效价高的第一抗体是最重要的条件；也可在洗涤用的缓冲液中加入 0.85% ~ 1% NaCl 成为高盐溶液，充分洗涤切片，能有效地减少非特异性结合而减少背景染色。

（三）显色反应的控制

①成色质浓度和温育时间可调节，增加成色质的量和/或增加底物温育时间，可增加反应产物强度。②过氧化物酶显色时，H_2O_2较高浓度将使显色反应过快而致背景加深；过量 H_2O_2可能抑制酶的活性。

（四）复染

根据所用的染色方法和呈现的颜色等可选用适当的复染方法。如阳性结果呈红或棕色，则用苏木素将细胞核染成蓝色，以便定位检测。也可用 1% ~ 2% 甲基绿复染。

四、结果判断

免疫组织化学技术具有特异性强、敏感性高和定位准确等优点，但是随着免疫组织化学技术应用的普及和深入，越来越多的问题也随之出现，假阳性和假阳性的干扰也严重影响了免疫组织化学技术结果的判断，因此掌握免疫组织化学实验结果的判断原则是十分重要的。

（一）免疫组织化学结果判断原则

1. 抗原表达必须在特定部位

阳性表达必须在细胞和组织特定的抗原部位才能视为阳性，如角蛋白在细胞质内，增殖细胞核抗原（Proliferating cell nuclear antigen，PCNA）在细胞核内，上皮细胞膜抗原（Epithelial membrane antigen，EMA）和白细胞共同抗原（LCA）在细胞膜上。

2. 尽量避开出血、坏死及切片刀痕和界面边缘细胞的阳性表达

由于内源性酶的干扰和出血坏死区呈现的弥漫性成片着色属于非抗原定位反应，判断时，应加以除外，切痕和组织周边界面也常常呈现非特异性阳性着色，这是由于界面不平整，标记试剂残留干扰所致，非真实抗原阳性标记。

3. 对照组的设置

免疫组织化学技术的质量取决于正确使用各种对照，没有对照的免疫组织化学实验结果是毫无意义的。设置对照组的目的在于证明和肯定阳性结果的特异性，排除非特异性。设置对照组主要是针对第一抗体对照，对照方法包括：①阳性对照；②阴性对照；③阻断试验；④替代对照；⑤空白对照；⑥自身对照；⑦吸收试验。常用的对照有阴性对照、阳性对照和自身对照。观察染色结果时，先观察对照组的结果，如阳性对照组中阳性细胞呈强阳性，阴性对照细胞呈阴性，内源酶阴性，背景无非特异性染色时，表明本次实验的全部试剂和全过程技术操作准确无误，待检组织中的阳性细胞就是可信的正确结果。免疫组织化学染色中对照组的设置非常重要，它是判断染色是否成功的关键依据，而且也是检测每一个抗体的质量标准。

（1）阳性对照：用已知抗原阳性的切片与待检标本同时进行免疫组织化学染色，对照切片应呈阳性结果，称为阳性对照。即用已知含有要检测抗原的切片作阳性对照，证明全过程均符合要求，尤其是当待检标本呈阴性结果时，阳性对照尤为重要。

（2）阴性对照：又称空白对照，是用确证不含已知抗原的标本作对照，应呈阴性结果，是阴性对照的一种。其实空白、替代、吸收和抑制试验都属阴性对照，通常第一抗体由 PBS 缓冲液或非免疫血清取代。当待检标本呈阳性结果时，阴性对照就更加重要，用以排除假阳性。

（3）自身对照：在同一切片上，将不同组织成分中的阳性或阴性结果与检测的目的物进行对照比较。如果应为阳性的组织是阳性，则免疫组织化学技术正确；如为阴性，则表明染色技术有问题或免疫试剂质量有问题。

（4）回收实验阴性对照：已知抗原与相应的第一抗体混合，发生结合沉淀，再用此沉淀抗体复合物进行免疫组织化学实验，结果为阴性。

（5）替代对照：用于第一抗体同种动物的血清或无关抗体代替第一抗体，结果为阴性。

（二）免疫组织化学镜检

在镜检前可以通过相关资料查询抗体的表达部位：细胞间质、细胞膜、细胞浆、核膜、细胞核以及在其中的多个部位表达和表达组织。如髓过氧化物酶（Myeloperoxidase，MPO）抗体表达在细胞膜、细胞浆、核膜、细胞核上，而血管性血友病因子（Von willebrand factor，VWF）抗体在血管壁上表达，呈现环形。在显微镜下观察时，先在 40 倍镜下查找组织及其范围，再查看整个组织确定阳性产物的表达部位，然后将阳性产物表达部位置于视野正中央，最后换高倍镜观察。

（三）细胞凋亡检测的镜检

正常凋亡细胞通过检测凋亡细胞 DNA 片段进行染色，正常的人为造成凋亡的细胞很少能够被染色。以甲基氯复染，便于从形态学上分辨评估正常细胞和凋亡细胞。首先确定目标凋亡细胞的组织部位（如眼球组织，由于玻璃体结构内没有细胞核，因此看不到凋亡，在整个组织的最外面有单层视网膜细胞，因此只能在最边缘查看凋亡细胞的阳性产物）。

（四）特异性染色与非特异性染色的鉴别

非特异性染色表现为无一定的分布规律，常为某一部位成片的均匀着色，细胞和周围的结缔组织均无区别的着色，或结缔组织呈现很强的染色。非特异性染色常出现在干燥切片的边缘，有刀痕或组织折叠的部位。在过大的组织块，中心固定不良也会导致非特异性染色。有时可见非特异性染色和特异性染色同时存在，由于过强的非特异性染色背景不但影响对特异性染色结果的观察和记录，而且令人对其特异性结果产生怀疑。

五、免疫组织化学技术常用试剂的配制

（一）缓冲液

1. 0. 01mol/L PBS 缓冲液（pH 值 7. 2）

试剂	用量
NaCl	8. 00g
Na_2HPO_4	1. 15g
KH_2PO_4	0. 20g

按用量取以上试剂至容量瓶中，加双蒸水至 1000mL 定容。

2. 0. 05mol/L TBS 缓冲液（pH 值 7. 4）

试剂	用量
Tris－碱（三羟甲基胺基甲烷）	12. 1g
NaCl	17. 5g

按量取以上试剂至容量瓶中，加双蒸水至 1500mL，在搅拌下加浓 HCl 至 pH 值为 7. 4，再加双蒸水至 2000mL 定容。

3. 0. 02mol/L TBS 缓冲液（pH 值 8. 2）

试剂	用量
Tris－碱	4. 84g
NaCl	17. 5g
牛血清白蛋白（BSA）	2. 00g
叠氮钠（NaN_3）	1. 00g

按量取以上试剂至容量瓶中，加双蒸水至 1500mL，在搅拌下加浓 HCl 至 pH 值为 8. 2，再加双蒸水至 2000mL 定容。

4. 0. 05mol/L TB 液（pH 值 7. 6）

先配制 0. 05mol/L TB 液。

试剂	用量
Tris－碱	60. 75g
1 NHCl	420mL
双蒸水	加至 1000mL

配制方法：先以少量双蒸水（约 300mL）溶解 Tris－碱，加入 HCl 后，再用 1mol/L HCl 或 1mol/L NaOH 将 pH 值调至 7. 6，再加双蒸水至 1000mL 定容。用时将 0. 5mol/L TB 稀释 10 倍，即为 0. 05mol/L TB 液（pH 值 7. 6）液。

5. 0. 05mol/L 醋酸缓冲液（pH 值 3. 5）

先配制 0. 1mol/L 的醋酸和 0. 1mol/L 醋酸钠溶液。

0.1mol/L 醋酸液：

试剂	用量
冰醋酸	5.75mL
双蒸水	加至 1000mL

0.1mol/L 醋酸钠液：

试剂	用量
醋酸钠	13.61g
双蒸水	加至 1000mL

再配制 1000mL 0.1mol/L 醋酸缓冲液。

试剂	用量
0.1mol/L 醋酸	210mL
0.1mol/L 醋酸钠	790mL

用时将 0.1mol/L 的醋酸缓冲液稀释 5 倍，即为 0.05mol/L 醋酸缓冲液。

6. 枸橼酸缓冲液

（1）pH 值 3.5 的枸橼酸缓冲液：

试剂	用量
枸橼酸	2.55g
枸橼酸钠	2.35g
双蒸水	加至 100mL

（2）pH 值 6.0 的枸橼酸缓冲液：

试剂	配制方法
0.1mol/L 枸橼酸：	21.01g 枸橼酸加入蒸馏水 1000mL
0.1mol/L 枸橼酸钠：	29.41g 枸橼酸钠加入蒸馏水 1000mL

使用时取 0.1mol/L 枸橼酸 9mL 和 0.1mol/L 枸橼酸钠 41mL，再加入蒸馏水 450mL，即配成 0.01mol/L 的枸橼酸缓冲液（pH 值 6.0±0.1）。该缓冲液用于微波修复抗原时。

（二）显色液

1. DAB 显色液

试剂	用量
3,3-二氨基联苯胺四盐酸盐（DAB）	50mg
0.05mol/L TB（或 0.01mol/L PBS）	100mL
30% H_2O_2	30~40μL

配制方法：先以少量 0.05mol/L TB（或 0.01mol/L PBS）溶解 DAB，充分溶解后加入剩余的 TB 或 PBS，摇匀后（避光）过滤，显色前加入 30% H_2O_2，宁少勿多，便于掌握反应过程。阳性为棕黄色颗粒。

2. 3-氨基-9-乙基咔唑（AEC）显色液

试剂	用量
3-氨基-9-乙基卡巴唑（AEC）	20mg
二甲酰胺（DMF）	2.5mL
0.05mol/L 醋酸缓冲液（pH 5.5）	50mL
30% H_2O_2	25μL

配制方法：先将 AEC 溶于 DMF 中，再加入醋酸缓冲液充分混匀。临显色前加入 30% H_2O_2 液。镜下控制显色时间。阳性为深红色颗粒。

3. 4-氯-1 萘酚（4-Cl-1-Naphthol）显色液

试剂	用量
4-氯-1 萘酚	100mg
无水乙醇	10mL
0.05mol/L TB（pH 7.6）	190mL
30% H_2O_2	10μL

配制方法：先将 4-氯-1 萘酚溶于无水乙醇中，然后再加入 190mL TB，用前加入 30% H_2O_2，显色时间 5~20min。阳性结果为蓝或深蓝色。

4. α-萘酚显色液

（1）α-萘酚显色液-1：

试剂	用量
α-萘酚 AS-BI 磷酸盐	1mg
坚固红 TR 盐	2mg
底物缓冲液	2mL
二甲基甲酰胺（DMF）	40μL

配制方法：先将 α-萘酚 AS-BI 磷酸盐溶于 40μL DMF 中，再加入底物缓冲液 2 L，临用前 10min 加坚固红 TR 盐。

底物缓冲液（pH 值 8.2~8.3）。

试剂	用量
0.2mol/L Tris	50mL
0.1mol/L HCl	40mL
$MgCL_2 \cdot 6 H_2O$	20.3mg
左旋咪唑	20.4mg
双蒸水	加至 100mL

此缓冲液为玫瑰红色，若在底物显色液中用坚固蓝 BB 盐代替坚固红 TR 盐，最终产物为深蓝色。

（2）α-萘酚显色液-2：

试剂	用量
α-萘酚 AS-BI 磷酸盐	5mg
DMF	0.05mL
丙二醇缓冲液（0.05mol/L，pH 9.8）	5mL
坚牢蓝 BB	2mg

配制方法：先将 α-萘酚溶于 DMF 中，然后加入丙二醇缓冲液，临用前加入坚牢蓝 BB，溶解过滤后使用。

2mol/L 丙二醇缓冲液（储备液）

试剂	用量
2 - 氨基 - 2 - 甲基 - 1.3 丙二醇	35.64g
6mol/L HCl	32mL
0.005mol/L MgCL$_2$	4mL
左旋咪唑	480mg
双蒸水	加至 200mL

用 HCl 或 NaOH 调 pH 值至 9.8。取上述储备液 1mL 用双蒸水稀释至 40mL 备用。阳性结果为蓝色颗粒。

（3）α - 萘酚显色液 - 3：

试剂	用量
α - 萘酚	15mg
DMF	0.5mL
坚固蓝 BB 盐	30mg
0.05mol/L Tris-HCl（pH 9.1）	50mL
左旋咪唑	12mg

配制方法：将 α - 萘酚溶于 DMF 中，加入 BB 盐，再加入 Tris-HCl 缓冲液，最后加入左旋咪唑，完全溶解过滤后立即使用。显色 37℃，15～30min，用 0.1% 中性红复染 30s 至 1min 自来水冲洗，丙酮分化 5s，流水冲洗。阳性结果为蓝色，细胞核为红色或紫色。

5. 银显色液

（1）硝酸银显色液：

试剂	用量
①2% 明胶（或 25% 阿拉伯胶水溶液）	60mL
②枸橼酸缓冲液（pH 值 3.5）	10mL
③对苯二酚	1.7g 加双蒸水至 10mL
④硝酸银	50mg 加双蒸水至 2mL

①～③液用前依次混合，最后加入④液，注意避光。

（2）乳酸银显色液：

试剂	用量
①20%阿拉伯胶	60mL
②枸橼酸缓冲液（pH 值 3.5）	10mL
③对苯二酚	0.85g/15mL
④乳酸银	110mg/15mL

以上①～③液用前依次混合，最后加入④液，注意避光。

（3）醋酸银显色液：

试剂	用量
①硝酸银	100mg/50mL 双蒸水
②10%明胶	10mL
③枸橼酸缓冲液（pH 值 3.5）	1.7g 加双蒸水至 10mL
④对苯二酚	600mg

配制方法：将对苯二酚溶于③液，然后将②③液混合过滤，再加入①液。

（三）酶消化液

1. 0.1%胰蛋白酶

试剂	用量
胰蛋白酶	100mg
0.1%氯化钙（pH 值 7.8）	100mL

配制方法：先配制 0.1%氯化钙，用 0.1mol/L 的 NaOH 将其 pH 值调至 7.8，然后加入胰蛋白酶充分溶解。用前将胰蛋白酶消化液在水浴中预热至 37℃，消化时间 10～30min。

2. 0. 4%胃蛋白酶

试剂	用量
胃蛋白酶	400mg
0. 1mol/L HCl	100mL

配制方法：先配制 0. 1mol/L HCl，然后将胃蛋白酶充分溶解，预热至37℃后使用，消化时间30min 左右。

（四）黏合剂

1. 铬矾明胶液

试剂	用量
铬矾（或甲铬矾）	0.5g
明矾（Gelatine）	5g
蒸馏水	加至 1000mL

配制方法：先用少许蒸馏水溶解铬矾（硫酸铬钾）后，再加入明胶及蒸馏水，放在70℃水浴中，胶溶化后置电动磁力搅拌器上持续搅拌均匀，如有沉渣可过滤后使用。将清洁的载玻片置上述液体中浸泡数分钟后，烤干备用，可防止脱片。

2. 甲醛明胶液

试剂	用量
40%甲醛	2.5mL
明胶	0.5g
蒸馏水	加至 1000mL

配制方法：将少许蒸馏水（约 80mL）将明胶加热溶解，待完全溶解后，加入甲醛，最后补充蒸馏水至 100mL 备用。用法同铬矾明胶液。

3. APES 液

试剂	用量
APES	1mL
丙酮	50mL

配制方法：取 APES 1mL，加丙酮 50mL，充分搅拌均匀备用。将清洁的载玻片放入 APES 液中 20~30s 后，取出，用丙酮液洗去多余的 APES 液，注意不要留有气泡，晾干备用。经该方法处理的玻片具有良好的防脱片能力。

4. 多聚赖氨酸液

试剂	用量
多聚赖氨酸（Poly-L-Lysine）	1mL
蒸馏水	加至 10mL

配制方法：取市售 Poly-L-Lysine 1mL，加入蒸馏水 10mL，置塑料容器中，将清洁的玻片放入该液中 5min，取出放置无尘干燥箱中晾干备用或 60℃ 干燥箱烤干备用。所需容器不能用玻璃制品。经该方法处理的玻片具有很强的黏合能力。但价格较 APES 贵得多。

（五）封固剂

1. 缓冲甘油

试剂	用量
纯甘油（分析纯）	20mL
0.5mol/L 碳酸缓冲液（pH 值 9.5）	20mL

配制方法：取纯甘油 20mL，加入碳酸缓冲液 20mL，充分混合，待气泡完全消失后，即可使用。

2. 甘油 – TBS（PBS）

试剂	用量
纯甘油	90mL
0.01mol/L TBS	10mL
纯甘油	75mL
0.01mol/L PBS	25mL

配制方法：按上述比例将甘油和 TBS（PBS）缓冲液充分混合后，置 4℃静置，待气泡完全消失后即可使用。

3. 甘油明胶

试剂	用量
明胶	10g
甘油	10mL
蒸馏水	100mL
麝香草酚	少许

配制方法：称取 10g 明胶于温热（40℃）的蒸馏水中，充分溶解后过滤，再加入 12mL 甘油混合均匀。少许麝香草酚是为了防腐。

4. DPX

试剂	用量
Distrene	10g
酞酸二丁酯	5mL
二甲苯	35mL

DPX 为中性封固剂，用于多种染色方法均不易褪色，但使组织收缩较明显，故应尽量使其成均匀的一薄层。

（六）复染剂

1. 苏木素

试剂	用量
苏木精	0.2g
无水乙醇	25mL
硫酸铝	1g
蒸馏水	75mL
碘酸钠	0.05g
柠檬酸	0.1g

配制方法：将苏木精溶于无水乙醇，将硫酸铝溶于水，两液混合加热煮沸2min，加入碘酸钠及柠檬酸。此液存放时间长，染色力保持时间长，染色效果好。

2. 甲基绿

试剂	用量
甲基绿	2g
蒸馏水	100mL

复染后水洗数次，常规脱水封片。

3. 核固红

试剂	用量
核固红	0.1g
硫酸铝	15g
蒸馏水	100mL

配制方法：将核固红溶入15%硫酸铝水溶液中，加热溶解，冷却过滤后备用。复染后用流水冲洗数分钟后，常规脱水封片。

第六节　免疫组织化学技术操作步骤

一、载玻片的处理

抗原修复过程中，由于高温、高压、辐射等诸多因素的影响，极易造成脱片。为保证试验的正常进行，常用 APES 或多聚赖氨酸等试剂对已清洗的载玻片进行处理。

（1）APES：一定要现用现配。将洗净的玻片放入以 1：50 比例丙酮稀释的 APES 中，停留 20 ~ 30s，取出稍停片刻，再入纯丙酮溶液或蒸馏水中涮去未结合的 APES，置通风橱中晾干即可。用此载玻片捞片时应注意组织要一步到位，并尽量减少气泡的存在，以免影响染色结果。

（2）多聚赖氨酸：将洗净、干燥的载玻片放入以 1：10 比例去离子水稀释的多聚赖氨酸溶液中，浸泡 5 ~ 30min，60℃烤箱烘烤 1h 或室温过夜干燥。装盒备用。

二、石蜡切片脱蜡和水化

（1）脱蜡前准备，应将组织切片在室温中放置 60min 或 60℃恒温箱中烘烤 20min。

（2）脱蜡：组织切片置于二甲苯浸泡 10min；更换二甲苯后再浸泡 10min；更换 50% 的二甲苯再浸泡 5min。

（3）水化：无水乙醇中浸泡 5min；更换无水乙醇中浸泡 5min；更换 95% 乙醇浸泡 5min；更换 90% 乙醇浸泡 5min；更换 80% 乙醇浸泡 5min；更换 70% 乙醇浸泡 5min。

三、抗原修复

用于福尔马林固定的石蜡包埋组织切片。可根据实验室的具体条件，选用微波炉抗原修复、高压锅抗原修复、水浴高温抗原修复或酶消化法。抗原热修复可选用各种缓冲液，如 TBS 缓冲液、PBS 缓冲液、重金属盐溶液等，但实验证明，以 0.01mol/L 枸橼酸盐缓冲液（pH 值为 6.0）效果最好。

（一）抗原热修复

1. 微波炉抗原修复

微波炉抗原修复即微波热修复，将组织切片放入盛有枸橼酸盐缓冲液（0.01mol/L，pH 值为 6.0）的孵育盒，置微波炉内加热至沸腾后将组织切片放入，断电，间隔 5~10min，反复 1~2 次。取出容器，室温冷却 10~20min，操作时不可将切片从缓冲液中取出冷却，以便使蛋白能够恢复原有的空间构型。用 PBS 缓冲液冲洗 2 次，每次 5min。下接免疫组织化学染色步骤。

2. 水浴高温抗原修复

水浴高温抗原修复即煮沸热修复，将组织切片放入盛有枸橼酸盐缓冲液（0.01mol/L，pH 值为 6.0）的容器中，并将此容器置于盛有一定数量自来水的大器皿中，电炉上加热煮沸，从小容器的温度到达 92~98℃起开始计时 10~20min，然后端离电炉，室温冷却 20~30min，蒸馏水冲洗，用 PBS 缓冲液冲洗 3 次，每次 2min。下接免疫组织化学染色步骤。

3. 高压锅抗原修复

高压锅抗原修复即高压热修复，将 1500~3000mL 的枸橼酸盐缓冲液（工作液）注入不锈钢压力锅中加热至沸腾。将组织切片置于金属染色架上，放入锅内，使切片位于液面以下，使切片在缓冲液中浸泡 5min，然后将盖子锁定。缓慢加压，当压力锅开始慢慢喷气时（加热 5~6min 后），计时 1~2min，然后将压力锅端离热源，冷水冲至室温后，取下气阀，打开锅盖，取出切片，蒸馏水洗后，用 PBS 缓冲液冲洗 3 次，每次 2min。下接免疫组织化学染色步骤。本法适用于较难检测或核抗原的抗原修复。

（二）酶消化法

常用 0.1% 胰蛋白酶、0.4% 胃蛋白酶液和皂素。胰蛋白酶使用前预热至 37℃，切片也预热至 37℃，一般使用浓度为 0.05%~0.1%，消化时间约为 5~30min，主要用于细胞内抗原的显示；胃蛋白酶一般使用浓度为 0.4%，37℃消化 30min。适用于被固定遮蔽的抗原，主要用于细胞间质抗原的显示，如层粘蛋白（Laminin），Ⅳ型胶原（Collagen Ⅳ）等；皂素（Saponin）一般使用浓度为 2~10g/mL，消化时间为室温孵育 30min。

四、免疫组织化学染色步骤

（一）石蜡切片

（1）石蜡切片脱蜡至水。

（2）3% H_2O_2室温孵育 5～10min，以消除内源性过氧化物酶的活性。

（3）蒸馏水冲洗，PBS 缓冲液浸泡 5min，如需采用抗原修复，可在此步后进行。

（4）用 5～10% 正常山羊血清（PBS 缓冲液稀释）封闭，室温孵育 10min。倾去血清，勿洗，滴加适当比例稀释的一抗或一抗工作液，37℃孵育 1～2h 或 4℃过夜。

（5）用 PBS 缓冲液冲洗 3 次，每次 5min。

（6）滴加适当比例稀释的生物素标记二抗（1% BSA-PBS 稀释），37℃孵育 10～30min；或滴加第二代生物素标记二抗工作液，37℃或室温孵育 10～30min。

（7）用 PBS 缓冲液冲洗 3 次，每次 5min。

（8）滴加适当比例稀释的辣根酶标记链霉卵白素（PBS 缓冲液稀释），37℃孵育 10～30min；或第二代辣根酶标记链霉卵白素工作液，37℃或室温孵育 10～30min。

（9）用 PBS 缓冲液冲洗 3 次，每次 5min。

（10）显色剂显色 3～15min（DAB、AEC 或 NBT/BCIP）。

（11）用自来水充分冲洗、复染、脱水、透明、封片。

（二）冰冻切片

（1）冰冻切片（厚度 4～8μm）室温放置 30min 后，将切片置于 4℃丙酮固定液中固定 10min。

（2）用 PBS 缓冲液冲洗 3 次，每次 5min。

（3）用 3% H_2O_2孵育 5～10min，消除内源性过氧化物酶的活性。

（4）用 PBS 缓冲液冲洗 2 次，每次 5min。

（5）下接免疫组织化学染色操作步骤同石蜡切片。

五、免疫组织化学 SP 法即三步法

(1) 脱蜡水化：将需要作实验的切片置入 58～60℃恒温烘箱中烘烤过夜。实验当日再将切片置入 90℃烘箱中烘烤 30min 后取出，按常规方法将切片脱蜡水化。

(2) 热修复抗原：将切片放入孵育盒中，并加入 20mL 的 0.01 M 枸橼酸盐缓冲液（pH 值为 6.0），然后将孵育盒放入微波炉中加热至沸腾后断电，10min 两次，从微波炉中取出孵育盒，室温自然冷却，用 PBS 缓冲液冲洗 2 次，每次 5min 后待用。

(3) 阻断内源性过氧化酶：每张切片滴加一滴 3% H_2O_2，以阻断内源性过氧化酶的活性，室温下孵育 10～30min，用 PBS 缓冲液冲洗 2 次，每次 5min。

(4) 加山羊血清封闭：每张切片滴加一滴封闭用正常山羊血清工作液，37℃恒温水浴锅孵育 15～30min，为减少非特异性背景，不必冲洗，只需吸去多余液体。

(5) 加一抗：滴加一抗，每例标本分别滴加一滴或 50μL 第一抗体，37℃恒温水浴锅孵育 2～3h 或 4℃湿盒内过夜，用 PBS 缓冲液冲洗 3 次，每次 5min。一抗的稀释度、孵育时间和温度与染色强度、背景有直接关系。一般来说，阳性染色强度不够时，可提高一抗浓度和延长孵育时间；背景过高时，可降低一抗浓度和缩短孵育时间。

(6) 加二抗：每张切片滴加一滴生物素化二抗工作液，37℃恒温水浴锅孵育 20min 至 1h，用 PBS 缓冲液冲洗 3 次，每次 5min。

(7) 加辣根酶标记链霉卵白素工作液：每张切片滴加一滴辣根酶标记链霉卵白素工作液，37℃恒温水浴锅孵育 20min 至 1h，用 PBS 缓冲液冲洗 3 次，每次 5min。

(8) DAB 显色：每张切片滴加 2 滴新配制的 DAB 溶液，显微镜下观察 1～3min，见切片中出现棕黄色显色，立即自来水冲洗，终止染色。

(9) 苏木素复染：用苏木素溶液轻度复染 30s，立即用自来水冲洗。

(10) 脱水、透明、封片：用 70%、80%、90%、95% 系列乙醇、无水乙醇 Ⅰ、Ⅱ 脱水，二甲苯 Ⅰ、Ⅱ 透明，中性树胶封闭。显微镜下观察。

六、免疫组织化学 SABC 法

SABC 法操作步骤基本同 SP 法，只是有个别步骤不同，SABC 法操作步骤简介如下。

（1）组织切片脱蜡、水化：按常规方法将切片脱蜡、水化。

（2）脱蜡后用自来水冲洗，冲掉乙醇，注意不要把标本冲掉。再用 PBS 缓冲液冲洗 2 次，每次 5min。

（3）用蒸馏水或 PBS 缓冲液配置新鲜的 3% H_2O_2，室温封闭 5～10min，灭活内源性酶，蒸馏水洗 3 次。因为组织中的粒细胞、单核细胞及红细胞等存在内源性过氧化物酶，可与显色剂 DAB、AEC 起反应而造成假阳性，因此，在显色前要把这些内源性过氧化物酶消除。

（4）抗原修复：将切片浸入枸橼酸缓冲液中（pH 值为 6.0），微波炉加热至沸腾持续 2～3min 后断电，微波炉中放 10min。然后取出置于室温下自然冷却至常温。

（5v 用 PBS 缓冲液冲洗 2 次，每次 5min。

（6）封闭：滴加 5% 牛血清（BSA）封闭液或正常山羊血清，37℃ 反应 20～30min。甩去多余液体，不洗。常用的封闭液为 5% BSA，但是免疫组织化学染色应该根据其组织种属不同而选择山羊血清、牛血清或者兔血清。

（7）滴加一抗，在 37℃ 恒温水浴锅孵育 1h 或者 4℃ 过夜（4℃ 过夜后在 37℃ 复温 45min）。

（8）用 PBS 缓冲液冲洗 3 次，每次 2min。

（9）滴加生物素化二抗，20～37℃ 恒温水浴锅孵育 20min。

（10）用 PBS 缓冲液冲洗 3 次，每次 2min。

（11）滴加试剂 SABC，20～37℃ 恒温水浴锅孵育 20min。

（12）用 PBS 缓冲液冲洗 3 次，每次 5min。

（13）DAB 显色：取 1mL 蒸馏水，加试剂盒中 A，B，C 试剂各 1 滴，混匀后滴加到切片上。室温显色，镜下掌握显色程度。

（14）蒸馏水洗。苏木素复染 2min、盐酸酒精分化。

（15）脱水、透明、封片、显微镜观察。

七、即用型二步法

（1）组织切片脱蜡、水化。

（2）根据所应用的一抗的特殊要求，对组织切片进行预处理。

（3）3% H_2O_2 孵育 5 ~ 30min，以阻断内源性过氧化物酶，用 PBS 或 TBS 缓冲液冲洗。

（4）滴加一抗，室温或 37℃ 孵育 30 ~ 60min，或 4℃ 过夜，用 PBS 或 TBS 缓冲液浸洗 5 次，每次 3min。

（5）滴加 Enhangcer 增强剂，37℃ 孵育 30min，用 PBS 或 TBS 缓冲液浸洗 5 次，每次 3min。

（6）滴加通用型 IgG 抗体 – Fab 段 – HRP 多聚体，室温或 37℃ 孵育 30min 至1h，用 PBS 或 TBS 缓冲液冲洗 5 次，每次 3min。

（7）应用 DAB 溶液显色。

（8）蒸馏水冲洗、复染、脱水、透明、封片。

第七节　免疫组织化学技术的关键环节及常见问题

一、免疫组织化学技术的关键环节

1. 标本固定

标本固定的目的是：①防止标本从玻片上脱落；②除去妨碍抗原 – 抗体结合的类脂，使抗原抗体结合物易于获得良好的染色结果；③固定的标本易于保存。固定剂的选择一般用 4% 多聚甲醛，但睾丸组织、眼选用 Bouin's 液效果较好。切片风干后立即用固定液进行固定 5 ~ 10min，尤其要较长时间保存的白片，一定要及时固定和适当保存。

2. 冰冻切片制备

建议用新鲜组织，否则组织细胞内部结构破坏，易使抗原弥散。选用干净锋利的刀片、组织一定要冷冻适度等，防止裂片和脱片严重。

3. 脱水、石蜡包埋和制片

脱水用梯度乙醇（由低到高）充分脱水，对组织要完全浸蜡，切片时刀片要干净和锋利。否则，容易裂片和脱片等。

4. 脱蜡和水化

这是为了后面的抗体等试剂能够充分与组织中抗原等结合反应。脱蜡可以先将切片置入 60℃ 烘箱中烘烤 20min，然后立即放入二甲苯中，每个放 10min（这个时间是由二甲苯新鲜程度和室温等综合决定的），但当天制好的切片一般先将切片置入 60℃ 烘箱中烘烤 3 ~ 4h。水化用梯度乙醇（由高到低）。若脱蜡和水化不全易出现局灶性反应和浸洗不全，而产生非特异性背景着色。

5. 抗原修复

由于组织中部分抗原在甲醛或多聚甲醛固定过程中，发生了蛋白之间交联及醛基的封闭作用，从而失去抗原性；通过抗原修复，使得细胞内抗原决定簇重新暴露，提高抗原检测率。常用的修复方法从强到弱一般分为 3 种：高压修复、微波修复、胰酶修复。

6. 细胞通透

目的是使抗体能够充分地进入细胞内进行结合反应。一般用 Triton X-100、蛋白酶 K 等通透液。如 Triton X-100 可以溶解细胞膜、细胞核膜、细胞器膜上的脂质而使抗体及大分子结构的物质进入胞浆和胞核内，这样抗体就能顺利进入细胞内与相应抗原结合。在免疫组织化学实验中如果石蜡切片厚度 > 10μm 一般先需用 Triton X-100 作为细胞通透剂，石蜡切片厚度为 4μm 左右可以不通透，因为细胞已经被切开了。

7. 灭活内源性过氧化物酶和生物素

在传统的 ABC 法和 SP 法中，免疫组织化学反应结果容易受到内源性过氧化物酶和生物素的干扰，必须用过氧化氢和卵白素等进行灭活。灭活内源性过氧化物酶一般常用 3% H_2O_2 灭活，时间可以 10min 左右，如果用 0.3% H_2O_2 灭活则可以适当延长封闭时间，一般为 10 ~ 30min；用甲醇配置 H_2O_2 比用双蒸水或 PBS 缓冲液配制有更好地保护抗原和固定组织的作用，H_2O_2 孵育时间过长易引起脱片；H_2O_2 必须现用现配，配好后 4℃ 避光保存。

8. 血清封闭

组织切片上有剩余的位点可以与一抗非特异性结合，造成后续结果的假阳性，为防止内源性非特异性蛋白抗原的结合，需要在一抗孵育前先用血清封闭，减弱背景着色。封闭血清一般是和二抗同一来源的血清中动物自身的抗体，预先能和组织中有交叉反应的位点发生结合；可以用牛血清白蛋白（BSA）、小牛血清、羊血清等，但不能与一抗来源一致。一般建议室温孵育10~30min，血清封闭的时间是可以调整的，但要防止封闭过度。

9. 一抗和二抗的正确选择

（1）一抗的正确选择：①首选单克隆抗体，因为单克隆抗体具有高特异性、高亲和力、交叉反应少等特点，避免与细胞或组织蛋白的非特异性结合，减少染色背景；②多克隆抗体最好是经样本来源种属正常血清吸附过，尽可能地减少非特异性着色背景。加一抗前，用封闭液（可以用 BSA 或二抗来源的正常动物血清）充分封闭，以阻断非特异性结合位点。

（2）二抗的正确选择：①种属来源要匹配，根据所用一抗选定二抗。一般来说，如果一抗是鼠源性，二抗应选择兔、山羊或其他种属抗鼠的抗体；②注意抗体同种型和亚型，确定一抗同种型和亚型后，可以选择抗一抗来源种属广谱 Ig 或针对一抗亚型的二抗。如一抗是鼠 IgG，可以选用山羊抗小鼠的 Ig 或 IgG 的二抗。

10. 一抗和二抗浓度和孵育条件

一抗孵育条件在免疫组织化学反应中最重要，包括孵育时间、温度和抗体浓度。一抗孵育温度有几种：4℃、室温、37℃，其中4℃效果最佳；孵育时间：与温度、抗体浓度有关，一般在37℃孵育1~2h，而4℃过夜和从冰箱拿出后需37℃复温45min。具体条件还要摸索。

二抗孵育条件：二抗一般室温或37℃孵育30min至1h，具体时间需要摸索，而浓度一般有工作液，若是浓缩液还要摸索浓度，切记要避光反应。但在免疫组织化学中一般先把二抗浓度和孵育时间先定下，然后再摸索一抗浓度和孵育时间。建议一抗反应在4℃最佳，反应温和，但时间最好超过16~24h。

11. 抗体稀释液

一般实验室抗体稀释液常用 PBS 缓冲液，但专用的抗体稀释液中除 PBS 缓冲液成分外，还加了叠氮化钠防腐剂、BSA 稳定剂等组分，对抗体的多次回收利用较好。

12. 切片清洗

为了防止一抗、二抗等试剂残留而引起非特异性染色，所以适当地加强清洗（延长时间和增多次数）尤为重要，一般在一抗孵育前的清洗是用 PBS 缓冲液冲洗 2 次，每次 5min，而一抗孵育后的清洗是用 PBS 缓冲液冲洗 3 次，每次 5min。

注意：①单独冲洗，防止交叉反应造成污染；②温柔冲洗，防止切片的脱落。建议用浸洗方式；③冲洗的时间要足够，才能彻底洗去结合的物质；④ PBS 缓冲液的 pH 值和离子强度的使用和要求。建议 pH 值在 7.4 ~ 7.6，浓度是 0.01mol/L。中性及弱碱性条件（pH 值为 7 ~ 8）有利于免疫复合物的形成，而酸性条件则有利于分解；低离子强度有利于免疫复合物的形成，而高离子强度则有利于分解。

13. DAB 显色

背景的深浅和特异性染色的深浅可由 DAB 孵育条件决定。DAB 显色时间不是固定的，主要由显微镜下控制显色时间，到出现特异性染色较强而本底着色较浅时即可冲洗；DAB 显色时间很短就出现很深的棕褐色，可能是抗体浓度过高或抗体孵育时间过长，需要下调抗体浓度或缩短抗体孵育时间；此外，若很短时间就出现背景很深，可能是前面的非特异性蛋白封闭不全，需要延长封闭时间；DAB 显色时间很长才出现阳性染色，可能是抗体浓度过低或孵育时间过短，或者是封闭时间过长。

14. 复染

目的是形成细胞轮廓，从而更好地对目标蛋白进行定位，经常用苏木素复染（胞核染料）。注意苏木素复染时间与室温、溶液的新旧、目标抗原的定位等有关，一般需要数秒至数分钟，胞浆蛋白可以适当时间长一点，而胞核蛋白则要短。如果染色不理想可以补救的，方法是：染色深则分化时间稍长些即可；染色浅则再置于苏木素中染色即可。盐酸酒精是分化，氨水是返蓝。片子复染完后流水振洗，然后置于盐酸酒精中数秒（一定动作要快）后拿出流水振洗，再放入氨水中返蓝即可。

15. 封片

为了长期保存，一般用中性树胶等封片，此外还有专门的抗荧光萃灭封片液。避免产生气泡，方法是直接在载玻片组织上滴一滴封片液，然后一手拿住盖片某一拐角，而另一手拿对面的拐角，接近封片液近端的拐角先降低，直至接触到液体时为止；当发现液体接触面在不断弥散时，则可以缓慢降低另一拐角，这样一般不会产生气泡。

16. 拍照

标本染色后立即观察，因时间久了荧光会逐渐减弱。有条件最好立即拍照，若不能及时拍照，也要封好片和用指甲油封固，避光保存，同时要保持一定的湿度。使用荧光显微镜注意严格按照荧光显微镜出厂说明书要求进行操作，不要随意改变程序；应在暗室中进行检查；防止紫外线对眼睛的损害，在调整光源时应戴上防护眼镜；检查时间每次以 1~2h 为宜，超过 90min 超高压汞灯发光强度逐渐下降，荧光减弱；标本受紫外线照射 3~5min 后，荧光也明显减弱或褪色；激发光长时间的照射，会发生荧光的衰减和淬灭现象；荧光显微镜光源寿命有限，标本应集中检查，以节省时间，保护光源。

二、免疫组织化学染色结果产生非特异性着色的原因

非特异性着色就是在理论着色区域外的着色，这种着色与背景是有区别的。造成非特异性着色的原因主要有以下几方面原因。

（1）标本原因：内源性过氧化物酶和生物素与 SABC 结合导致非特异性着色，内源性过氧化物酶和生物素在含血细胞多的组织，如肝脏、肾脏等组织含量很高，需要通过延长灭活时间和增加灭活剂浓度来降低背景染色。

（2）标本固定或染色不当：标本染色过程中出现干片，容易增强非特异性着色，即切片干涸导致的边缘效应。在实验中应保持切片始终处于水平状态避免抗体流失，从而防止切片干涸。

（3）组织标本抗原封闭不全，导致非特异性组分与抗体结合：除去检查的抗原以外，组织中还可能存在类属抗原，可与组织中特异性抗原以外的相应抗体结合。在进行抗原封闭时延长血清封闭时间，以加强封闭效果。

（4）一抗和二抗孵育条件或浓度不合适：抗体孵育时间过长、抗体浓度过高易增加背景着色。产生非特异性染色，首先要排除抗体孵育条件。一般来说，着色效果的好坏与抗体的孵育条件是密不可分的。建议调整一抗和二抗孵育条件和浓度至最佳。这可通过缩短一抗和二抗孵育时间、稀释抗体来控制。

（5）一抗用多克隆抗体易出现非特异性着色，建议试用单克隆抗体。

（6）抗体分子上标记的荧光素分子太多：这种过量标记的抗体分子带过多的阴离子，可吸附于正常组织上而呈现非特异性染色。应购买高质量、高纯度的荧光素二抗。

（7）洗涤不充分：一抗和二抗孵育后的清洗不充分，PBS 缓冲液冲洗不充分，残留抗体结果增强着色，在一抗、二抗及 SP 孵育后的浸洗尤为重要，建议增加清洗次数和延长清洗时间，在背景十分深时，可在 37℃ 预温的 PBS 缓冲液中浸泡。

（8）DAB 孵育时间过长、浓度过高或显色剂氧化：DAB 孵育时间过长或浓度过高会出现非特异性背景着色。应降低 DAB 浓度或减少 DAB 孵育时间，显色时间应在显微镜下严格控制；显色剂的配制要防止氧化，尤其是显色剂的配制所使用的容器，最好是灭菌过的。

三、免疫组织化学染色结果呈阴性的原因

（1）抗体来源选择错误：对照抗体的标签确认是否使用了正确的抗体，以及所用的检测系统是否和一抗匹配，这一点是非常重要的。如果一抗是兔来源的抗体，二抗一定要用抗兔的二抗来匹配；或一抗是鼠的 IgM 一抗，二抗必须是山羊或兔抗鼠的 IgM 二抗。

（2）抗体浓度：抗体浓度过低是阴性结果的最可能原因。抗体的稀释度是否过高，一般试剂生产厂家都会对试剂给出一定的使用范围，但是由于使用者的标本来自各种组织，处理过程也不尽相同，所以应参照使用范围，对所使用的一抗进行梯度测试，找出最佳的使用浓度。

（3）抗体质量问题：要检查抗体的有效期和保存条件，尤其是标记了酶或荧光素的抗体，现在大多数试剂公司的抗体均要求在 4~8℃ 条件下保存，应避免反复冻融，试剂保存时一定要避免与挥发性有机溶剂同放一室，以免降低抗体的效价。

（4）抗体孵育条件不妥：抗体孵育时间过短，容易导致阴性结果。检查抗体孵育条件是否不适，建议一抗 4℃ 孵育过夜和 37℃ 复温 45min；二抗一般 37℃ 孵育 30min。

（5）抗体稀释液 pH 值不合适：抗体稀释液的 pH 值过低，将影响抗原抗体反应。适当调整一抗的 pH 值。

（6）抗原修复不全或抗原修复方式不恰当：石蜡切片在制作过程中可能因醛基对抗原决定簇的封闭，这需要通过抗原修复来充分暴露，所以对于甲醛固定的组织必须用充分抗原修复来打开抗原表位，从而增加抗原抗体结合反

应，提高阳性率；可用枸橼酸钠缓冲液中火微波抗原修复 3 ~ 4 次，每次 6 ~ 10min。

（7）组织切片本身这种抗原含量低：组织标本不新鲜或已经冷冻组织制成的切片中抗原易弥散，易引起本来表达的部位阴性染色或弱着色。抗原有无丢失主要看组织切片的新鲜程度，一般切片室温保存超过 3 ~ 6 个月，可能切片内的抗原丢失很严重，此时可以通过重新用石蜡块切片来进一步验证，蜡块需要低温保存。

（8）血清封闭时间过长：血清封闭时间可相应缩短。一般 10 ~ 30min，但这个时间可以调整，封闭主要是降低切片的总体背景着色。

（9）DAB 孵育时间过短：DAB 孵育的时间要适当延长，在镜下观察，有时可延长至 30min。但一般 3 ~ 10min 最好，此时背景也较浅。否则，说明抗体浓度不合适。

（10）荧光素提前衰退：荧光素质量不佳或操作过程中没有注意避光等可造成荧光素衰退。

（11）孵育时切片是否放置水平，否则会导致抗体流失。另外，组织切片不平、裂片或脱片严重，均易引起大块阴性着色。

四、免疫组织化学染色呈全片着色的原因

全片着色是指整个切片全都染上了颜色，着色的强度可深可浅，分不清那些组织是阳性那些组织是阴性。

（1）切片在缓冲液或修复液中浸泡时间过长：如果放在室温，会出现背景着色，因此，不可存放时间太长。但将装有切片和修复液的容器放在 4℃ 冰箱过夜，对结果无明显影响。

（2）组织变干：修复液溢出后未及时补充液体、染色切片太多、动作太慢、忘记滴液、滴液流失等都是造成组织变干的原因。操作时要认真仔细，采用 DAKO 笔或 PAP Pen 在组织周围画圈，可以有效地避免液体流失，也能提高操作速度。

（3）抗体浓度过高：一抗浓度过高是常见的原因之一。每次使用新抗体前应当对其工作浓度进行测试，使每一抗体个体化，找到一抗适合浓度，不能只简单地按说明书进行染色。

（4）抗体孵育时间过长或温度较高：应严格执行操作规程，最好随身佩带计时器及时提醒，避免因遗忘而造成时间延长。二步法敏感性很高，要求一抗孵育的时间短，一般是30min，因此，要根据染色结果进行调整。

（5）一抗变质、质量差的多克隆抗体：应注意抗体的有效期，过期的抗体要么不显色要么背景着色。用新买的抗体时最好设立阳性对照和用使用过的抗体作比较。

（6）DAB变质或显色时间太长：DAB最好现用现配，如有沉渣应进行过滤后再用。配制好的DAB不应存放时间太长，因为在没有酶的情况下，过氧化氢也会游离出氧原子与DAB产生反应而降低DAB的效力。DAB的显色最好在显微镜下监控，达到理想的染色程度时立即终止反应，避免显色时间过长。

五、免疫组织化学染色结果呈假阴性的原因

即此阴性结果不是真实的反映。假阴性结果又可分为以下两种情况。

（1）切片中根本就不包含所预期检查的组织或细胞：出现这种情况的可能原因，一是选择错了切片或抗体选错了，二是选错了蜡块。获得正确的切片进行染色是获得正确结果的前提。

（2）染色过程中的某一或某些环节出了问题：①组织未进行抗原修复，有的组织必须经过抗原修复才能检测抗原表达；②选用了只能用于冰冻组织而不能用于石蜡包埋组织的抗体；③一抗失效，虽然抗体失效在理论上是一个逐渐的过程，但偶尔也遇到突然失效的情况，抗体长期不用和/或已超过有效期是主要的原因；④染色过程中漏掉了某一环节，如忘记加二抗或三抗，或用了两次二抗而缺少了三抗，或配制DAB时少了过氧化氢。

解决阴性染色问题的方法：要设立"阳性对照"，如果阳性对照有了表达，说明染色的全过程和所有试剂都没有问题。如果此时测试片仍为阴性，便是真实的阴性，说明组织或细胞没有相应的抗原表达。反之，如果阳性对照没有着色，表明染色过程中某个或某些步骤出了问题或试剂出了问题。

六、免疫组织化学染色结果出现"杂音"染色的原因

免疫组织化学除正常的真实的阳性信号外常会遇到不正常的背景着色，这些非正常的着色称为"杂音"染色。"杂音"染色种类较多，产生的原因也多

种多样，常见的"杂音"染色有以下几种。

1. 切片边缘着色

切片边缘着色是一种常见的现象，这种现象称为边缘效应。出现这种情况的原因有：①组织边缘与玻片粘贴不牢，边缘组织松脱漂浮在液体中，每次清洗没有将组织下面试剂洗净所致。应制备优质的胶片，组织切片时尽量切薄，小于$4\mu m$，组织的前期处理应规范，尽量避免选用坏死较多的组织；②切片上滴加的试剂未充分覆盖组织，边缘的试剂容易首先变干，浓度较中心组织高而致染色深。操作时试剂应充分覆盖组织，应超出组织边缘2mm。用DAKO笔画圈时，为了避免油剂的影响，画圈应距组织边缘3~4mm。

2. "阴阳脸"着色

"阴阳脸"着色指组织一半着色一半无着色，形成交界清晰或不清晰的两种染色结果。出现这种情况的原因有：①试剂仅覆盖了部分组织而不是全部。如加试剂后未让试剂扩散开而集中在部分组织上。通常应该在加完试剂后，仔细看一遍，是否有的组织未被试剂完全覆盖，如有这种情况，应用牙签而不是用吸头或试剂瓶口将试剂引流开使之将组织全部覆盖；②染片盒不平，切片倾斜，虽然开始试剂已全部覆盖了组织，但后来试剂流向一边，部分组织未被试剂覆盖；③用DAKO（或PAP）笔在组织周围画圈时，画线太靠近或画到了组织上，由于笔油的力学原理，试剂不能达到靠近画线附近的组织；④气泡也可引起阴阳分明的着色，只是不着色区域是圆形，由于气泡中含气，试剂被推到周围，因此，气泡中心的组织不着色。所以滴加试剂时手法要轻，有气泡时用牙签捅破。

3. 灶片状着色

切片中着色区呈灶片状分布，出现这种情况的原因有：①裱片时水未排尽，在局部形成气泡使组织突起，染色时试剂渗入后不易洗尽，显色过深所致。漂片盒里的气泡应去尽，晾片热台不能平放，应有45度左右的斜度，利于水流走和蒸发；②坏死组织灶：组织坏死后细胞破坏、酶的释放、蛋白游离、分解，复杂的肽链残段可能与一抗或/和二抗结合导致最终着色。在选择染色切片时应避免选择坏死组织较多的切片；③制作APES胶片时，胶的浓度太高，干燥后在玻片上留下白色小点，显色时白色小点着色。应按照标准的制备方法进行操作。

4. 间质着色

着色部位主要在间质，间质着色的原因很多，主要包括：①抗体与组织中的蛋白质因蛋白疏水基团相互作用形成非特异性的连接而着色，加一抗前的血清封闭这一步就是为了避免非特异型的结合；②血清中的免疫球蛋白常常渗出到组织间质，很容易与抗体结合，造成间质着色；③当甲状腺胶质外溢到组织间质时，做甲状腺球蛋白染色也会出现间质着色；④抗体不纯或抗体被污染也可出现间质着色。

5. 细胞浆着色

胞浆着色是所有"杂音"染色中最具有欺骗性的着色，着色区局限在细胞内，间质无着色，看上去与真实的免疫反应着色几乎一样，很难区别。出现这种情况的原因有：①胞浆里含有较多的蛋白质，因此，很多非特异性的染色除了见于间质也可以出现在胞浆中。这种原因造成的着色，可以通过血清封闭解决；②因内源酶造成的着色，如血红蛋白、肌红蛋白、细胞色素、过氧化氢酶，这些可用过氧化氢进行封闭；③巨噬细胞吞噬各种抗原物质或 Fc 片断而出现胞浆着色，这种着色不易避免，但可以通过形态学辨认出巨噬细胞而引起重视；④内源性生物素的着色，内源性生物素广泛存在于上皮源性组织，特别是腺上皮组织，亦存在部分非上皮组织，内源性生物素不仅存在人体组织也存在大鼠组织，内源性生物素暴露的强弱与修复液有关，其强度增加依次为柠檬酸、EDTA、EGTA，热抗原修复暴露的内源性生物素可被鸡蛋清封闭，非生物素检测系统 Polymer 两步法可避免生物素干扰。

6. 细胞核着色

不适当的组织处理可以出现细胞核着色，如组织在二甲苯里浸泡时间太长、缓冲液中浸泡时间太长、组织变干、微波修复液的 pH 值和修复时间不当或修复过程中修复液留下得太少，未没过组织等。应严格按照操作常规进行工作。

七、免疫组织化学技术染色结果出现着色部位不对的原因

（1）本是胞浆抗原，但实验显示结果却在胞核有着色。出现这种情况的原因有：①修复时间过长，修复条件十分严苛，这时应降低反应强度，减少修复时间；②组织在二甲苯中静置时间过长，这时应更换标本；③抗体中含有抗

核蛋白抗体，这种情况已不多见；④标本原因，标本处理不慎会导致总在同一个地方出现着色。

（2）本是胞核抗原但显示结果却在胞浆。出现这种情况的原因有：①核抗原不易暴露，需用热修复或延长修复时间来充分暴露；②蛋白质是在胞浆翻译的，再转运至其他部位，所以出现胞浆着色也属正常。

（3）本是胞膜抗原但显示结果却是在胞浆和胞膜都有着色。蛋白质是在胞浆翻译的，再转运至其他部位，处于转运过程中的膜蛋白有可能显示在胞浆。

八、免疫组织化学技术染色结果无阳性的原因

（1）抗原稳定性问题，由于许多蛋白质半衰期短易被破坏，如 P_{53} 半衰期只有 30s 而 PCNA 等抗原稳定。

（2）标本制作过程中烤片时间过高、时间过长，标本制作不规范。在标本固定中应该严格操作，做到及时固定；在浸蜡时温度不要太高，时间不要过长。烤片温度一般在 60℃左右，时间为 30min。

（3）实验中漏加试剂，实验操作不规范。实验中要严格按照实验步骤操作。在所做指标既有单抗又有多抗时，要将一抗和二抗严格对应。

第五章　单细胞凝胶电泳技术

第一节　单细胞凝胶电泳技术简介

单细胞凝胶电泳技术（Single cell gel electropherosis，SCGE）是近年来发展起来的一种在单细胞水平检测 DNA 损伤与修复即 DNA 双链断裂损伤的新技术，因其细胞电泳形状颇似彗星，又称彗星试验（Comet assay）。此技术是 20 世纪 70 年代末由 Rydberg 和 Johanson 首次提出，后经 Singh 和 Olive 进一步改良，建立了碱性单细胞凝胶电泳技术。Ostling 等于 1984 年利用该技术在中性条件下检测 γ 射线引起的 DNA 双链断裂。1997 年，Santos 等首次将 SCGE 技术与 DNA 荧光原位杂交技术（Fluorescence in situ hybridization，FISH）结合起来，为 SCGE 技术的应用开辟了新的途径。2001 年，Nadin 等建立了 SCGE 银染法，进一步提高了损伤 DNA 分析的灵敏度。该方法技术简便、快速、价廉、检测 DNA 损伤的敏感性高。目前该技术已广泛地应用于生物和环境检测、遗传毒理学、流行病学调查及肿瘤学的研究等诸多方面。

一、单细胞凝胶电泳技术基本原理

通常情况下 DNA 双链以组蛋白为核心形成核小体，核小体中的 DNA 为负载超螺旋。当各种因素诱发细胞 DNA 损伤后，会影响螺旋结构。在细胞裂解液的作用下，有核细胞的生物膜破坏，使细胞内的 RNA、蛋白质及其他一些成分均可进入凝胶，继而扩散到裂解液中。由于核 DNA 分子量高，因此仍附着在剩余的核骨架上而留在原位，不能进入凝胶。当 DNA 受损产生双链断裂时，就会引起 DNA 超螺旋松散。在中性条件下，DNA 双链不打开，只有 DNA 双链断裂时，才有 DNA 断片进入凝胶中迁移；在强碱条件下即高 pH 值环境中，DNA 双链被打开，释放出断裂的 DNA 片段，电泳时，断裂的 DNA 分子由于携带负电在电场中向阳极移向，形成"彗星"状影像，形似彗星尾。DNA 损伤越多，进入尾部的 DNA 碎片越多。如细胞未受损伤，则核 DNA 断片较少，片段较大，电泳时 DNA 因其分子质量大而停留在核基质中，经荧光染色后呈圆形的荧光团无拖尾现象；正常细胞的 DNA 分布均匀，细胞的 DNA 呈橘红色，DNA 绝大部分呈圆形的荧光团，边缘清晰无拖尾现象，表明 DNA 未受损伤；若细胞受损，DNA 断片较多，在碱性电泳液中，DNA 双链解旋且碱变性为单链，电泳时因单链断裂的 DNA 碎片分子量小可以进入凝胶中，向阳极伸展，荧光显微镜下呈一个亮的圆形、致密红色核心（彗头）和朝向阳极的尾端 DNA 碎片（彗尾）构成的典型彗星图像，头尾分明，由于其形似彗星，故又称彗星试验，见图 5 - 1。DNA 受损越严重，产生的断片越多并且片段越小，电泳时迁移的 DNA 量也就越大，迁移距离越长，现为彗星尾越长和彗尾越亮，荧光显微镜下可观察到尾长增加、尾部荧光强度增强。因此，可以通过荧光显微镜观察有无彗星及彗尾的长度、亮度、出尾率等，判断细胞 DNA 有无受到损伤，并通过测定 DNA 迁移部分光密度或迁移长度定量测定 DNA 损伤的程度。

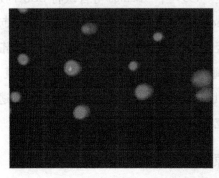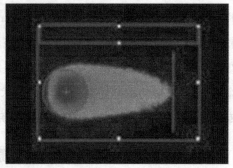

图 5 - 1　单细胞凝胶电泳技术检测 DNA 损伤

二、单细胞凝胶电泳技术研究的类型

（一）单细胞凝胶电泳技术可研究的细胞类型

可用于单细胞凝胶电泳技术的生物种类很多，哺乳类有人、大鼠、小鼠、兔、鸡等；非哺乳类有鲫鱼、泥鳅、蚯蚓等；有人还将此技术应用到真核单细胞微生物（四膜虫），且认为从方法上完全可以与动物原代和传代细胞互相替代。

细胞类型主要包括：从活体组织分离出人外周血淋巴细胞、肝细胞、脾细胞、胸腺细胞、骨髓细胞、肺泡细胞、鼻黏膜细胞、肿瘤细胞、睾丸细胞、神经细胞、鱼红细胞等原代细胞；人的颊黏膜细胞、精子及培养细胞、植物或种子细胞等。

动物体内测试可以根据靶器官适当选择有针对性的原代细胞进行测试。选择合适的细胞培养基和缓冲液，分离纯化制成单细胞悬液，用台盼蓝法测定细胞存活率 $>95\%$，细胞密度为 $10^5 \sim 10^6$ 个/mL 备用。有人提出了在单细胞真核微生物实验生物材料中，以四膜虫替代酵母细胞，无须破除细胞壁程序，DNA含量又多，并可弥补动物细胞在单细胞凝胶电泳技术中所存在的许多缺陷与局限性。尤其四膜虫生物材料为浮游培养，无须酶学消化，而且，24h 后即可投入试验，而传代细胞一般要 $3 \sim 7d$ 培养才能用于试验。

（二）用于单细胞凝胶电泳技术的研究因子

用于单细胞凝胶电泳技术的研究因子大致可分为以下 3 类：①物理因素包括各种放射性元素、射线、冰冻、光照等；②化学因素包括重金属及其化合物、过氧化物、臭氧、石棉、有机致癌物、有机染料、麻醉剂、抗癌药物、抗真菌剂等；③生物因素包括细胞类型、细胞生长周期、细胞的 DNA 修复能力及年龄、生活习惯（如吸烟）等影响因素。

三、单细胞凝胶电泳技术的优点

单细胞凝胶电泳技术是一种测定和研究单个细胞 DNA 链断裂的新电泳技术，单细胞凝胶电泳技术和其他 DNA 损伤检测技术相比，具有以下优点。

（1）单细胞凝胶电泳技术灵敏度高，单细胞凝胶电泳技术是评价遗传毒性损害非常敏感的实验，可以检测到 1.657×10^{-15} 中 0.1 个 DNA 的断裂，甚至检出自然光照射体外淋巴细胞 1h 后引起的 DNA 损伤，与姊妹染色体交换实验相比具有更高的敏感性，与姐妹染色单体交换（Sister chromatid exchange, SCE）试验和人全血细胞培养非程序 DNA 合成（Unscheduled DNA synthesis,

UDS）试验相比具有更高的敏感性，它可能与^{32}P 标记后检测的 DNA 加合物的灵敏度一致，被认为是低水平辐射致损伤检测的良好方法。

（2）单细胞凝胶电泳技术具有简便、快速，具有极高的实用价值。单细胞凝胶电泳技术无须复杂的实验技术，所需试剂为实验室常用药品且耗费低，从采样到结果分析只需数小时，为现场调查和大样本量分析提供了可能，且能与自动分析软件结合应用，节省了大量人力物力。

（3）单细胞凝胶电泳技术需要的样品量少，一般每个样品只需 1000 个细胞。

（4）单细胞凝胶电泳技术应用范围广，检测谱宽。与经典的染色体畸变、微核、SCE 相比，单细胞凝胶电泳技术适用于体内、体外各种实验，凡是能制成单细胞悬液的各种真核细胞（包括水生生物细胞、植物细胞等）均可用于单细胞凝胶电泳技术检测。

（5）与蔗糖密度梯度离心法、DNA 碱解螺旋法、中性或碱性滤膜洗脱法、DNA 黏度测量法相比，单细胞凝胶电泳技术无须放射性标记，方便易行。

（6）单细胞凝胶电泳技术具有多种检测功能：单细胞凝胶电泳技术最突出的优点是在单细胞水平的原位检测 DNA 损伤，使该技术能够研究细胞群体内不同细胞的反应多相性。

（7）单细胞凝胶电泳技术还能检测非增殖细胞的 DNA 损伤。

四、单细胞凝胶电泳技术的应用领域

1. 在遗传毒理学中的应用

单细胞凝胶电泳技术是一种评价遗传毒理损伤非常敏感的方法，可在体内、体外对细胞进行 DNA 损伤诱导，以探讨已知遗传毒物和诱变剂的特异活性，包括体外细胞特异代谢和 DNA 修复，体内相关途径给予化合物的代谢动力学和剂量反应的关系，以及某些化合物的遗传毒性等，而有些环境中的一些毒物常常是组织特异性或细胞特异性的。致突变效应、致癌效应是遗传毒性的长期效应，突变的程度和类型又与 DNA 链损伤修复的情况相关。进行体内实验的 SCGE 分析可减少假阴性结果，并提供各组织、器官、细胞中的 DNA 损伤和修复的信息，推测组织和细胞特异性。对于有争议的化合物，用单细胞凝胶电泳技术检测 DNA，可以评价该化合物在某剂量下是否具有遗传毒性。

2. DNA 损伤与修复的检测

单细胞凝胶电泳技术不只是反映 DNA 链断裂，也包括酶介导的损伤和修复。用 UV - 射线照射 T 淋巴细胞，发现 T 淋巴细胞的损伤和修复与 DNA 链的再聚合有关。损伤后的切除修复是通过细胞核酸内切酶来完成的。单细胞凝胶电泳技术可进行从损伤到修复、合成、连接的单步骤各时间点观察。同时也用于对一些外来因素，如蛋白、抑制剂、脱氧核苷酸等对细胞 DNA 损伤与修复的研究，并用于修复缺陷型细胞 DNA 损伤与修复的研究。

3. 生物检测和流行病学研究

DNA 链断裂作为鱼和其他水生生物遗传毒性的生物标志物可以通过单细胞凝胶电泳技术检测。体内、体外试验都表明，化学毒物确实影响了一系列脊椎和非脊椎水生生物的细胞类型。吸烟者戒烟后彗星尾长显著降低。单细胞凝胶电泳技术具有简便、敏感、快速等优点，可检测大样本，已被用于人群淋巴细胞对各种环境因素和化学物质致 DNA 损伤的敏感性筛选。在人群检测中应考虑年龄、性别、吸烟、饮酒等多种因素的影响，因此在采样时，对照与暴露个体都应处在相同的生理阶段。

4. 在肿瘤学中的应用

单细胞凝胶电泳技术能够检测单个细胞 DNA 的损伤，能够用来评价细胞的损伤与修复能力，可以用于探讨肿瘤的病因、发生、发病机制。肿瘤细胞和正常细胞对理化治疗所致 DNA 损伤与修复能力将决定治疗方案的对与否，如果肿瘤细胞有高于正常细胞的修复能力，则意味着增大了治疗的危险性，治疗必将失败。在癌细胞中有一种缺氧细胞，它的 DNA 断裂比有氧细胞低，用单细胞凝胶电泳技术分析可估量缺氧细胞数，进一步识别与检查癌细胞对抗癌剂的反应，主要用于接受化疗的肿瘤细胞，有助于评估肿瘤对放、化疗反应的不同，预测治疗方案的效果。

5. 在环境污染监测中的应用

环境污染与 DNA 损害关系密切，所以判断细胞 DNA 是否损伤是环境监测中重要的一环。用单细胞凝胶电泳技术检测 DNA 断裂在环境监测中的应用范围极其广泛，在某种程度上可以将它作为环境污染物对健康的早期评价指标。另外，单细胞凝胶电泳技术在研究大气污染物、重金属、醛类、辐射等环境污染方面也是一种较理想的检测技术。

6. 在细胞凋亡研究中的应用

细胞凋亡是指为维持内环境稳定，由基因控制的细胞自主地有序地死亡。它并不是病理条件下，自体损伤的一种现象，而是为更好地适应生存环境而主动争取的一种死亡过程。细胞凋亡的一个显著特点是细胞染色体的 DNA 降解，这种降解有一定特异性，所产生的 DNA 片段为 180~200 bp，然后形成由膜包被的凋亡小体。在单细胞凝胶电泳中会呈现独特的"小头大尾"的形态学特征，甚至出现"彗星"头尾分离的特有形态，因此，利用单细胞凝胶电泳技术可以较快速并准确地检测到凋亡的细胞，也可以提供细胞凋亡过程的早期资料。

7. 在临床诊断与治疗监测中的应用

单细胞凝胶电泳技术因其高度灵敏敏感性，使它在医学检测中得到了广泛应用，它可以检测一些疾病导致细胞中 DNA 的损坏程度，这是以往的测试都无法做到的。此外，单细胞凝胶电泳技术还可以让临床医生了解某种药物、放射治疗对癌症患者是否有效，为临床治疗提供了监测平台。1992 年 Tice 用单细胞凝胶电泳方法研究了乳腺癌患者经环磷酰胺治疗后的外周血淋巴细胞的 DNA 损伤情况，发现单细胞凝胶电泳技术可以用来检测患者化疗后的 DNA 损伤水平，并有较高的灵敏度。

8. 其他方面的应用

单细胞凝胶电泳技术也可用于免疫学、氧化损伤以及临床病因学等领域。在实际应用中应考虑年龄、细胞类型、细胞生长周期等对实验结果的影响。要注意的是，在碱性条件下，单细胞电泳出现的泳带可能是 DNA 断裂的结果，也可能是亲碱性区域的结果。采用精子标本时应特别注意这种情况。

第二节　单细胞凝胶电泳技术检测方法

一、主要实验材料

1. 主要试剂

正常熔点琼脂糖（Normal melting point agarose，NMPA）、低熔点琼脂糖（Low melting point agarose，LMPA）、N－十二烷基肌氨酸钠（N-lauroylsarcosine sodium salt）、三羟甲基氨基甲烷（Tris-amino）、Tris-HCl、Na_2 EDTA、碘化丙啶（PI）、Triton X-100、淋巴细胞分液、磷酸盐缓冲液（PBS）等。

2. 主要仪器

超净工作台、CO_2 培养箱、全自动高压灭菌器、倒置显微镜、电泳仪、水平电泳槽（250mm×200mm）、Olympus 荧光显微镜并配有 CCD 摄像装置、彗星图象分析软件 – CASP 软件。

3. 主要特殊耗材

75mm×25mm 磨砂载玻片、24mm×24mm 盖玻片、96 孔培养板、6 孔培养板、$25cm^2$ 培养瓶、$35mm^2$ 培养皿、0.22μm 微孔滤膜。

二、单细胞凝胶电泳技术的评价指标

彗星试验时，需要一个分析指标来表征 DNA 损伤。DNA 损伤的主要分析指标包括以下几类。

（一）形状指标

彗星出现率：即彗星样细胞发生率，根据荧光图像是否像彗星一样头尾分明将其分为彗星样细胞和非彗星样细胞，计数一定量细胞中彗星样细胞所占的比例。

（二）距离指标

（1）尾长（Tail length）：是 DNA 从细胞核中心迁移的距离，即沿电泳方向"彗星"尾部最远端与头部中心之间的距离，等于 DNA 迁移的长度，在低损伤剂量范围内与 DNA 损伤呈线性关系。

（2）总彗星长度（Total comet length），即"彗星"沿电泳方向上的最大长度。

（3）尾长与头部直径比值等。

（三）强度指标

（1）彗星头部中心处荧光强度。

（2）尾部 DNA 荧光强度。

(3) 彗星尾部总荧光强度。

（四）矩类指标

（1）尾矩（Tail moment，TM）：为尾部 DNA 占总 DNA 的百分比与头、尾部光强度质心间距的乘积。即指从彗星头部的右边界到彗星尾部末端的距离与尾部 DNA 百分含量的乘积，等于尾长×尾部 DNA 百分含量（Tail length×Tail DNA%），在高损伤剂量下与损伤程度呈线性关系。

（2）彗星矩（Comet moment，CM）：以彗星头部光强度质心为零点，沿电泳方向将"彗星"按一定的间隔分成若干个小区域，分别测定每个区域的荧光强度（Dx，代表该区域 DNA 量）、该区域中心距零点的距离（x）、"彗星"总荧光强度（Dt，代表总 DNA 量）。

（3）尾块（Tail local）：彗星尾部是由互不相连、分散的大小不一的 DNA 断片组成，Tail local 与损伤程度有关。

（4）尾惯量（Tail interia，TI）：与 CM 类似，是一个与每一尾块的面积、平均荧光强度、X 轴上与彗核中心的距离有关的综合指标，可比尾矩提供更多关于尾部 DNA 断片分布的信息。

（五）比值类参数

（1）尾头长度比：等于彗星尾长与彗星头长的比值。

（2）尾头强度比：等于尾积分光强度与头积分光强度的比值。

（3）尾部 DNA 百分含量（Tail DNA%）＝尾光密度/（头光密度＋尾光密度）×100%，尾部 DNA 百分含量反映细胞拖尾中 DNA 碎片的多少，尾部 DNA 百分含量与损伤程度有关。

（4）头 DNA 百分含量：等于头积分光强度与彗星积分光强度的比值。

（5）矩迁移比（R_M）和惯量迁移比（R_I）等。

早期彗星试验多采用人工分析的方法进行 DNA 损伤评估，主要的分析指标是彗星长度参数和彗星出现率。研究发现尾长只有在低剂量辐射作用下才与剂量成正相关，当损伤因素作用剂量增大时，DNA 的损伤程度增加而尾长基本不变，因此，单纯用尾长作为分析指标不能很好地反映 DNA 损伤程度。

尾矩和尾惯量被认为是计算机软件分析系统中的较好指标，二者存在高度的相关性，它们的优点是使用一个指标即可反映 DNA 断裂频率（体现为彗星荧光强度）和遗传物质的迁移距离（体现为尾长）的综合信息，而在人工分析的过程中，肉眼无法区别图像中荧光强度大小。尾矩是头部中心到尾部重力中心的距离和尾部荧光强度百分比的乘积，但在分析中会出现尾长和尾部 DNA 含量不同的彗星其 TM 值却相同，这表明在进行单细胞凝胶电泳的图像分析时若单独采用 TM 值作为检测的指标是不够的。有些"彗星"的尾部是由互不相连、大小不一的 DNA 断片组成，有人提出一种新的分析参量尾惯量，认为它是对尾矩的良好补充。

尾长在辐射高剂量时达到饱和不再增加，而尾矩则与辐射量呈线性相关。因此，在尾长、密度、面积、尾矩等各项分析指标中，尾矩能更精确地测定 DNA 损伤。目前通常选用 DNA 迁移细胞率、尾长、尾矩作为检测指标。

三、单细胞凝胶电泳技术灵敏度的主要影响因素

单细胞凝胶电泳技术的影响因素除了与细胞遗传学检测具有共同的非实验因素（包括年龄、机体健康状况、吸烟、空气污染、饮食习惯等）外，影响实验的因素还有：①低熔点琼脂糖的浓度；②裂解液的组成和 pH 值；③电泳缓冲液的组成与 pH 值；④电泳条件：包括电压、电流强度和电泳时间，电泳时间与 DNA 迁移长度直接有关；⑤碱处理时间，适当延长处理时间可使 DNA 损伤表达增加，因此延长碱处理和电泳时间能够提高单细胞凝胶电泳技术的灵敏性，能检出低剂量辐射造成的细微 DNA 损伤；⑥细胞所处周期的不同时相，因染色体的结构不同会影响 DNA 的图像形成，此外，彗星图像还与凝胶、染色剂、放大率及统计方法等因素有关；⑦DNA 特异性的荧光染料；⑧图像的获取等。

四、单细胞凝胶电泳技术实验方法

单细胞凝胶电泳技术是先制成单细胞悬液；然后再用琼脂糖凝胶将细胞包埋在载玻片上；在裂解液作用下，细胞膜、核膜及其他生物膜破坏，使细胞内的 RNA、蛋白质等通过凝胶扩散到裂解液中，唯独核 DNA 仍在剩余的核骨架上，留在原位；在弱碱性条件下使 DNA 解旋，变成单链；在碱性条件下电泳，DNA 断片从细胞核向阳极移行，从而形成类似于彗星的尾巴，指向阳极；如

果细胞中 DNA 损伤大，断片移行的距离也就长。具体操作过程详见单细胞凝胶电泳技术操作步骤。

五、单细胞凝胶电泳技术操作步骤

单细胞凝胶电泳技术操作流程见图 5-2，包括：制备单细胞悬液、制备"三明治"凝胶板、细胞裂解、碱性解旋、电泳、中和、染色、荧光显微镜下观察及结果分析评价。

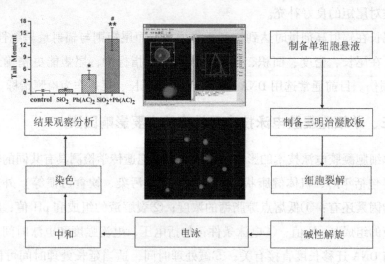

图 5-2　单细胞凝胶电泳技术操作流程

（一）制备单细胞悬液

1. 单细胞来源广

可以来自人、动物（小鼠、大鼠、狗鱼、鸡等）和植物的组织或培养的细胞系。

2. 单细胞制备

体外培养的细胞

（1）细胞接种在培养瓶内，在培养第 2 天更换细胞培养基，同时按实验设计分组进行处理，每组设 3 个平行孔。

（2）处理 24h 后，用 0.25% 胰酶消化细胞，含血清的细胞培养基终止消化，以 1000r/min 离心 10min。

（3）弃上清后加入150μL PBS 缓冲液重悬，调整细胞密度为$3 \times 10^5 \sim 5 \times 10^5$个/mL，吹打成单细胞悬液备用。

外周血淋巴细胞：采用密度梯度离心法分离制备，用细胞分离液分离外周血淋巴细胞。

（1）采血：肝素钠抗凝血4mL。

（2）离心：用离心机以1500r/min离心15min，去血清（血清分至EP管中冻存），加入Hank's液补回液体，混匀；再加入等量Hank's液，混匀；1/2体积淋巴细胞分离液，加入混匀血液；用离心机以2000r/min离心15min。

（3）洗涤：吸取单核细胞层，移入4mL Hank's液中，洗涤1~2次，用离心机以1000r/min离心10min；移取多形核细胞层放入EP管内冻存；底层红细胞用生理盐水洗涤3次，冻存；单核细胞层洗涤第一次后，加入2mL Hank's液重悬，分出1mL细胞悬液，离心留淋巴细胞至EP管内冻存，剩下1mL细胞悬液洗涤第二次继续进行彗星试验。

（4）留细胞：将分离出的外周血淋巴细胞用PBS缓冲液混匀，200~400μL。调整细胞密度，吹打成单细胞悬液。

注意：制备单细胞悬液用台盼蓝染色检测细胞的存活率必须>95%。

（二）制备"三明治"凝胶板

（1）将0.5%~1%正常熔点的琼脂糖（NMPA）用微波炉完全溶解，取100μL均匀铺在磨砂载玻片上，迅速盖上干净的盖玻片，4℃放置10min使其凝固后为第一层胶。

（2）取下盖玻片，将150μL细胞悬液与300μL 0.75%低熔点琼脂糖凝胶（LMPA）在37℃混匀（约3000个/片），迅速取80μL铺在第一层胶上，盖上盖玻片，4℃放置10min使其凝固，为第二层胶。

（3）在第二层胶上滴加80μL 0.75%低熔点琼脂糖溶液，盖好盖玻片，4℃放置10min使其凝固，为第三层胶。

经实验发现，一层胶法的效果不好，胶太薄容易漂浮；三层胶虽然解决了脱落漂浮的问题，但会影响观察的效果；而二层胶法既能使胶面较好的附着，又能使细胞尽可能多的处于同一平面，染色效果更好，所以也可以制成二层胶。

（三）细胞裂解

（1）细胞裂解目的：溶解细胞膜及核膜，除去细胞浆、蛋白质、RNA 等，仅存核骨架，只留核中的 DNA。为了避免脱胶，裂解液在使用前需预冷，同时裂解液中要加入 1% DMSO 为减少裂解中自由基对 DNA 的额外损伤。在有的实验中还需要加入蛋白酶 K，以清除蛋白质残基，避免 DNA 修复酶的作用。

（2）细胞裂解：取去第三层胶上的盖玻片，将胶板浸入 4℃ 预冷的细胞裂解液中，4℃ 裂解 90min。然后用 PBS 缓冲液冲洗 3 次，每次 5min，洗去载玻片及胶表面的裂解液。

注意：裂解液使用时要新配，即在铺完第二层胶后再配制。

（四）碱性解旋

（1）裂解后在碱性溶液中使 DNA 双链打开。将载玻片置于水平电泳槽中，倒入 4℃ 预冷的碱性电泳缓冲液，约覆盖过载玻片 0.25cm，盖上盖子。

（2）4℃ 解旋 20min，以便使 DNA 在碱性条件下解螺旋成单链 DNA，使 DNA 片断在电场作用下易于迁移。

注意：碱性电泳缓冲液，要求现用现制。

（五）电泳

（1）解旋完毕，室温下调节缓冲液液面高低。

（2）在电压 20 ~ 25 V、电流 200 ~ 300 mA、4℃ 条件下避光电泳 20 ~ 25min。

电泳时使用的具体电压、电流及时间值要通过预实验确定。一般在低电压（0.5 ~ 5 V/cm）和短时间（20 ~ 30min）内进行。电压过高或电泳时间过长，彗星细胞拖尾以致彗星消失，而非彗星细胞也可电泳出尾部形成假阳性结果；反之，电压过低或时间过短，DNA 断片不易泳出，受损细胞无拖尾而造成假阴性结果。

（六）中和

（1）取出胶板，用 PBS 缓冲液冲洗 3 次，每次 5min。

（2）用滤纸吸去胶板上的液体，将凝胶浸入0.4mol/L Tris 缓冲液（pH 值7.5）中，中和15～30min。

（七）染色

（1）中和后，再用 PBS 缓冲液冲洗3次，每次5min。

（2）在每块胶板上滴加荧光染料2μg/mL 50μL 碘化丙啶（PI）一滴，盖上盖玻片，15min 后用水冲洗掉表面的染料，24h 内于荧光显微镜下观察。或用20μg/L 的吖啶橙（AO）染色3～5min，用水冲洗掉表面的染料，24h 内在荧光显微镜下观察。上述过程均应在黄光或暗室中操作，避免引起额外的DNA 损伤。

（八）荧光显微镜下观察

在 Olympus 荧光显微镜下放大200 倍或400 倍进行图像观察，观察时选择绿光激发，激发波长400nm，吸收波长590nm，并通过数码相机拍摄单细胞影像。计数观察的细胞，每个剂量3 张片子，每片记数25～50 个细胞，每个剂量组检查100 个细胞。

（九）结果分析评价

采集到的图像用 CASP 彗星图像软件分析尾长、尾部 DNA 百分含量及尾矩。尾长是 DNA 从细胞核中心迁移的距离，即等于 DNA 迁移的长度，见图5－3。在低损伤剂量范围内与 DNA 损伤呈线性关系，所以常用它来评价 DNA 损伤的程度；尾部 DNA 百分含量＝尾光密度/（头光密度＋尾光密度）×100%，尾部 DNA 百分含量与损伤程度有关；尾矩即尾长与尾部 DNA 百分含量之乘积，即尾矩＝尾长×尾部 DNA 百分含量，在高损伤剂量下与损伤程度呈线性关系。尾长在辐射高剂量时达到饱和不再增加，而尾矩则与辐射量呈线性相关。因此，在尾长、密度、面积、尾矩等各项分析指标中，尾矩能更精确地测定 DNA 损伤。单细胞凝胶电泳技术用 PI、EB 及 AO 染色结果，见图5－4。彗星图像用 CASP 彗星图像软件分析的过程及结果可参考图5－5。

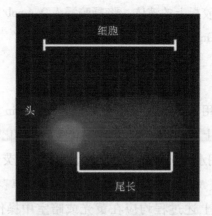

图 5-3 彗星图象中尾长

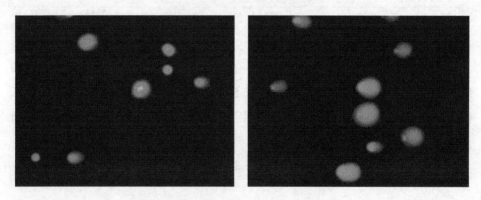

图 5-4 彗星试验用 PI 或 EB 染色结果

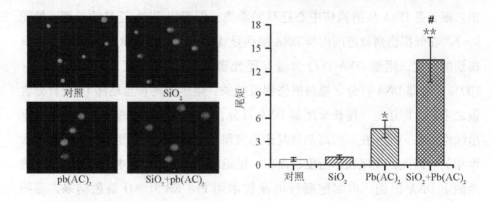

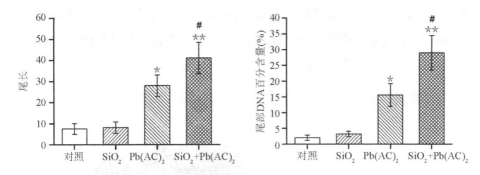

图 5 - 5　彗星试验结果

六、CASP 彗星图像分析软件简易分析过程

彗星图像分析软件（Comet Assay Software Projec，CASP）是单细胞凝胶电泳结果分析的常用软件，CASP 可以对彗星试验图片进行独立分析，分析速度快，可以一次同时结出 13 个指标，分析结果更加客观和准确，结果可以以 . txt文件形式直接输出，并且 SPSS 统计软件可直接读取其输出结果，便于进行统计学分析。用 CASP 彗星图像分析软件分析彗星试验结果的简易过程如下。

（1）打开 CASP 彗星图象分析软件，如图 5 - 6 是 CASP 彗星图像分析软件的工作界面。第一行是菜单栏，第一个按钮是"Files"，下拉菜单中从上到下依次为"New Series""Select files""Save Results""Load Results""Export Results"及"Quit"；第二个按钮是"Assay"，下拉菜单中从上到下依次为"Next Image""Previous Image""Assay""Flip background test area""Store results"及"Start Measurements"；第三个按钮是"View"，下拉菜单中从上到下依次为"Image window""Profiles window""Results window""Toolbar""Toolbar text"及"CheckBoxes（in profiles window）"；第四个按钮是"Options"，下拉菜单中从上到下依次为"Adjust""Setup parameters""Save settings"及"Load seetings"；第五个按钮是"Window"，下拉菜单中从上到下依次为"Tile Horizontally""Tile vertically""Cascade""Close"及"Close all"。第二行是快捷按钮，从左往右：第 1 个是"Select files to analyse"，第 2 个是"Previous Image"，第 3 个是"Next Image"，第 4 个是"Analyse the comet"，第 5 个是

"Store results"，第 6 个是 "Flip background test area" 及第 7 个是 "Stop Measurements"。注意第二行的 7 个按钮，在用 CASP 彗星图象软件分析彗星试验结果图像时主要使用这几个按钮。

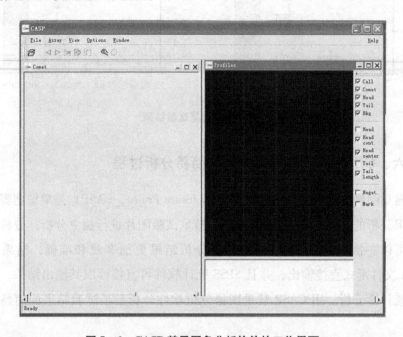

图 5 - 6　CASP 彗星图象分析软件的工作界面

（2）打开文件，选择要分析的图片：单击第一行第一个按钮 "Files"，在下拉菜单中选择 "Select files"，即打开文件。或者使用第二行第 1 个快捷按钮 "Select files to analyse" 打开文件；然后在目的盘中找到保存彗星实验结果图片的文件夹，选择一个要分析的图像，注意图像文件应是 "TIF" 格式（图5 -7）；再点击下面的 OK 按钮。按住 SHIFT 键，可以同时选定多个文件，点击下面的 OK 按钮，CASP 软件就读入了所选的图像文件，见图 5 -8。

（3）选图：分析之前最好把右侧界面上按钮中 "Head" 和 "Tail" 选中，即右侧按钮从上往下数第 6 个 "Head" 和第九个 "Tail"，这样可以出现头、尾分明的视觉效果，如图 5 -9 所示，然后用鼠标框选彗星图像，在图像分析框内按住左键下拉，出现一个框，可调整框的大小，这个框一定要圈住整个要分析的一个彗星图像。再点第二行的最后一个按钮即第 7 个按钮 "Stop Measurements" 进行锁定。

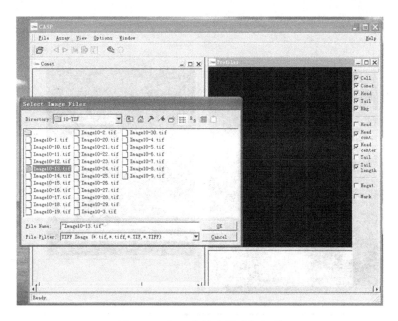

图 5-7　打开文件夹并选择图片

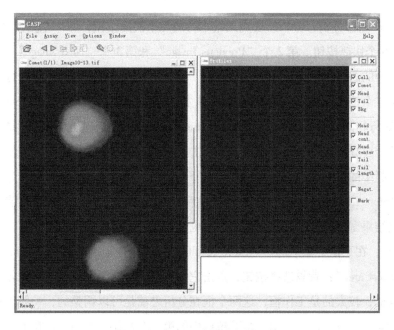

图 5-8　打开一张要分析的图像

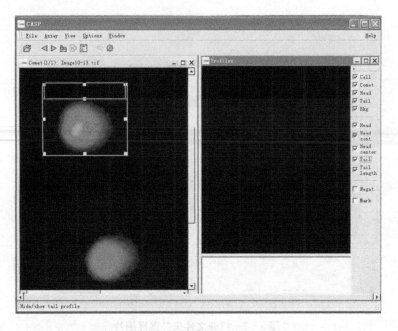

图 5 - 9　框选彗星图像

（4）图像分析：分析时要应用第二行的几个快捷按钮，即从左侧数第 2、3、4、5、6 个快捷按钮。第 2 个"Previous Image"和第 3 个"Next Image"：可以选前或后面的图像进行分析，即上一个和下一个的功能；也可以使用第一行菜单栏中的第二个按钮"Assay"，在下拉菜单中选择"Next Image"或"Previous Image"进行相同操作。第 4 个"Analyse the comet"：是分析的功能键，如上用框圈住整个要分析的一个彗星图像后，点击此按钮就可以分析了；也可以使用第一行菜单栏中的第二个按钮"Assay"，在下拉菜单中选择"Assay"进行分析。第 5 个"Store results"：每分析完一个彗星后，都要点击一下它，它会把结果数据保存到结果窗口，点击后，它会变灰；也可以使用第一行菜单栏中的第二个按钮"Assay"，在下拉菜单中选择"Store results"进行保存结果。第 6 个"Flip background test area"：背景选择按钮，点击它，框的背景会上下变化，注意较小的框是背景框，较大的是工作框，这两个框在分析之前是可以调整的，一般工作框要大于背景框；也可以使用第一行菜单栏中的第二个按钮"Assay"，在下拉菜单中选择"Flip background test area"进行相同操作。正式分析前一定要点击它，否则没有结果，如果不点击它，只是预分析状态，在这种状态下，可以把分析条件调好，然后进入正式分析，点击它后，此钮上会出现一斜杠。右侧区域是分析后的曲线，主曲线是单峰，如果是双峰，就是凋亡细胞。曲线图下面列举了几个数据，不全，全部结果在结果窗口，见图5-10。

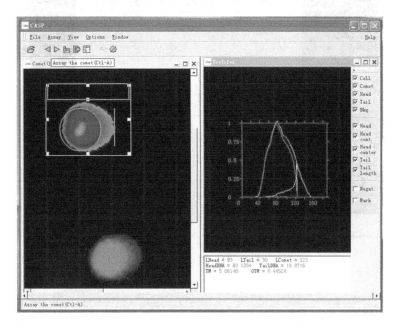

图5-10　彗星图像分析

（5）看 Result 窗口：分析过程中或分析完成后，都可以看 Result 窗口，如图，将图像分析窗口最小化，就显示出结果窗口，从左到右依次是文件名（Name）和分析的各个指标：析尾长（Tail length）、尾部 DNA 百分含量（Tail DNA%）及尾矩（Tail moment）等，见图5-11。

（6）保存结果：单击第一行第三个按钮"View"，在下拉菜单中选择选择"Result window"，保存结果，或者使用第二行第5个快捷按钮"Store results"保存结果。在分析后就可以看到的结果窗口，见图5-12。

（7）结果输出：分析完成后，别忘了输出结果，单击第一行第一个按钮"Files"，在下拉菜单中选择选择"Export result"，输出结果，见图5-13。

（8）保存输出的结果：选择输出结果后，出现如下的结果输出窗口，在指定保存位置先建立一个文件夹用于保存结果文件，给文件取名字，它的扩展名是 . txt，点击 OK，见图5-14。

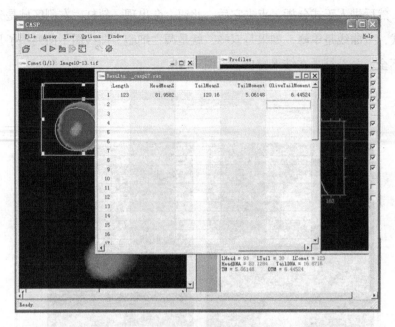

图 5 - 11　看 Result 窗口

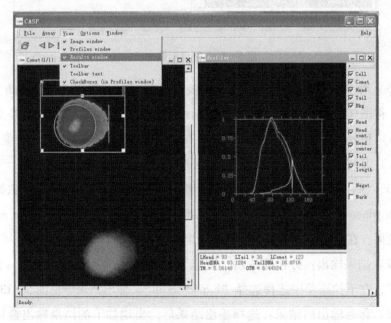

图 5 - 12　保存分析结果

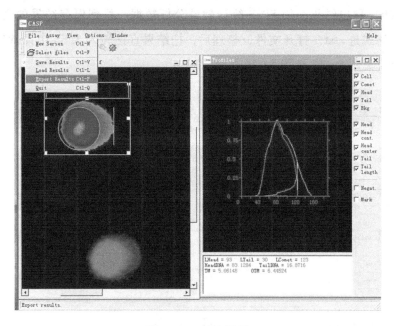

图 5-13　输出结果

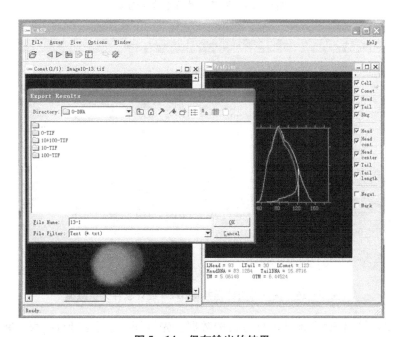

图 5-14　保存输出的结果

（9）导出结果，用 SPSS 统计软件分析数据：找到保存结果的文件夹，保存的格式是 .txt，打开文件，整理后，把结果直接转入 SPSS 统计软件中进行分析，见图 5-15 至图 5-16。

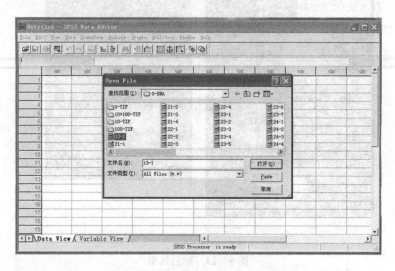

图 5-15　打开文件导出分析结果

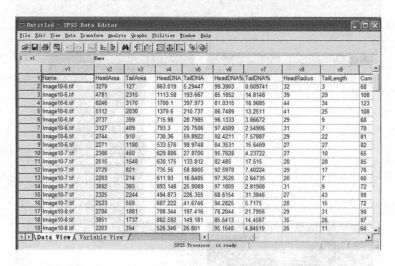

图 5-16　保存导出结果并用 SPSS 统计软件分析数据

（10）导出 SPSS 统计软件分析的数据：先打开一个空白 Excel 表，将 SPSS 统计软件中的数据复制，然后粘贴到 Excel 表中，用于后续分析及保存结果，见图 5-17。

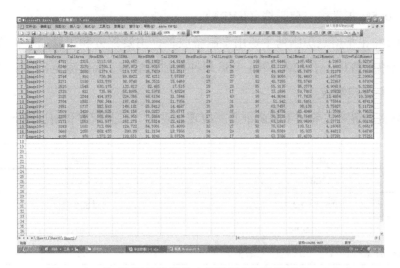

图 5-17　将 SPSS 统计软件中的数据复制粘贴到 Excel 表中

第三节　单细胞凝胶电泳技术主要溶液配制及注意事项

一、单细胞凝胶电泳技术主要溶液配制

1. 0.1mol/L 磷酸盐缓冲液（PBS）（无 Ca、Mg）

0.1mol/L PBS 缓冲液主要用于配制实验所用的其他溶液和重悬细胞，主要配方和用量如下，配好后 4℃保存备用。

试剂	用量
NaCl	4.0g
KH_2PO_4	0.1g
KCl	0.1g
$Na_2HPO_4 \cdot 12H_2O$	1.45g
去离子水	500mL

2. 0.75% 低熔点琼脂糖（LMPA）

0.75% 低熔点琼脂糖主要用于制备胶板，主要配方和用量如下：称取低熔点琼脂糖 0.15g，加入 20mL PBS 加热溶解，温度凉至 37℃时使用。

3.0.5%正常熔点琼脂糖（NMPA）

0.5%正常熔点琼脂糖主要用于制备胶板，主要配方和用量如下：称取正常熔点琼脂糖 0.2g，加入 40mL PBS 缓冲液加热溶解，温度凉至 37℃时使用。

4. 细胞裂解液

细胞裂解液主要用于裂解细胞，应现用现配，主要配方和用量如下。

试剂	用量
NaCl	73.05g
Na$_2$EDTA	18.6g
Tris-Amino	0.61g
1%肌氨酸钠（十二烷基肌氨酸钠）	5g

调节 pH 值到 10，加去离子水定容至 500mL，4℃保存备用。

使用前加入：5mL Triton X-100（1%体积比）；50mL DMSO（10%体积比）。

5. 电泳缓冲液

电泳缓冲液主要用于电泳，应现用现配，主要配方和用量如下。

试剂	用量
NaOH	12g
Na$_2$EDTA	0.372g
去离子水	1000mL

6. 中和液（0.4mol/L）

中和液主要用于中和，主要配方和用量如下。

试剂	用量
Tris-HCl	15.764g
去离子水	250mL

调 pH 值为 7.5，4℃保存备用。

7. 荧光染色剂

荧光染色剂主要用于染色，主要配方和用量如下：荧光染色剂：称取25mg碘化丙啶（PI）溶于5mL去离子水中，使用时稀释100倍为工作液。

二、注意事项

（1）单细胞凝胶电泳技术使用的所有实验用器械均需用酸泡，然后蒸馏水清洗，避免污染样品。

（2）所有操作尽量在低温、避光环境下进行，防止光照诱发DNA的额外损伤。

（3）关键步骤是铺胶，尤其是第一层胶，一定要平整，均匀。若有气泡，用下一层胶填平。NMPA、LMPA凝胶浓度直接关系到DNA迁移长度，适宜浓度为0.5%~1%，过高或过低将造成凝固速度过快而不易铺平或粘着力低而脱落，建议采用0.6%~0.8%。另外，第三层胶的作用主要是对第二层胶里面的细胞起保护作用，可用LMPA，也可用NMPA，也可不铺。

（4）电泳时电压、电流及时间的长短会直接影响DNA迁移长度，造成假阳性或假阴性。建议采用稳压20~25 V或稳流200~300 mA，电泳时间20~30min。

（5）电泳进行中应持续监测，随时通过吸出或加入电泳液，调节液面高度，尽量保持电压与电流的恒定。

（6）常用的染色剂包括：AO、EB、PI等。染色后可4℃避光条件下保存，日后观察。但通过实践得出为防止荧光衰减，尽快阅片较好。阅片过程中，由于淬灭效应，荧光减弱很快，因此操作必须紧凑。

（7）在配制裂解液时，因为DMSO为致癌剂，所以要注意安全。

（8）在实验操作中吸取Triton X 100时，一定要用去尖的枪头取Triton X 100。

（9）强调：在铺第二层胶时，第二层胶铺得越薄越好，这样可使胶中的细胞尽量在一个平面上。

第六章　PCR 技术与方法

第一节　PCR 技术概述

　　PCR（Polymerase chain reaction）技术是 1985 年由美国科学家 Kary B Mullis 建立的体外扩增基因片段的方法，它具有特异、敏感、产率高、简便、重复性好、易自动化等突出优点，是分子生物学技术中一项具有革命性的创举。

　　PCR 技术又称为聚合酶链反应，是体外酶促合成特异 DNA 片段的一种方法，为最常用的分子生物学技术之一。聚合酶链反应是模拟生物体内 DNA 的天然复制的一种特异性的 DNA 片段的体外酶促合成扩增方法，主要用于扩增位于两段已知序列之间的 DNA 区段。具体而言，PCR 技术是在模板 DNA 和四种三磷酸脱氧核糖核苷酸底物存在的一定缓冲体系中，由 DNA 聚合酶催化一对引物间特异 DNA 片段的合成，在待扩增的 DNA 片段两侧和与其两侧互补的两个寡核苷酸引物，经变性、退火和延伸若干个循环后，DNA 扩增 2^n 倍。

一、PCR 技术的基本原理

（一）PCR 技术的反应体系

　　PCR 技术的反应体系主要包括：DNA 模板、特异性引物、耐热 DNA 聚合酶、底物 dNTPs、镁离子及反应缓冲液。

　　（1）DNA 模板：是指模板核酸，即靶序列模板，主要是 DNA 或 cDNA。

　　（2）特异性引物（Primer）：即寡聚核苷酸引物，是指人工合成的引物，包括 Primer 1 和 Primer 2。

（3）耐热 DNA 聚合酶：是指 Taq DNA 聚合酶或 Taq 酶。

（4）底物 dNTPs：是指脱氧核苷三磷酸底物（dNTP mix），主要是 4 种三磷酸脱氧核苷酸（dNTP）。

（5）镁离子：主要是指二价镁离子，即 Mg^{2+}。

（6）反应缓冲液：选用合适的缓冲体系，一般常用 $10 \times$ PCR Buffer。

（二）PCR 技术的反应过程及工作原理

PCR 技术的反应过程主要包括变性（Denature）、退火（Annealing）和延伸（Extension）3 个连续的过程。

1. 变性

变性是指模板 DNA 的变性，模板 DNA 经加热至 $90 \sim 95℃$ 一定时间后，使模板 DNA 双链或经 PCR 扩增形成的双链 DNA 解离，使之成为单链，以便它与引物结合，为下轮反应作准备。

2. 退火

退火是指模板 DNA 与引物的退火又称复性，模板 DNA 经加热变性成单链后，温度下降，当温度突然降至 $50 \sim 60℃$，引物与其互补的单链 DNA 模板的互补序列配对结合，在局部形成杂交链。

3. 延伸

延伸是指引物沿着模板 DNA 的延伸，DNA 模板与引物结合物在 Taq DNA 聚合酶的作用下，温度在 $70 \sim 75℃$ 下，以四种脱氧核糖核苷三磷酸底物为反应原料，靶序列为模板及 Mg^{2+} 存在的条件下，按碱基配对与半保留复制原理，合成一条新的与模板 DNA 链互补的半保留复制链。

三个步骤构成的循环重复进行，上述过程是由温度控制的，这种热变性→退火→延伸的过程就是一个 PCR 循环，PCR 技术就是在合适条件下的这种循环的不断重复，就可获得更多的"半保留复制链"。延伸的产物经第二个循环后，也与引物互补，作为引物引导 DNA 合成的新模板。第二循环后，延伸的模板由第一循环的 4 条增加为 8 条，依次类推，以后每一循环后的模板均比前一循环增加 1 倍。每完成一个循环需 $2 \sim 4min$，$2 \sim 3h$ 能将待扩增目的基因扩增放大几百万倍。理论上讲，扩增 DNA 的产量是指数上升的，即经 n 个循环后，扩增产物的产量为 2^n 个拷贝。扩增出的 DNA 片段的末端是由两引物的 5′

端限定的。PCR 技术的工作原理可参见图 6-1。

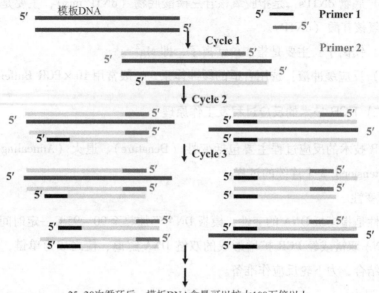

25~30次循环后，模板DNA含量可以扩大100万倍以上

图 6-1　PCR 技术的基本原理

（三）PCR 技术循环参数

（1）预变性（Initial denaturation）：模板 DNA 完全变性对 PCR 能否成功至关重要，一般 95℃加热 3~5min。

（2）引物退火（Primer annealing）：退火温度一般需要凭实验（经验）决定。退火温度对 PCR 技术的特异性有较大影响。

（3）引物延伸：引物延伸一般在 72℃进行（Taq DNA 聚合酶最适温度）。延伸时间随扩增片段长短及所使用 Taq DNA 聚合酶的扩增效率而定。

（4）循环中的变性步骤：循环中一般 95℃，30s 足以使各种靶 DNA 序列完全变性，变性时间过长损害酶活性，过短靶序列变性不彻底，易造成扩增失败。

（5）循环数：大多数 PCR 含 25~35 循环，过多易产生非特异扩增。

（6）最后延伸：在最后一个循环后，反应在 72℃维持 5~15min，使引物延伸完全，并使单链产物退火成双链。PCR 反应循环可参见图 6-2。

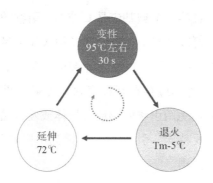

图 6-2　PCR 反应循环

（四）PCR 技术电泳检测时间

一般为48h 以内，有些最好于当日电泳检测，大于48h 后带型不规则甚至消失。有时会出现假阴性结果，不出现扩增条带。

（五）PCR 产物的累积规律

在 PCR 反应中，DNA 扩增遵循酶促反应动力学的原则。反应初期目的DNA 片段的增加呈指数增长，随着 DNA 产物的逐渐积累，酶的催化反应趋于饱和，此时 DNA 扩增产物的增加减慢，进入相对稳定状态，称为平台期，达到平台期所需要的 PCR 循环次数取决于样品模板的量。

二、PCR 技术的引物设计原则

（一）PCR 技术的引物设计

引物是与待扩增 DNA 片段两翼互补的一段单链寡核苷酸片段。待扩增的DNA 模板经加热变性后，两引物分别与两条 DNA 的两翼序列特异性复性，在合适的条件下，由 Taq DNA 聚合酶催化引物引导的 DNA 合成。引物包括正义引物和反义引物两种。

正义引物：又称上游引物，它与正义链序列一致（5′→3′）。

反义引物：又称下游引物，它与正义链互补（3′→5′）。

（二）PCR 技术的引物设计原则

引物长度一般要求引物大小为 15～30 bp。引物的 3′末端碱基要与待扩增的模板序列严格互补，且第一个碱基应是 C 或 G。引物的 5′末端碱基无严格的限制，不必严格互补，可以被修饰，以便通过加入无关碱基来调 G + C 含量或在引物上加入酶切位点。G + C 的合理含量 45% ~ 55%，Tm = 4（G + C）+ 2（A + T）。要避免引物自身不应存在互补序列。要避免两引物间，特别是两引物间的 3′端互补，又要避免两引物间形成二聚体或发卡结构。引物中的碱基组尽可能随机分布。引物要特异，引物的 DNA 序列不应与非扩增区域有同源性，要借助计算机软件进行预测。

三、PCR 技术的模板制备

PCR 技术反应的模板可以是 DNA 也可以是 RNA。

（一）核酸提取的原则

（1）保证核酸一级结构的完整性。

（2）排除其他分子的污染。

（二）核酸提取的主要步骤

（1）破碎细胞。

（2）去除与核酸结合的蛋白质及多糖、脂类等生物大分子。

（3）去除其他不需要的核酸分子。

（4）沉淀核酸，去除盐类、有机溶剂等杂质。

（5）纯化核酸

四、典型的 PCR 技术

典型的 PCR 技术由①高温变性模板；②引物与模板退火；③引物沿模板延伸三步反应组成一个循环，通过多次循环反应，使目的 DNA 得以迅速扩增。其主要步骤是：将待扩增的模板 DNA 置高温下，通常为 93 ~ 94℃，使其变性解成单链；人工合成的两个寡核苷酸引物在其合适的复性温度下分别与目的基因两侧的两条单链互补结合，两个引物在模板上结合的位置决定了扩增片段的长短；耐热的 DNA 聚合酶（Taq DNA 聚合酶）在 72℃将单核苷酸从引物的 3′末端开始掺入，以目的基因为模板从 5′→ 3′方向延伸，合成 DNA 的新互补链。

五、PCR 技术的优点

1. PCR 技术特异性强

PCR 技术特异性非常强，PCR 技术反应的特异性决定因素为：①引物与模板 DNA 特异性地的结合；②碱基配对原则；③Taq DNA 聚合酶合成反应的忠实性；④靶基因的特异性与保守性。其中引物与模板的正确结合是关键。引物与模板的结合及引物链的延伸是遵循碱基配对原则的。聚合酶合成反应的忠实性及 Taq DNA 聚合酶耐高温性，使反应中模板与引物的结合可以在较高的温度下进行，结合的特异性大大增加，被扩增的靶基因片段也就能保持很高的正确度。再通过选择特异性和保守性高的靶基因区，其特异性程度就更高。

2. PCR 技术灵敏度高

PCR 技术灵敏度非常高，PCR 技术产物的生成量是以指数方式增加的，能将皮克（$1pg = 1 \times 10^{-12}g$）量级的起始待测模板扩增到微克（$1\ \mu g = 1 \times 10^{-6}g$）水平。能从 100 万个细胞中检出一个靶细胞；在病毒的检测中，PCR 技术的灵敏度可达 3 个 RFU（空斑形成单位）；在细菌学中最小检出率为 3 个细菌。

3. PCR 技术简便、快速

PCR 技术反应用耐高温的 Taq DNA 聚合酶，一次性地将反应液加好后，即在 DNA 扩增液和水浴锅上进行变性→退火→延伸反应，一般在 2～4h 完成扩增反应。扩增产物一般用电泳分析，不一定要用同位素，无放射性污染、易推广。

4. PCR 技术对标本的纯度要求低

不需要分离病毒或细菌及培养细胞，DNA 粗制品及 RNA 均可作为扩增模板。

5. PCR 技术可检测的样本多

PCR 技术可检测的样本多，可直接用临床标本如血液、体腔液、洗嗽液、毛发、细胞、活组织等粗制的 DNA 扩增检测。

六、几种重要的 PCR 衍生技术

1. 逆转录 PCR 技术

逆转录 PCR（Reverse transcription PCR，RT-PCR）技术或者称反转录 PCR

技术，逆转录 PCR 是由 mRNA 逆转录产生 cDNA，再以 cDNA 为模板进行 PCR 扩增。逆转录反应在 42℃ 进行，随后将反应混合物加热至 95℃ 5min 灭活逆转录酶，然后进行 PCR 扩增。逆转录 PCR 技术是聚合酶链式反应（PCR）的一种广泛应用的变形。在逆转录 PCR 中，由一条 RNA 单链被逆转录成为互补 DNA，由依赖 RNA 的 DNA 聚合酶（逆转录酶）来完成。再以此为模板通过 PCR 进行 DNA 扩增，即 DNA 的另一条链通过脱氧核苷酸引物和依赖 DNA 的 DNA 聚合酶完成，随每个循环倍增，即通常的 PCR。原先的 RNA 模板被 RNA 酶降解，留下互补 DNA。逆转录合成 cDNA 时，引物可选用特异引物、随机六聚体引物或寡聚 dT（12 ~ 18）。设计逆转录 PCR 的引物时最好是分散在不同的外显子上，以免基因组 DNA 的污染导致假阳性结果。逆转录 PCR 技术的指数扩增是一种很灵敏的技术，可以检测很低拷贝数的 RNA。逆转录 PCR 技术广泛应用于遗传病的诊断，并且可以用于定量监测某种 RNA 的含量。

2. 定量 PCR 技术

定量 PCR（Quantified PCR，Q-PCR）技术是以一定时间内 DNA 的增幅量为基础进行 DNA 的定量分析。定量 PCR 有广义概念和狭义概念。广义概念的定量 PCR 技术是指以外参或内参为标准，通过对 PCR 终产物的分析或 PCR 过程的监测，进行 PCR 起始模板量的定量。狭义概念的定量 PCR 技术是指用外标法（荧光杂交探针保证特异性）通过监测 PCR 过程（即监测扩增效率）达到精确定量起始模板数的目的，同时以内对照有效排除假阴性结果（即扩增效率为零）。

3. 实时 PCR 技术

实时 PCR（Real time PCR）又称为定量即时 PCR 或即时定量 PCR，是一种在 DNA 扩增反应中，以荧光染剂侦测每次聚合酶链锁反应（PCR）循环后产物总量的方法技术，属于定量 PCR（Q-PCR）的一种。实时 PCR 的定量使用荧光色素，目前有两种方法：一种是在 ds DNA 中插入特异的荧光色素，例如 SYBR Green 荧光染料；另一种使用一种能与增幅 DNA 序列中特定寡核酸序列相结合的一种荧光探针（Probe）），如 Taqman 探针。Real time PCR 与 Reverse transcription PCR 相结合，能用微量的 RNA 来找出特定时间、细胞、组织内的特别表达的遗传基因。这两种 RT PCR 的组合又被称之为定量 RT-PCR（Quantitative RT-PCR）。

4. 原位 PCR 技术

原位 PCR（In situ PCR，IS PCR）技术是原位杂交细胞定位和 PCR 的高灵敏度相结合的技术，使得靶基因检测有了极大的改进。原位 PCR 是指在组织（石蜡、冰冻切片）或细胞（爬片、甩片或涂片）标本片上直接进行 PCR，对细胞中的靶基因片段（DNA）进行扩增，通过掺入标记基团直接显色或结合原位杂交进行检测的方法。可分为直接法和间接法。原位 PCR 可使扩增的特定 DNA 片段在分离细胞和组织切片中定位，从而弥补了 PCR 和原位杂交的不足，具有良好的应用前景。

5. 反向 PCR 技术

反向 PCR（Inverse PCR）对已知的 DNA 片段两侧的未知的序列进行扩增和研究。反向 PCR 技术的目的在于扩增一段已知序列旁侧的 DNA，也就是说这一反应体系不是在一对引物之间而是在引物外侧合成 DNA。反向 PCR 可用于研究与已知 DNA 区段相连接的未知染色体序列。这时选择的引物虽然与核心 DNA 区两末端序列互补，但两引物 3' 端是相互反向的。扩增前先用限制性内切酶酶切样品 DNA，然后用 DNA 连接酶连接成一个环状 DNA 分子，通过反向 PCR 扩增引物的上游片段和下游片段。

6. 不对称 PCR 技术

不对称 PCR（Asymmetric PCR）是一种二条 DNA 模板不等扩增的 PCR，通过调整一对引物浓度（如 100 : 1），使扩增出的产物大部分为浓度高引物合成的单链 DNA。即两条引物使用不同的浓度，在 PCR 反应的前 25 个循环中主要生成双连 DNA 产物，在低浓度引物被耗尽时，高浓度引物介导的 PCR 反应会产生大量的单链 DNA。有利于测序或制备探针。

7. 复合 PCR 技术

复合 PCR（Multiplex PCR）是用多对引物同时对模板 DNA 上的多个区域进行扩增。在一次反应中加入多对引物，同时扩增一份样品中不同序列的 PCR 过程。用多对引物同时扩增几条 DNA 片段的方法称为复合 PCR。复合 PCR 技术的难点不是在于其原理和操作的复杂性，而是在于其多对引物的设计，必须保证多对引物之间不形成引物二聚体，引物与目标模板区域具有高度特异性。应用于基因诊断，对与疾病相关的基因（庞大）进行扩增检测。

8. 随机引物扩增 PCR 技术

随机引物扩增 PCR（Arbitrary primer PCR，AP-PCR）又称随机引物扩增多态 DNA（Random Amplification of Polymorphic DNA，RAPD）包含多个 PCR 反应和多个引物，引物是随意设计的 10 bp 片段，其扩增的是一组未知的片段，在事先不知道 DNA 序列的情况下，产生 DNA 指纹模式，可进行亲缘关系分析、系统发育分子水平的鉴定。如果在两个基因组的随机引物扩增 PCR 反应用同一组引物，则可以比较基因组间的差异。利用这种差异有可能追踪性状的差异。常规 PCR 通常扩增一个已知 DNA 片段，所设计的引物也是根据相应序列的侧翼顺序。扩增产物为一个特异片段。

9. 重组 PCR 技术

重组 PCR（Recombinant PCR，RPCR）技术是指把两个不相邻的 DNA 片段重组在一起的 PCR 技术，即用 PCR 技术在 DNA 片段上进行定点突变。其基本原理是将突变碱基、插入或缺失片段或一种物质的几个基因片段设计在引物中，先分段对模板扩增，除去多余的引物后，将产物混合，再用一对引物对其进行 PCR 扩增。所得到的产物是一重组合的 DNA。

10. 套式引物 PCR 技术

套式引物 PCR（Nested-primer PCR）是先用第一套引物即一对外侧引物经过 15~30 个循环扩增含目的基因的大片段，再用扩增 DNA 片段内设定的第二套引物即内侧引物以大片段为模板扩增获取目的基因。这样可使待扩增序列得到高效扩增，而次级结构却很少扩增。用起始引物限量方法或 Centricon30 分子滤过器离心，在第二套引物加入前去除第一引物。套式引物 PCR 减少了引物非特异性退火，从而增加了特异性扩增，提高了扩增效率。对环境样品中微生物检测和单拷贝的基因靶 DNA 的扩增是非常有效的。

11. 锚定 PCR 技术

锚定 PCR（Anchored PCR，APCR）常用于扩增已知一端序列的目的 DNA。在未知序列一端加上一段多聚 dG 的尾巴，然后分别用多聚 dG 和已知的序列作为引物进行 PCR 扩增。锚定 PCR 通过引进锚定引物，可以帮助克服序列未知或序列未全知的障碍。当待扩增的 DNA 或 RNA 序列本身末端或旁侧序列不清楚时，采用锚定 PCR 技术对目的片段进行扩增。锚定 PCR 技术主要用于分析具有可变末端的 DNA 序列，可用于 T 细胞、肿瘤及其他部位抗体基因的研究。

12. 着色互补试验或荧光 PCR 技术

着色互补试验或荧光 PCR（Color complementation assay or fluorescent PCR）是将 PCR 的引物 5′端用荧光物质标记进行的 PCR 技术。原理是用不同荧光染粒，分别标记于不同寡核苷酸引物上，同时扩增多个 DNA 片段，反应完毕后，利用分子筛选去多余的引物。用紫外线照射扩增产物，就能显示某一 DNA 区带荧光染料颜色的组合，如果某一 DNA 区带荧光染色料颜色的组合，如果某一 DNA 区带缺失，则会缺乏相应的颜色。

七、PCR 技术的应用

PCR 技术能快速特异扩增任何已知目的基因或 DNA 片段，并能轻易在皮克（pg）水平起始 DNA 混合物中的目的基因扩增达到纳克、微克、毫克级的特异性 DNA 片段。因此，PCR 技术一经问世就被迅速而广泛地用于分子生物学的各个领域。目前，PCR 技术主要应用于分子生物学研究领域，还可应用于临床医学领域、法医学领域、动植物学的研究领域等诸多方面。

1. 分子生物学研究领域

①目的基因的克隆：与反转录反应相结合，直接从组织和细胞的 mRNA 获得目的基因片段；利用特异性引物以 cDNA 或基因组 DNA 为模板获得已知目的基因片段；利用简并引物从 cDNA 文库或基因组文库中获得具有一定同源性的基因片段；利用随机引物从 cDNA 文库或基因组文库中随机克隆基因；②核苷酸序列分析（DNA 序列测定）：不对称 PCR 制备单链 DNA 用于 DNA 测序；③DNA 和 RNA 的微量分析；④基因突变分析及基因的体外突变；⑤基因重组；⑥基因表达调控的研究：反转录 PCR（RT-PCR）用于检测细胞中基因表达水平、RNA 病毒量以及直接克隆特定基因的 cDNA 的表达，进行基因定量分析等；⑦荧光定量 PCR 用于对 PCR 产物实时监控及反向 PCR 测定未知 DNA 区域；⑧突变体和重组体的构建等。

2. 临床医学领域

①传染病的诊断：通过病原体检测，对细菌、病毒类疾病进行诊断；②遗传疾病诊断；③免疫学及器官移植；④肿瘤诊断及肿瘤机制的研究。

3. 其他

应用于法医物证学、法医鉴定等法医学领域；动植物学的研究领域及考古学等。

第二节 PCR 技术反应体系及反应条件的优化

PCR 技术反应体系由反应缓冲液（10×PCR Buffer）、脱氧核苷三磷酸底物（dNTPmix）、耐热 DNA 聚合酶（Taq DNA 聚合酶）、寡聚核苷酸引物（Primer1，Primer2）、靶序列（DNA 模板）五部分组成。PCR 技术反应条件包括温度、时间和循环次数。PCR 技术反应条件及各个组分都能影响 PCR 技术检测的结果，所以在进行实验设计时要对这些反应条件及各个组分进行控制和优化。

一、PCR 技术反应条件

（一）温度与时间

基于 PCR 技术原理的三步骤而设置变性→退火→延伸三个温度点。在标准反应中采用三温度点法，将标本加热，使双链 DNA 在 90~95℃时变性，再迅速冷却至 40~60℃，使引物退火并结合到互补靶序列上，然后快速升温至 70~75℃，在 Taq DNA 聚合酶的作用下，掺入单核苷酸使引物沿模板延伸。每步时间从反应达到要求温度后计算，PCR 反应的每一个温度循环周期都是由 DNA 变性、引物退火和反应延伸 3 个步骤组成的。对于较短靶基因（长度为 100~300 bp 时）可采用二温度点法，除变性温度外、退火与延伸温度可合二为一，一般采用 94℃变性，65℃左右退火与延伸（此温度 Taq DNA 酶仍有较高的催化活性）。

1. 变性温度与时间

使靶基因模板和 PCR 产物完全变性是 PCR 成败的关键。变性温度低，解链不完全是导致 PCR 技术失败的最主要原因。DNA 在其链分解温度时的变性只需几秒钟，但反应管内达到 Tss 还需一定时间，变性温度太高会影响酶活性，一般情况下，94~95℃变性 1min 就足以使模板 DNA 完全变性，更高的温度可能更为有效，尤其是富含 C + G 的靶基因，若低于94℃，则需延长变性时间。但温度不能过高，因为高温环境对酶的活性有影响。为提高起始模板的变性效果，保存酶活性，常常在加入 Taq DNA 聚合酶之前97℃先变性7 ~ 10min，再按94℃的变性温度进入循环方式，这对 PCR 的成功有益处。此步若不能使靶基因模板或 PCR 产物完全变性，就会导致 PCR 技术失败。

2. 退火（复性）温度与时间

退火温度又叫复性温度，它是影响 PCR 技术特异性的较重要因素。变性后温度快速冷却至40 ~ 60℃，可使引物和模板发生结合。由于模板 DNA 比引物复杂得多，引物和模板之间的碰撞结合机会远远高于模板互补链之间的碰撞。引物复性所需的温度与时间，取决于引物的长度、碱基组成及其浓度，还有靶基序列的长度。合适的复性温度应低于扩增引物在 PCR 条件下真实 Tm 值的5℃，引物越短（12 ~ 15 bp），复性温度越低（40 ~ 45℃）。一般来说，若降低复性温度（37℃），可提高扩增产量，但引物与模板间错配现象会增多，导致非特异性扩增上升；若提高复性温度（56 ~ 70℃），虽扩增反应的特异性增加，但扩增效果下降。对于 20 个核苷酸，G + C 含量约50% 的引物，55℃为选择最适退火温度的起点较为理想。理想的方法是：设置一系列对照反应，以确定扩增反应的最适复性温度。引物的复性温度可通过以下公式帮助选择合适的温度：Tm 值（解链温度）= 4（G + C）+ 2（A + T）。复性温度 = Tm 值 −（5 ~ 10）℃。

在 Tm 值允许范围内，选择较高的复性温度可大大减少引物和模板间的非特异性结合，提高 PCR 技术反应的特异性。复性时间一般为30 ~ 60s，足以使引物与模板之间完全结合。

3. 延伸温度与时间

Taq DNA 聚合酶虽能在较宽的温度范围内催化 DNA 的合成，但不合适的温度仍可对扩增产物的特异性、产量造成影响。PCR 技术反应的延伸温度一般选择在 70 ~ 75℃，常用温度为 72℃（较复性温度高 10℃左右），过高的延伸温度不利于引物和模板的结合。PCR 技术延伸反应的时间，可根据待扩增目标 DNA 片段长短和浓度而定，在最适温度下，核苷酸的掺入率为 35 ~ 100 nt/s，这也取决于缓冲体系、pH 值、盐浓度和 DNA 模板的性质等，一般1 kb 以内的扩增 DNA 片段，延伸时间 1 min 是足够的。3 ~ 4 kb 的靶序列需3 ~ 4 min；扩增 10 kb 需延伸至 15 min。延伸时间过长会导致非特异性扩增带的出现，但在循环的最后一步延伸时，为使反应完全，提高产量，可将延伸时间延长 4～10min。对低浓度模板的扩增，延伸时间要稍长些。

（二）循环次数

循环次数决定 PCR 技术扩增程度。PCR 循环次数主要取决于模板 DNA 的浓度。常规 PCR 一般的循环次数选在 30～40 次，在其他参数已优化的条件下，最适循环数取决于靶序列的初始浓度。循环次数太少，得不到一定的产物量；循环次数越多，非特异性产物的量亦随之增多。循环次数太多时，扩增反应的后期，产物积累的指数率下降甚至不再有正确的产物生成，正常的反应几乎停止，呈现平台效应。影响出现平台效应的因素有：①反应试剂（dNTP 或酶）稳定性的改变；②终产物（如焦磷酸）的抑制效应；③产物浓度超过 10^{-5} 时可产生重复退火，于是会降低引物延伸速率或 DNA 聚合酶的活性。平台效应时的一种重要后果是由于错误引导，在开始时浓度不高的非特异产物会继续扩增，使结果的分析复杂化。PCR 循环加快，即相对减少变性、复性、延伸的时间，可增加产物的特异性。

二、DNA 模板

PCR 技术对模板的要求不高，单、双链 DNA 或 RNA 都可以用作 PCR 反应的模板，但 RNA 的扩增则需首先逆转录成 cDNA。模板的纯度一般不要求很高，不需要达到超纯。某些扩增实验中甚至可以直接将溶细胞液煮沸加热，用蛋白质变性后的 DNA 溶液作模板。模板的 DNA 用量因其来源不同而有所变化，虽然 PCR 技术可以用极微量的样品（甚至是来自单一细胞的 DNA）作为模板，但为了保证反应的特异性，一般宜用 μg 水平的基因组 DNA 或 10^4 拷贝的待扩增片段作为起始材料，克隆 DNA 用 ng 水平的量。一般对于单拷贝的哺乳动物基因组模板来说，100μL 的反应体系中有 100 ng 的模板已足够。加的模板太多，会令扩增失败。这时如果对模板稀释后再加入反应体系中，往往能获得成功。原材料可以是粗制品，某些材料甚至仅需用溶剂一步提取之后即可用于扩增，但 DNA 溶液中不能有影响扩增反应的物质存在，如蛋白酶、核酸酶、Taq DNA 聚合酶抑制剂以及能结合 DNA 的蛋白质等；另一类是尿素、十二烷基硫酸钠、卟啉类物质等；还有一类是二价金属离子的络合剂如 EDTA

等，能与 Mg^{2+} 络合，影响 Taq DNA 聚合酶的活性。上述物质的存在会影响扩增效果，甚至使扩增失败。

三、底物 dNTP

高浓度 dNTP 易产生错误掺入，过高则可能不扩增；但浓度过低，将降低反应产物的产量。PCR 反应中每种 dNTP 的终浓度为 $20 \sim 200\mu mol/L$，在此范围内 PCR 产量、特异性与忠实性间平衡最佳。所用的四种脱氧三磷酸核苷酸的终浓度相等可以使错误的掺入率降至最低，如果其中任何一种的浓度明显不同于其他几种时（偏高或偏低），就会诱发聚合酶的错误掺入作用，降低合成速度，过早终止延伸反应。dNTP 储备液必须为 pH 值为 7.0 左右，浓度一般为 2mmol/L，分装后置 $-20℃$ 保存。典型的 PCR 技术扩增体系中，两种 dNTP 的终浓度为 $20 \sim 200\mu mol/L$。理论上，$100\mu L$ 反应液中四种 dNTP 的浓度为 $20\mu mol/L$ 时，足以合成 $12.5\mu g$ DNA 或合成 10 pmol 400 bp 的 DNA 片段。

dNTP 能与溶液中的 Mg^{2+} 络合，使游离的 Mg^{2+} 浓度降低。因此，dNTP 的浓度直接影响到反应中起重要作用的 Mg^{2+} 浓度。此外，大于 $200\mu mol/L$ 的 dNTP 会增加 Taq DNA 聚合酶的错配率，如果 dNTP 的浓度达到 1mmol/L 时，则会抑制 Taq DNA 聚合酶活性。

四、引物

引物是决定 PCR 结果的关键，PCR 扩增产物的大小是由引物限定的，引物的用量一般为 $0.1 \sim 1\mu mol/L$，引物的设计与合成对 PCR 反应的成功与否有着决定性的意义。

（一）引物设计需遵循的原则

要保证 PCR 反应能准确、特异、有效地对模板 DNA 进行扩增，通常引物设计应遵循以下几条原则。

（1）引物长度：一般以 $15 \sim 30$ bp 为宜，常用 20 bp，引物过长，扩增的效率降低。

（2）碱基组成：一般（G + C）的含量在 $50\% \sim 60\%$，Tm 值高于 55℃ [Tm $= 4$（G + C）$+ 2$（A + T）]。应尽量避免数个嘌呤或嘧啶的连续排列，碱

基的分布应表现出是随机的。

（3）一对引物之间不能有 2 个以上的碱基互补，特别是引物的 3′末端不应与引物内部有互补，避免引物内部形成二级结构；两个引物在 3′末端不应出现同源性，以免形成引物二聚体；引物之间的碱基互补会形成引物二聚体，引物本身应避免回文序列。3′末端末位碱基在很大程度上影响着 Taq DNA 聚合酶的延伸效率。两条引物间配对碱基数少于 5 个，引物自身配对若形成茎环结构，茎的碱基对数不能超过 3 个。由于影响引物设计的因素比较多，现常利用计算机辅助设计。

（4）引物与模板退火的温度和所需的时间取决于引物的碱基组成、长度和溶液中引物的浓度。合适的退火温度是低于引物本身的实际变性温度（Tm）50℃。退火温度通常在 55～72℃下进行，在标准的引物浓度（0.2μmol/L）下，几秒内即可完成退火。提高退火温度可提高引物与模板结合的特异性。特别在最初几次循环中采用严谨的退火温度，有助于 PCR 特异性扩增。如果引物中（G+C）的含量小于 50%，退火温度应低于 55℃。

（5）引物浓度不宜偏高，浓度过高有两个弊端：一是容易形成引物二聚体（Primer-dimer），二是当扩增微量靶序列并且起始材料又比较粗时，容易产生非特异性产物。一般说来，用低浓度引物不仅经济，而且反应特异性也较好。引物一般用 TE 配制成较高浓度的母液（约 100μM），保存于 -20℃。使用前取出其中一部分用双蒸水配制成 10μM 或 20μM 的工作液。100μL 的 PCR 反应液中，引物的绝对量为 10～100 pmol。PCR 反应液中 2 个引物浓度不等时，其浓度比为 50∶1，称为不对称 PCR。

（二）简并引物

由多种寡核苷酸组成的混合物，彼此之间仅有一个或数个核苷酸的差异。若 PCR 扩增引物的核苷酸组成顺序是根据氨基酸顺序推测而来，就需合成简并引物。

（三）嵌套引物

利用第一轮 PCR 扩增产物作为第二轮 PCR 扩增的起始材料，同时除使用第一轮的一对特异引物外，另加 1～2 个新引物（处在同一个模板 DNA 的头两个引物之间序列）进行第二轮扩增。通过嵌套引物扩增的产物，产生错误扩增的可能性极小，所以应用嵌套引物技术能够使靶 DNA 序列得到有效的选择性扩增。

五、Taq DNA 聚合酶

在 PCR 反应中 Taq DNA 聚合酶是关键的因素之一，Taq DNA 聚合酶有耐高温的特性，它是目前在 PCR 实验中应用最广泛的一种耐热的 DNA 聚合酶。Taq DNA 聚合酶最适的活性温度是 72℃，连续保温 30min 仍具有相当的活性，而且在比较宽的温度范围内都保持着催化 DNA 合成的能力，一次加酶即可满足 PCR 操作过程自动化的实现。

Taq DNA 聚合酶的热稳定性及最适延伸温度：Taq DNA 聚合酶具有很高的加工合成特性，其最适延伸温度是 75~80℃，在低温下，Taq DNA 聚合酶表现活性明显降低，因而，导致此酶在模板链分子内局部二级结构区域的延伸能力受损或前进速率常数与解离常数的比值发生改变。在很高的温度（90℃以上）时，很少 DNA 合成。在体外条件下，DNA 在较高温度时的合成速度受到引物或引物链与模板链的双链结构稳定性的限制。Taq DNA 聚合酶虽然在 90℃以上合成 DNA 的能力有限，但高温时仍比较稳定。有人试验证明，在 92.5℃、95℃和 97.5℃时，PCR 混合物中的 Taq DNA 聚合酶分别经 130min、40min 和 5~6min 后仍可保持 50% 左右的活性，其半衰期较长。所以，在一个 PCR 预备试验中，每次循环时上限温度为 95℃（试管内）处理 20s，则循环 50 次后 Taq DNA 聚合酶仍可保持 65% 的活性，能够保证实验的需要。由于 Taq DNA 聚合酶的最适延伸温度高达 75~80℃，故退火和延伸反应温度均可提高，限制了非特异性扩增产物的出现，增加了 PCR 技术的特异性。

六、镁离子浓度

Taq DNA 聚合酶在合成新 DNA 链时，要求有游离的镁离子（Mg^{2+}）。Mg^{2+} 是 Taq DNA 聚合酶的辅酶，它除了影响酶的活性外，也影响着引物的退火、模板与 PCR 产物的解链温度、产物的特异性和引物二聚体的形成等。因而在 PCR 系统中确定 Mg^{2+} 的最适浓度是必要的。Mg^{2+} 离子的浓度过低时酶活力显著降低，将导致 PCR 产物生成减少，而 Mg^{2+} 离子的浓度过高时酶则催化非特异性的扩增，将导致非特异性产物生成。故常需根据预先试验确定实验的最佳 Mg^{2+} 浓度，保证 Taq DNA 聚合酶具有良好的活性。通常情况下，要求反应体系中有 $0.5 \sim 2.5$mmol/L 的游离 Mg^{2+}。反应内容物中，dNTP 能与 Mg^{2+} 结合，所含 EDTA 会与 Mg^{2+} 络合，高浓度的 DNA 也有干扰作用，都会影响 Mg^{2+} 的有效浓度。

七、PCR 技术反应缓冲液

PCR 技术缓冲体系最常用的是 $10 \times$ PCR 缓冲液，PCR 反应缓冲溶液通常为 $10 \sim 50$mmol/L 的 Tris-HCl（pH 值为 $8.3 \sim 8.8$），它是两性离子缓冲液。一般标准缓冲液含 50mmol/L KCl，10mmol/L Tris-HCl（pH 值为 8.3），1.5mmol/L $MgCl_2$。Mg^{2+} 的浓度对反应的特异性及产量有着显著影响。浓度过高，使反应特异性降低；浓度过低，使产物减少。在各种单核苷酸浓度为 200μmol/L 时，Mg^{2+} 为 1.5mmol/L 较合适。若样品中含 EDTA 或其他螯合物，可适当增加 Mg^{2+} 的浓度。在高浓度 DNA 及 dNTP 条件下进行反应时，也必须相应调节 Mg^{2+} 的浓度。

八、PCR 技术反应体系中的其他成分

此外，还有 50mmol/L KCL，它有利于引物与模板退火。高于 50mmol/L 的 KCL，或 50mmol/L 的 NaCl 对 Taq DNA 聚合酶有抵制作用。明胶或血清白蛋白（100μg/mL）及非离子去污剂，如吐温 20 等，对 Taq DNA 聚合酶起稳定作用。

九、PCR 反应液的配制

PCR 反应体系的配置方式有时也会影响反应的正常进行。常规方法与其他酶学反应一样，在最后加入 Taq DNA 聚合酶。早期的 PCR 仪没有带加热的盖子，要求在反应液上覆盖一层矿物油，防止水分蒸发。对于使用具 $3'$、$5'$ 外切活性的高温 Taq DNA 聚合酶时，有时会扩增不出产物。在遇到这个问题时，如果将反应成分分开配制，A 管含模板、引物和 dNTP，以及调整体积的 H_2O，B 管含缓冲液、Taq DNA 聚合酶和 H_2O，然后再将两管溶液混合起来，可较好地克服这个问题。按照常规的方法配制反应体

系，有时会出现非特异性扩增的问题。热启动 PCR 操作方式可较好解决这一问题。将 dNTP、缓冲液、Mg^{2+} 和引物 primer 先配制好，然后加入一粒蜡珠，加热熔化，再冷却，使蜡将溶液封住，最后加入模板和 Taq DNA 聚合酶等剩余成分。只有当 PCR 反应进入高温阶段后，蜡层熔化，所有反应成分才会混合在一起。

第三节　PCR 技术检测方法

一、试剂的准备

PCR 技术反应体系由反应缓冲液（10 × PCR Buffer）、脱氧核苷三磷酸底物（dNTPmix）、耐热 DNA 聚合酶（Taq DNA 聚合酶）、寡聚核苷酸引物（Primer1，Primer2）、靶序列（DNA 模板）五部分组成。

（1）靶序列：DNA 模板，0.05 ～ 1mg 基因组 DNA 或 0.002 ～ 0.02mg 质粒 DNA。

（2）寡聚核苷酸引物（Primer）：对应目的基因的特异引物。根据待扩增 DNA 不同，引物亦不同。Primer 1，Primer 2 各 50 pmol/L。

（3）反应缓冲液：10 × PCR Buffer。含 500mmol/L KCl、100mmol/L Tris-HCl、150mmol/L $MgCl_2$ 及 1mg/mL 明胶。

（4）脱氧核苷三磷酸底物（dNTPmix）：dNTPmix 含 dATP、dCTP、dGTP、dTTP。0.2mmol/L dNTPs，必须使用高质量的 dNTPs。5mmol/L dNTP 贮备液：将 dATP、dCTP、dGTP、dTTP 钠盐各 100mg 合并，应注意混合物中四种 dNTP 的量要相等，加 3mL 灭菌无离子水溶解，用 NaOH 调 pH 值至中性，分装每份 300μL，−20℃保存。因 dNTPs 经反复化冻后会发生降解，因此应分成小份保存。

（5）Taq DNA 聚合酶（Taq 酶）：能耐受 93 ～ 100℃的高温。

（6）10 × PCR 缓冲液：500mmol/L KCl，15mmol/L $MgCl_2$，100mmol/L Tris-HCl，pH 值 8.3。

（7）矿物油。

（8）电泳所需试剂。

二、仪器设备

PCR 技术所需要的仪器设备主要包括：PCR 扩增仪；电泳装置；微量离心机；微量移液器；Eppendorf 管；紫外线观察装置及照相设备等。

三、样品 DNA 的提取

样品 DNA 的提取即 PCR 技术反应模板的制备。PCR 反应的关键因素主要有引物的选择与设计、酶的质量、模板的制备，在前二者都稳定可行的情况下，PCR 反应模板的制备尤为重要。模板处理方法的选择及操作人员的基本技能，决定分离模板核酸（DNA 或 RNA）的质和量及 PCR 的成败。而提高模板核酸质量的关键是除去杂质（蛋白质、酶、脂肪等），除去抑制 Taq DNA 聚合酶活性抑制因子，提高模板核酸的产量。DNA 是染色体的主要组成部分，是 PCR 技术的扩增模板。应用 PCR 技术研究 DNA 结构与功能或者用于诊断目的，首先必须从生物体内提取 DNA。DNA 往往以核蛋白形式存在，其分子量大，人的染色体 DNA 平均大小为 3.0×10^9 bp，提取 DNA 应尽量保持 DNA 完整性和纯度，即在提取中尽量避免机械张力引起的 DNA 分子降解，又要注意杂质及蛋白的去除，防止胞内酶解 DNA。

（一）样品 DNA 提取的基本过程

先采用去垢剂如 SDS 等来破坏细胞组分，溶解细胞膜，使蛋白质变性，再用蛋白酶 K，在 EDTA 存在下，消化蛋白质，尤其是与 DNA 结合的蛋白质，使核蛋白解聚及胞内 DNA 酶失活，然后用酚/氯仿多次提取去除蛋白质，在 DNA 中若混有少量 RNA，可用 RNase 去除，最后用乙醇或异丙醇沉淀核酸，得到 DNA 供 PCR 实验用。

（二）样品 DNA 提取的方法

1. 蛋白酶 K 消化裂解法

适用于所有标本的消化处理，尤其是 DNA 样品。如组织细胞（包括石蜡包埋组织）、绒毛、毛发、精斑、血液（包括血清、血浆、全血）、局部分泌物、尿液及粪便等均可。

（1）蛋白酶 K 消化液配制：由 pH 值为 8.0 的 Tris Cl 10mmol/L、EDTA 10mmol/L、NaCl 150mmol/L、SDS 0.5%、蛋白酶 K 100～200μg/mL 组成。蛋白酶 K 最好用水配成 20mg/mL，临用时加入消化液中。

（2）提取方法：有些标本在用蛋白酶 K 消化前，还需预处理一下，如粪便、分泌物、痰液、组织块、石蜡包埋组织等，其方法有离心去掉杂质，脱蜡等。

①标本或经预处理的标本加蛋白酶 K 裂解液 50～100μL，立即混匀，然后置于 55℃水浴 1～3h，或 37℃过夜。

②加等体积的饱和酚抽提 1～2 次，再加等体积的氯仿：异戊醇（49：1）抽提一次，在上清中加入 1/10 体积的 5.23mmol/L 醋酸钠缓冲液，加入 2.5 倍体积的冰冷无水乙醇，–20℃放置至少 3h。

③取出后以 14000r/min 离心 15min，小心吸弃或倒出上清，沉淀加入 75%冰冷乙醇，以 15000r/min 离心 5min。

④离心后用 PBS 缓冲液洗涤 1～2 次，小心吸弃或倒掉上清，真空或 37℃温箱或室温干燥，加 TE 缓冲液 20μL 溶解后，取 3～8μL 用于 PCR 扩增，或放 –20℃保存备用。

2. 直接裂解法

组织细胞或分泌物标本加 PBS 缓冲液或生理盐水离心洗涤后，加消化裂解液 20～50μL（0.5% NP–40 和 0.5%吐温 20），在 95～98℃条件下，以裂解病原体或裂解细胞 15～30min。然后以 12000r/min 离心 5～10min，取上清 20～30μL 用于 PCR 扩增。血清标本可直加等体积的消化液，加热处理离心后 PCR 扩增。亦有用 5%的 NP–40 和 1.5% 2-ME 做裂解液，于 95℃消化处理 30min，离心取上清，PCR 扩增检测 HBV DNA。

3. 碱变性法

取血清 20μL，加入 1mol/L 的 NaOH 20μL，置于 37℃水浴锅中静止 30min，然后用离心机离心。再加 1mol/L 的 HCl 20μL 后离心，离心后，取上清 5μL，用于 PCR 扩增。亦有用 10μL 血清加 NaOH 至 0.2mol/L，置于 37℃水浴锅中静止 1h。再加入 HCl 离心，离心后取上清 10μL 做 PCR，其特异性和敏感性较直接裂解法更好。

4. 煮沸法

经离心洗涤过的组织细胞，分泌物及血液标本，加适量无菌蒸馏水或

PBS，混匀后，100℃煮沸 10 ~ 15min，然后以 14000r/min 离心 10min，取上清做 PCR。

5. 碘化钠法

取组织细胞及抗凝血液 10 ~ 100μL，加等体积 6mol/L 的 NaI，反复轻混 20s。加入等体积氯仿：异戊醇（49：1）振匀后，离心取上清。再加入 0.6 体积的异丙醇，混匀后置室温静止 3min。以 14000r/min 离心 10min，沉淀加 10 ~ 100μL，TE 溶解，取 5 ~ 10μL 做 PCR。亦有用 100μL 血清加裂解液 300μL（由 6mol/L 的 NaI、0.5%十二烷基肌酸钠、10μg 糖原、26mmol/L 的 pH 值为 8.0 的 Tris-HCl、13mmol/L EDTA 组成）混匀后，置于 60℃ 水浴锅中静止 15min，加等体积异丙醇，离心沉淀后，加 TE 液用于 PCR 扩增，其产量和质量较高。

6. 异硫氰酸胍法

异硫氰酸胍法主要用于 RNA 的提取，标本为组织细胞及血清等。

（1）异硫氰酸胍消化液：由 4mol/L 异硫氰酸胍、pH 值为 7.0 的 25mmol/L 柠檬酸钠、0.5%十二烷基肌酸钠、0.1mol/L 的 β - 巯基乙醇组成。

（2）消化方法：用 50 ~ 100μL 细胞悬液及血清，加等体积的异硫氰酸胍消化液振荡混匀后，或置于 65℃ 水浴锅中静止 1h，或室温放置数分钟，然后加 1/10 体积的 pH 值为 5.2 的 3mmol/L 醋酸钠缓冲液，再加等体积的酚：氯仿，用力振摇约 10s，以 10000r/min 离心 5min，取上清加等体积异丙醇，然后于 -20℃ 放置 3h，再以 14000r/min 离心 15min，沉定用 75%冰冷乙醇离心洗涤 1 ~ 2 次，真空干燥，沉淀用 TE 缓冲液溶解即可用于逆转录 PCR 扩增，或放 -20℃ 保存备用。

7. 其他消化处理标本提模板核酸的方法

①异硫氰酸胍—二氧化硅法；②异硫氰酸胍—玻璃粉法；③Chelex-100 法；④全血直接扩增法；⑤尿素消化裂解法等。

四、操作步骤

1. 在冰浴中，按以下次序将下列反应物加入无菌的 Eppendorf 管内

反应物	体积/μL	终反应
①10 × PCR buffer	2.5	1 × PCR buffer
②4 种 dNTP 底物	2.5	每种 dNTP 各 200μmol

反应物	体积/μL	终反应
③引物 1	1.25	每个反应 25 pmol
④引物 2	1.25	每个反应 25 pmol
⑤DNA 模板	0.5	每个反应 5 ng
⑥无菌水	16	

离心后，立即混匀，95℃水浴反应 10min，离心后，立即混匀。

⑦Taq DNA 聚合酶	3U	0.5 ~ 3U/每个反应
⑧双蒸水	补至终体积 50	

离心后，立即混匀。

2. 视 PCR 仪有无热盖，不加或添加液体石蜡

加石蜡 50 ~ 100μL 于反应液表面以防蒸发。

3. 调整好反应程序

将上述混合液稍加离心，立即置 PCR 仪上，执行扩增。一般在 93℃预变性 3 ~ 5min。

4. 预变性后，开始进入循环扩增阶段

变性反应，于变性温度下（92 ~ 93℃）使模板 DNA 变性 45s；退火反应，在复性温度下（55℃）使引物与模板杂交 45s；延伸反应，在延伸温度下（72℃）使复性的引物延伸 1min。经过 17 ~ 35 循环后，最后一个循环在 72℃保温 5min。

5. 循环结束反应，PCR 反应产物放置于 4℃待电泳检测或 −20℃长期保存

6. PCR 电泳检测前处理

如在反应管中加有液体石蜡，需用 100μL 氯仿进行抽提反应混合液，以除去液体石蜡；否则，直接取 5 ~ 10μL 电泳检测。

7. PCR 的结果分析

（1）琼脂糖凝胶电泳：用微量琼脂糖凝胶电泳检查扩增产物，取 1 ~ 5mL 反应产物走凝胶电泳，经溴化乙锭染色检测扩增的情况。

（2）限制性内切酶片段分析：用限制性内切酶酶解 PCR 产物，发现有特定的限制性内切酶片段，则说明扩增的 PCR 产物是特异的，反之表明 PCR 产

物在限制性位点发生了碱基突变。

（3）核酸杂交：首先将扩增的 DNA 固定到尼龙膜或硝酸纤维素滤膜上，再用放射性或非放射性标记物标记的探针杂交。阳性表明 PCR 产物是特异的。

五、PCR 技术实验中的注意事项

（1）防止污染：PCR 反应应该在一个没有 DNA 污染的干净环境中进行。最好设立一个专用的 PCR 实验室。隔离不同操作区，PCR 在超净台内进行，操作前后紫外灯消毒。超净台内设内供 PCR 实验用微量离心机、一次性手套、整套移液器和其他必需品；移液品用一次性吸头和活塞的正向排液器，防止移液器基部污染。PCR 技术在操作过程中均应戴手套并勤于更换。

（2）纯化模板所选用的方法对污染的风险有极大影响。一般而言，只要能够得到可靠的结果，纯化的方法越简单越好。

（3）样品制备要严格按无菌操作原则进行：DNA 处理最好用硅烷化塑料管以防黏附在管壁上，所有缓冲液吸头、离心管等用前必须高压处理，常规消耗用品用后作一次性处理，避免反复使用造成污染。PCR 技术的样品应先在冰浴上化开，并且要充分混匀。所有试剂都应该没有核酸和核酸酶的污染。

（4）PCR 技术的试剂配制应使用最高质量的新鲜双蒸水，采用 0.22 μm 滤膜过滤除菌或高压灭菌。配制试剂用新器具，用后作一次性处理。

（5）试剂都应该以大体积配制，试验一下是否满意，然后分装成仅够一次使用的量储存，从而确保实验与实验之间的连续性。成套试剂，小量分装，专一保存，防止它用。

（6）试剂或样品准备过程中都要使用一次性灭菌的塑料瓶和管子，玻璃器皿应洗涤干净并高压灭菌。

（7）试剂管用前先瞬时离心（10s），使液体沉于管底，减少污染手套与加样器机会。

（8）最后加模板 DNA（包括在液体石蜡后），马上盖好，混匀，瞬时离心（10s），使水相与有机相分开。加入模板且忌喷雾污染，所有非即用管都应盖严。加模板 DNA 后应更换手套。

（9）实验分组时应设立对照组：对照组常设阳性对照、阴性对照及试剂对照等。

第七章　Western blotting 技术

第一节　Western blotting 简介

Western blotting 技术即蛋白质免疫印迹技术，蛋白印迹分析属于印迹法。印迹法（Blotting）是指将存在于凝胶中的生物大分子转移（印迹）或直接放在固相载体上，而后利用相应的探测反应来检测样品的一种技术方法。印迹法广泛用于 DNA、RNA、蛋白质的检测。

1975 年，Southern 建立了将 DNA 转移到硝酸纤维素膜（NC 膜）上，并利用 DNA-RNA 杂交技术检测特定的 DNA 片段的方法，称为 Southern blotting（DNA 印迹）；而后人们用类似的方法，对 RNA 和蛋白质进行印迹分析，对 RNA 的印迹分析称为 Northern blotting（RNA 印迹）；对蛋白质进行印迹分析称为蛋白印迹，其中对单向电泳后的蛋白质分子的印迹分析称为 Western blotting；对双向电泳后蛋白质分子的印迹分析称为 Eastern blotting。DNA 印迹、RNA 印迹和蛋白印迹三种印迹技术都是通过电泳→转移→杂交→放射自显影或化学显色完成。其中 DNA 印迹和 RNA 印迹使用水平电泳槽进行电泳，蛋白印迹使用垂直电泳槽进行电泳。

Western blotting 是根据抗原抗体的特异性结合检测复杂样品中的某种蛋白的方法；是一种将高分辨率凝胶电泳和免疫化学分析技术相结合的杂交技术。该法是在凝胶电泳和固相免疫测定技术基础上发展起来的一种新的免疫生化技术。由于免疫印迹具有分析容量大、敏感度高、特异性强等优点，是检测蛋白质特性、表达与分布的一种最常用的方法，现已成为蛋白分析的一种常规技术。免疫印迹常用于鉴定某种蛋白，并能对蛋白进行定性和半定量分析。

一、Western blotting 技术基本原理

Western blotting 采用的是聚丙烯酰胺凝胶电泳（Polyacryamide gel electrophoresis，PAGE），被检测物是蛋白质，"探针"是抗体，"显色"用标记的二抗。经过 PAGE 分离的蛋白质样品，转移到固相载体（例如硝酸纤维素薄膜）上，固相载体以非共价键形式吸附蛋白质，且能保持电泳分离的多肽类型及其生物学活性不变。以固相载体上的蛋白质或多肽作为抗原，与对应的抗体起免疫反应，再与酶或同位素标记的第二抗体起反应，经过底物显色或放射自显影以检测电泳分离的特异性目的基因表达的蛋白成分。该技术也广泛应用于检测蛋白水平的表达。既可以定性，又可以半定量的 Western 是初步鉴定蛋白质最方便也是最通用的方法。

二、Western blotting 的优点

（1）Western blotting 是一种高分辨率的电泳技术。

（2）Western blotting 是一种特异敏感的抗原—抗体反应。

（3）Western blotting 敏感性高，可检测 1~5 ng 中等大小的靶蛋白。

（4）Western blotting 的免疫特异性不受标记影响。

（5）Western blotting 有多种标记的二抗可供选择。

（6）Western blotting 可选择不同的 Marker。

三、Western blotting 技术的应用

（1）Western blotting 技术可用于目的蛋白的表达特性分析：用已知的特异抗体检测目的基因蛋白。

（2）Western blotting 技术可用于目的蛋白的组织定位：研究一些体外的蛋白质分子，寻找目的蛋白是否存在样品当中。

（3）Western blotting 技术可用于目的蛋白的表达量分析：在不同的样品中，蛋白质的表达情况，上调或下调表达。如疾病和正常的样品之间的表达差异性。

（4）Western blotting 技术可用于目的蛋白与其他蛋白的相互作用研究。

第二节　Western Blotting 设计选择

一、分子量标准

分子量标准即蛋白标准，在 Western Blotting 实验中分子量标准就是 Marker 的选择。常用的分子量标准（Marker）主要有预混分子量标准、预染分子量标准及修饰分子量标准三类，可根据具体的实验目的和特点选择。

（1）预混分子量标准：常用的预混分子量标准包括高分子量 Marker、低分子量 Marker、宽分子量 Marker。

（2）预染分子量标准：常用的预染分子量标准包括单色预染 Marker、多色预染 Marker。

（3）修饰分子量标准：常用的修饰分子量标准包括糖基化 Marker、磷酸化 Marker、荧光标记 Marker。

二、内参的选择

内参即是内部参照（Internal control），对于哺乳动物细胞表达来说一般是指由管家基因编码表达的蛋白。它们在各组织和细胞中的表达相对恒定，在检测蛋白的表达水平变化时常用它来做参照物。

（一）选择内参的原因

Western blotting 技术在处理结果时，需要有内参。应用内参的目的是为了校正蛋白质定量、上样过程中存在的实验误差。

（二）内参的种类

在 Western blotting 技术中常用的内参有以下 3 种，包括：甘油醛 – 3 – 磷酸脱氢酶（Glyceraldehyde-3-phosphate dehydrogenase，GAPDH）、细胞骨架蛋白 β-actin（肌动蛋白）和 β-tubulin（β 微管蛋白）等。因此 GAPDH 抗体、β-actin 抗体以及 β-tubulin 抗体成为最常见的三个动物细胞内参抗体。

β-actin 作为内参是得到了公认的，这是针对大多数组织和细胞来说的，它广泛分布于细胞浆内，表达量非常丰富。β-actin 由 375 个氨基酸组成，分子量大小为 42 ~ 43 kDa。β-actin 的蛋白水平通常不会发生改变，因此被广泛用于 Western blotting 时上样量是否一致的参照。在用作 Western blotting 的参照时，β-actin 抗体和 β-tubulin 的主要不同之处在于两者所识别蛋白的分子量不同，这样可以选择合适的参照在同一块胶同一张膜上实现同时检测目标蛋白和参照蛋白。做实验时可根据具体的实验目的和特点选择内参。以 β-actin 为内参的实验结果见图 7 - 1。

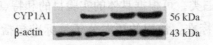

| CYP1A1 | 56 kDa |
| β-actin | 43 kDa |

图 7 - 1　以 β-actin 为内参的实验结果

三、膜的选择

(一) 可供选择膜的种类

最常用于 Western blotting 的转移膜主要有以下几种，做实验时可根据具体的实验目的和特点选择膜。

(1) 硝酸纤维素膜（Nitrocellulose，NC）又称为 NC 膜。

(2) 聚偏二氟乙烯印迹膜（Polyvinylidine difluoride，PVDF）又称为 PVDF 膜。

(3) 其他：此外也有用尼龙膜、DEAE 纤维素膜等。

(二) 选择标准

在选择膜的时候，所选择的膜应符合以下几个标准，3 种膜的特点见表 7 -1。

(1) 膜与目的蛋白分子的结合能力，以及膜的孔径。常用膜的孔径有 0.1 μmol/L、0.22 μmol/L、0.45 μmol/L。

(2) 不影响后续的显色检测。

(3) 后续实验有其他要求，比如要做蛋白测序或者质谱分析，还要根据不同目的来挑选不同的膜。

表 7-1　3 种膜的特点

指标	NC 膜	尼龙膜	PVDF 膜
灵敏度和分辨率	高	高	高
背景	低	较高	低
综合能力	$80 \sim 110\mu g/cm^2$	$>400\mu g/cm^2$	$125 \sim 200\mu g/cm^2$（适合于 SDS 存在下与蛋白质的结合）
材料质地	干的 NC 膜易脆	软而结实	机械强度高
溶剂耐受性	无	无	有
操作程序	缓冲液润湿，避免气泡	缓冲液润湿	使用前 100% 甲醇湿润
检测方式	常规染色，可用放射性和非放射性检测	不能用阴离子染料	常规染色，比较于 NC 膜，可用考马斯亮蓝染色，可用于 ECL 检测，快速免疫检测
适用范围	$0.45\mu m$ 一般蛋白，$0.2\mu m$ 相对分子质量小于 20kD 蛋白，$0.1\mu m$ 相对分子质量小于 7kD 蛋白	低浓度小分子蛋白、酸性蛋白、糖蛋白和蛋白多糖（主要用在核酸检测中）	糖蛋白检测和蛋白质测序
价格	价格较便宜	便宜	较贵

四、抗体的选择

作为 Western blotting 技术来讲：理论上单抗比多抗的特异性要好，但单抗种类较少一般价格偏高，所以一般来说多抗足够了。各种抗体的特点见表 7-2。

用于 Western blotting 的抗体和用于 ELISA 的抗体：一般来说用于 Western blotting 的抗体识别的是氨基酸序列特异性；而可用于 ELISA 的抗体则要看抗原种类，有些是识别氨基酸序列特异性，有些是识别构像特异性。所以一般根据抗体说明书来确定。

做免疫印迹时选择抗体主要应考虑两个问题：一是所选抗体是否能识别凝胶电泳后转印至膜上的变性蛋白另一个是所选抗体是否会引起交叉反应条带。

表7-2　各种抗体的特点

	多克隆抗体	单克隆抗体	混合的单克隆抗体
信号强度	较好	视不同抗体而异	最佳
特异性	良好，但有一定的背景	最佳，但有交叉反应	最佳
优点	多数能识别变性抗原	特异性好，抗体来源不受限制	信号强，特异性好，抗体来源不受限制
缺点	不易重复，有时背景较深，抗体需滴定	多数不能识别变性抗原	容易获得

五、显色方法的选择

Western blotting 显色的方法主要有以下 4 种，做实验时可根据具体的实验目的和特点选择显色方法。

1. 底物 DAB 呈色

底物二氨基联苯胺（3,3′-diaminobenzidine，DAB）呈色的优点是使用比较方便、价格较便宜；但此显示法具有很多缺点，如 DAB 有毒、灵敏度较低、抗体易浪费、反应较慢、线性窄、不易保存、不能重新剥离检测，即不能应用膜再生液，使膜再生。

2. 底物化学发光 ECL

底物化学发光 ECL 即应用超敏发光液（Super ECL）显色，此显示法与底物 DAB 呈色法相比，具有很多优点，包括：灵敏高、快速、节省抗体、反应快、线性宽、无害、特异性高、可重新剥离检测，即可应用膜再生液，使膜再生。

3. 放射自显影

放射自显影法的优点是灵敏度高，但此显示法不安全、易造成环境污染、使用不方便和半衰期短。

4. 底物荧光 ECF：Krypton 荧光底物

现常用的显色方法有底物化学发光 ECL 和底物 DAB 呈色，目前发表文章通常是用底物化学发光 ECL。有现成的试剂盒，操作比较简单，底物化学发光 ECL 显色法的原理如下（二抗用 HRP 标记）：反应底物为过氧化物 + 鲁米诺，如遇到 HRP，即发光，可使胶片曝光，就可洗出条带。

第三节　Western blotting 技术检测方法

一、主要实验材料

1. 主要试剂

丙烯酰胺（Acrylamide）、甲叉双丙烯酰胺（N, N′-methylene bisacrylamide）、三羟甲基氨基甲烷（Tris-amino）、N, N, N′, N′ - 四甲基乙二胺（N, N, N′, N′-tetramethylethylenediamine，TEMED）、过硫酸胺（Ammonium persulfate，AP）、十二烷基硫酸钠（Sodium dodecyl sulfat，SDS）、苯甲基磺酰氟（Phenylmethysulfony fluoride，PMSF）、吐温 20、甘氨酸（Glycine）、二硫苏糖醇（Dithiothreitol，DTT）、WIP 组织细胞裂解液、二喹啉甲酸（Bicinchoninic acid，BCA）蛋白定量试剂盒等。

2. 主要仪器

超净工作台、CO_2 培养箱、全自动高压灭菌器、倒置显微镜、超声波细胞破碎仪、低温高速离心机、电泳仪、垂直电泳槽、电转槽、恒温水浴摇床、多用脱色摇床。

3. 主要抗体

一抗（单克隆或多克隆抗体，必须能与所检测的目的蛋白特异性结合）、二抗（如辣根过氧化物酶标记的羊抗兔 IgG）。

4. 主要特殊耗材

聚偏二氟乙烯印迹膜（PVDF）、影粉、定影粉、X 光胶片、BCA 蛋白定量试剂盒、脱脂奶粉、超敏发光液（Super ECL）、96 孔培养板、6 孔培养板、$25cm^2$ 培养瓶、$35mm^2$ 培养皿、0.22μm 微孔滤膜、各种规格的吸头、离心管、加样器、保鲜膜等。

二、Western blotting 技术操作步骤

Western blotting 操作流程见图 7 – 2，包括：样品制备及蛋白提取、蛋白定量、SDS – 聚丙烯酰胺凝胶电泳（凝胶的配制）、转膜、封闭和免疫反应、显影、图像扫描及定量分析。

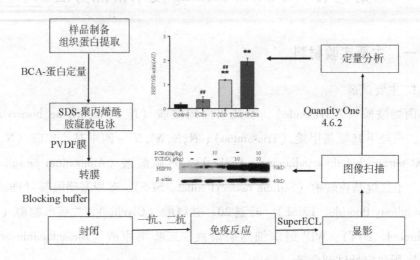

图 7 – 2　Western blotting 操作流程

（一）样品制备及蛋白提取

原始样品可为细胞、组织、培养上清、免疫沉淀或亲和纯化的蛋白。各样品制备方法参阅相关文献。

1. 培养的细胞样品制备及蛋白提取

（1）培养细胞或药物处理后，弃细胞培养基，用 1 × PBS 漂洗细胞 2 ~ 3 次，去尽残留细胞培养基。

（2）用细胞刮刮下细胞，收集在 EP 管，加入适量的冰预冷的 WIP 组织细胞裂解液后置于冰上 10 ~ 20min。

（3）然后使用相比超声仪超声（100 ~ 200W）3s，2 次，剪切 DNA 以减低样品黏性。

（4）细胞超声后使用低温高速离心机，在 4℃ 条件下，以 12000g/min 离心 5min，离心后取上清。

（5）可先取少量上清进行蛋白定量，Western blotting 样品蛋白定量常用 BCA（bicinchoninic acid，二喹啉甲酸）法。

（6）将所有蛋白样品调至等浓度，充分混合沉淀后加 loading buffer 后直接上样，剩余溶液（溶于 1 × loading buffer）可以低温储存，－80℃可保存一个月，－20℃可保存一周，4℃可保存 1 ~ 2 天，每次上样前，使用 PCR 仪或水浴锅，95 ~ 100℃加热 5 ~ 15min，使蛋白样品变性。

（7）冰上冷却后再上样，上样量一般为 10 ~ 20μL，总蛋白量 10 ~ 50μg。

2. 组织样品制备及蛋白提取

（1）组织匀浆：组织样品可以是新鲜取得组织，也可以是冻存在液氮中或－80℃冰箱中的组织。取出被检测的组织，称取各组组织样品250mg 在液氮存在下碾碎混匀，按1: 6 加入（6mL/g 组织）组织裂解液，对于心肝脾肾等组织可每50 ~ 100mg 可加 1mL 组织裂解液，肺 100 ~ 200mg 可加 1mL 组织裂解液，用组织匀浆器匀浆。匀浆后，冰浴中静置 30min。注意尽量保持低温，快速匀浆，可在冰上操作。

（2）然后使用低温高速离心机，在 4℃ 条件下，以 14000g/min 离心 25min，离心后取上清，分装，于－80℃冰箱储存备用。

（3）可先取少量上清液进行蛋白定量。

（4）将所有蛋白样品调至等浓度，充分混合沉淀后加 loading buffer 后直接上样或冻存。－80℃可保存一个月，－20℃可保存一周，4℃可保存 1 ~ 2 天，每次上样前，使用 PCR 仪或水浴锅，95 ~ 100℃加热 5 ~ 15min，使蛋白样品变性。

（二）蛋白定量

目前常用比色法测定样品蛋白的含量，如 Bradford 法（考马斯亮蓝法）、Lowry 法（Folin － 酚试剂法）、BCA 法等。每种蛋白定量方法各有优缺点，Western blotting 样品蛋白定量常推荐使用 BCA 法。下面就介绍 BCA 蛋白定量法的测定原理及方法。

1. 测定原理

在碱性条件下，蛋白分子中的肽键结构能与 Cu^{2+} 络合生成络合物，同时将 Cu^{2+} 还原为 Cu^+，而 BCA 试剂可特异地与 Cu^+ 结合，形成稳定的紫色络合物，这种紫颜色的络合物在 562nm 波长处有最大吸收峰，且颜色的深浅与蛋白质浓度呈正比，测定其吸光度值，并与标准曲线对比，即可计算出待测蛋白浓度。

2. 测定方法

（1）标准曲线的制作：根据样品数量，按 50 体积 BCA 试剂 A 加 1 体积 BCA 试剂 B（50 : 1）配制 BCA 工作液，充分混匀。取 10μL 蛋白标准品（5mg/mL BSA）用 PBS 稀释至 100μL，使终浓度为 0.5mg/mL。再将标准品按 0μL、1μL、2μL、4μL、8μL、12μL、16μL、20μL 分别加到 96 孔板的标准品孔中，加标准品稀释液（PBS）补足到 20μL，每个浓度设 3 个平行样。

（2）细胞样品的测定：上述细胞样品液用 PBS 稀释 100 倍后，将 20μL 蛋白稀释液加到 96 孔板的样品孔中，每个样品设 3 个平行样。各孔再加入 200μL BCA 工作液，37℃放置 30min，然后取出冷却至室温，用酶标仪测定样品在波长 562nm 处的光密度（OD）值，用 PBS 调零。绘制标准曲线：x 轴为 BSA 标准蛋白浓度（μg/mL），y 轴为各标准管对应的 OD_{562} 值，用 Excel 拟合曲线并计算蛋白浓度。根据标准曲线计算样品中的蛋白浓度，结果表示为 mg/mL。

（三）凝胶的配制

1. 配胶

（1）清洗玻璃板：一定要将玻璃板洗净，最后用双蒸水冲洗，将与胶接触的一面向下倾斜置于干净的纸巾晾干。注意灌胶用的玻璃板要保持洁净、干燥。

（2）配胶：按配方进行配制，分离胶和浓缩胶。分离胶及浓缩胶均可事先配好（除 AP 及 TEMED 外），过滤后作为储存液避光存放于 4℃，可至少存放 1 个月，临用前取出室温平衡（否则凝胶过程产生的热量会使低温时溶解于储存液中的气体析出而导致气泡，有条件者可真空抽吸 3min），加入 10% AP ［（0.7~0.8）: 100，分离胶浓度越高 AP 浓度越低，15% 的分离胶可用到 0.5 : 100］及 TEMED（分离胶用 0.4 : 1000，15% 的可用到 0.3 : 1000，浓缩胶用 0.8 : 1000）即可。

凝胶浓度与蛋白分离范围见表 7-3。

表 7 - 3　凝胶浓度与蛋白分离范围

凝胶浓度（%）	线性分离范围（kD）
15	12 ~ 43
10	16 ~ 68
7.5	36 ~ 94
5.0	57 ~ 212

分离胶和浓缩胶的作用及特点见表 7 - 4。

表 7 - 4　分离胶和浓缩胶的作用特点

凝胶	作用	缓冲液 pH 值	凝胶浓度
浓缩胶	使蛋白样品浓缩	pH 值 6.8 Tris-Cl	低，2% ~ 5%
分离胶	使蛋白样品分离	pH 值 8.8 Tris-Cl	高，根据蛋白大小

2. 灌胶

（1）灌分离胶：将玻璃板安装好后，先灌分离胶。配制 12% 分离胶液，加 TEMED 后，充分混匀，立即注入玻璃板间隙，并为浓缩胶留够足够空间。在顶层加入适量的去离子水，室温下聚合约 45min。或灌入 2/3 的分离胶后应立即封胶，胶浓度 <10% 时可用 0.1% 的 SDS 封，浓度 >10% 时用水饱和的异丁醇或异戊醇，也可以用 0.1% 的 SDS。封胶后切记，勿动。聚合完成后，再灌浓缩胶。

（2）分离胶聚合完成后，倒掉覆盖液体，用去离子水洗凝胶上部数次，尽可能洗干凝胶顶端的残余液体，再用力把水甩干。或待胶凝后将封胶液倒掉，如用醇封胶需用大量清水及双蒸水冲洗干净，然后加少量 0.1% 的 SDS，目的是通过降低张力清除残留水滴。片刻后倒掉 SDS，将玻璃板倒立放置片刻控净。

（3）灌浓缩胶：配制 5% 浓缩胶液，充分混匀，立即注入玻璃板间隙，灌完浓缩胶后，再插入梳子，避免混入气泡，用凡士林封边，垂直放置，室温下聚合约 60min。浓缩胶聚合后，拔除梳子，约 1h，注意在拔除梳子时宜边加水边拔，以免有气泡进入梳孔使梳孔变形。拔出梳子后用双蒸水冲洗胶孔两遍以去除残胶，随后用 0.1% 的 SDS 封胶。若上样孔有变形，可用适当粗细的针头拨正；若变形严重，可在去除残胶后用较薄的梳子再次插入梳孔后加水拔出。30min 后即可上样直接用于电泳或 4℃ 保存备用，时间长有利于胶结构的形成，因为肉眼观察胶凝时其内部分子的排列尚未完成。

（四） SDS - 聚丙烯酰胺凝胶电泳

（1）上样：首先将蛋白样品变性，根据 BCA 法蛋白定量的结果，上样前调整样品的蛋白浓度使其一致，加入 $6 \times$ SDS-PAGE 蛋白上样缓冲液，100℃ 或沸水浴加热 4 分钟，以充分变性蛋白，冷却到室温。上样前将胶板下的气泡赶走。将凝胶放入电泳槽中，加入 $1 \times$ 电泳缓冲液后，按次序上样，每孔分别加入 10μg 总蛋白。注意加 Marker，样品两侧的泳道用等体积的 $1 \times$ loading buffer 上样，Marker 也用 $1 \times$ loading buffer 调整至与样品等体积。

（2）电泳：将样品中的蛋白在 12% SDS - 聚丙烯酰胺凝胶中进行电泳分离。开始时电压 80 V，染料进入分离胶后，增加到 160 V。

（3）电泳到染料抵达分离胶底部，即在目的蛋白泳动至距胶下缘 1cm 以上时断电，结束电泳。

（五） 转膜

1. 转膜前准备

电泳结束前 20min 左右戴上手套开始准备：先剪 4 张滤纸和 1 张 PVDF 膜，大小与凝胶相同（或比凝胶小 1~2mm，但上下两层滤纸不能过大，绝对禁忌：上下两层滤纸因为过大而相互接触，以防转膜时发生短路）。在膜的一角（左上角靠近 Marker 处）做一记号或剪角。然后取 3 个培养皿，将剪好的膜依次浸入 100% 甲醇（10s）→去离子水（5min）→转移缓冲液（大于 10min），将滤纸和海绵垫也浸入转移缓冲液中（大于 10min）。

2. 取胶

将胶卸下，将浓缩胶除去，并用去离子水清洗切角以做记号。保留 30~100kD 或相对分子质量范围更广些的胶，左上切角，在转移液中稍稍浸泡一下，置于洁净玻璃板上，按顺序铺上膜与每侧一张（干转每侧三张）滤纸。注意用玻棒逐出气泡，剪去滤纸与膜的过多部分，尤其是干转，以防止短路。

3. 转膜

将电泳后分离的蛋白质从凝胶中转移到固相载体（例如 NC 膜、PVDF 膜）上，常用的电泳转移方法有湿转和半干转。两者的原理完全相同，只是用于固定胶/膜叠层和施加电场的机械装置不同。

（1）湿转：电转槽用去离子水淋洗晾干，加入 1000mL 电转液。安装转膜装置从正极（红色）到负极（黑色）依次为：白色边盒→多孔垫片→（2 张）滤纸→PVDF 膜→凝胶→（2 张）滤纸→多孔垫片→黑色边盒将胶平铺于海绵上，滴加少许电转液再次驱赶气泡，封紧后扣上吊扣放进转膜槽中，注意膜在正极一侧。转膜槽内两侧加冰盒，防止转膜时过热。接通电流（凝胶一边接负极，PVDF 膜一边接正极），恒流电转移 1.5h，电流为 100 mA。转膜结束后，关闭电源，将膜取出。

（2）干转：用电转液淋洗石墨电极，滤纸吸干，铺上胶，再滴少许电转液，以 1.5 mA/cm^2 凝胶面积转移 1~2h。负载电压不宜超过 1 V/cm^2 胶面积。

4. 转膜后检测

常用的转膜后检测方法有丽春红染色法和印度墨汁染色法，此步可以省略。

（1）丽春红染色法：蛋白带出现后，于室温用去离子水漂洗硝酸纤维素滤膜，换水几次。

（2）印度墨汁染色法：只用于放射性标记抗体或放射性标记 A 蛋白探针的 Western blotting 印迹过程。

（六）封闭和免疫反应

1. 封闭

封闭目的是避免作为检测试剂的特异性第一抗体与膜发生非特异性结合，使非特异性背景提高，需对膜上的潜在结合位点进行封闭处理。

将膜从电转槽中取出，去离子水与 PBST 或 TBST 稍加漂洗，浸没于 10mL 封闭液（Blocking buffer）中，室温轻摇 2h。必要时可先用丽春红染色（2% 乙酸，0.5% 丽春红的水溶液）观察蛋白条带，再用去离子水和 TTBS 将丽春红洗脱后封闭，如用蛋白 marker 则可省略此步。

临用之前在封闭液中加入吐温 20，吐温 20 的作用是减少非特异性吸附，不影响抗体与抗原的结合。

2. 加一抗

封闭后加入一抗，用封闭液配制一抗。使用反贴法时每张 3cm×9cm 膜约需 2mL 一抗稀释液。反贴法的操作：含一抗的封闭液滴加于摇床的塑料膜上，将 Western 膜从封闭液中取出，滤纸贴角稍吸干，正面朝下贴在一抗上，注意不要留下气泡。室温摇床上孵育 1h，然后放入冰箱 4℃过夜。在反应体系外面罩一湿润平皿以防止液体过多蒸发。

3. 洗膜

一抗孵育结束后，取出用 PBST 或 TBST 漂洗膜后再浸洗 3 次，每次 5~10min。

4. 加二抗

根据一抗来源选择合适的二抗，根据鉴定方法选择 HRP 或 AP 标记的抗体，按相应比例用封闭液配制辣根过氧化酶标记的二抗（1∶10000~1∶1000），室温摇床上孵育 1h。

5. 洗膜

二抗孵育结束后，再用 PBST 或 TBST 室温漂洗膜后再浸洗 3 次，每次 5~10min。

（七）显影－发光鉴定

一般使用辣根过氧化物酶 HRP-ECL 发光法即超敏发光液（Super ECL），或碱性磷酸酶 AP-NBT/BICP 显色法显示免疫反应条带。

1. 超敏发光液（Super ECL）－HRP-ECL 发光法

（1）先配制发光液工作液：等体积适量 A 液和 B 液混匀，室温放置备用，宜在临检测时配制。

（2）显色反应：用平头镊子将洗涤后的膜取出，用滤纸吸去过多的液体（切勿接触膜的蛋白面），然后将膜置于保鲜膜上，浸入并与发光液充分地接触。取膜，弃发光液，用滤纸吸去过多的液体。

（3）曝光：用保鲜膜包裹，去除气泡和褶皱，滤纸吸去多余发光液。将膜固定于暗盒内（蛋白面向上），迅速盖上胶片，关闭胶盒，压片爆光，根据所见荧光强度确定曝光时间。

（4）显影、定影：取出胶片立即完全浸入显影液中 1～2min，观察显影情况，清水漂洗一下后放在定影液中至底片完全定影，大于 5min。最后流水冲洗，冲净后，干燥保存，标定 Marker，进行分析与扫描。

2. AP – NBT/BICP 显色法

每片 NBT/BICP 可溶解于 30mL 水中，使用前将一片分装在 30 个 EP 管中，每张 3cm×9cm 的膜取一管配成 1mL 即可。将 PBST 或 TBST 洗涤过的膜用去离子水稍加漂洗，滤纸贴角吸干，反贴法覆于 NBT/BICP 溶液液滴上，并用不透明物体（如报纸）遮挡光线，显色 20s 后每 10s 观察 1 次，至条带明显或有本底出现时将膜揭起置去离子水中漂洗后放滤纸上晾干即可观察与扫描。

背景深浅与一抗的质量及二抗的量有关，当然如果曝光时间长达半小时，出现背景是正常的。

（八）图像扫描及定量分析

（1）图像扫描：使用扫描仪对胶片进行灰度扫描，图片保持格式要求为 TIF。

（2）定量分析：用 Quantity One 4.6.2 图像分析软件进行分析，对样品中目标蛋白进行定量。

（3）结果计算：以 β-actin 作为内参来确定组间目标蛋白表达的差异和变化。目的蛋白的灰度值除以内参的灰度值以校正误差，所得结果代表某样品的目的蛋白相对含量。图像扫描及定量分析结果可参考图 7 – 3。

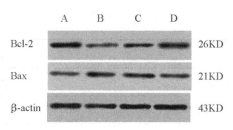

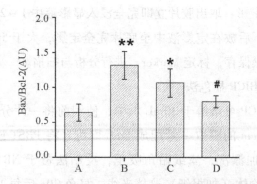

图 7 - 3　槲皮素和 INH 对 L-02 细胞 Bax/Bcl-2 值的影响

（A：对照组；B：INH 组；C：槲皮素低剂量组；D：槲皮素高剂量组。与对照组相比，$^*P<0.05$，$^{**}P<0.01$；与 INH 组相比，$^\#P<0.05$）

第四节　Western blotting 技术主要溶液配制及注意事项

Western blotting 技术需要配制大量的缓冲液，主要包括：分离胶和浓缩胶、电泳缓冲液、转膜缓冲液、封闭缓冲液等，操作过程中也有很多需要注意的问题。下面简要介绍 Western blotting 技术主要液体的配制方法及注意事项。

一、Western blotting 技术主要溶液配制

1. 30% 聚丙烯酰胺储存液

30% 聚丙烯酰胺贮备液主要用于配制分离胶和浓缩胶，主要配方和用量如下。

试剂	用量
丙烯酰胺	29g
甲叉双丙烯酰胺	1g
去离子水	定容至 100mL

检测其 pH 值，应不大于 7.0。滤纸过滤后，避光，棕色瓶 4℃ 冰箱保存。

2. 1.5mmol/L Tris 溶液（pH 值8.8）

1.5mmol/L Tris 溶液（pH 值8.8）主要用于配制分离胶，主要配方和用量如下。

试剂	用量
Tris 碱	18.15g
去离子水	80mL

用1mol/L HCl 调 pH 至 8.8，加去离子水定容至100mL，4℃冰箱保存。

3. 1.0mmol/L Tris 溶液（pH 值6.8）

1.0mmol/L Tris 溶液（pH 值6.8）主要用于配制浓缩胶，主要配方和用量如下。

试剂	用量
Tris 碱	12.1g
去离子水	80mL

用1mol/L HCl 调 pH 值至 6.8，加去离子水定容至100mL，4℃冰箱保存。

4. 10%十二烷基硫酸钠（SDS）缓冲液

10% SDS 缓冲液主要用于配制分离胶和浓缩胶，主要配方和用量如下。

试剂	用量
SDS	10g
去离子水	定容至100mL

混匀后，室温保存。

5. 10%过硫酸胺（AP）

10% AP 主要用于配制分离胶和浓缩胶，主要配方和用量如下。

试剂	用量
AP	0.1g
去离子水	1mL

溶解后，4℃冰箱保存（最好现用现配）。

6. 12%的分离胶和5%浓缩胶液

12%的分离胶和5%浓缩胶液主要用于灌胶，先加分离胶液，分离胶凝聚后，再加浓缩胶液。主要配方和用量如下。

试剂	12%分离胶		5%浓缩胶	
	5mL	10mL	2mL	4mL
去离子水（mL）	1.6	3.3	1.4	2.7
30%丙烯酰胺（mL）	2.0	4.0	0.33	0.67
1.5mmol/L Tris 溶液（pH 8.8）（mL）	1.3	2.5	—	—
1.0mmol/L Tris 溶液（pH 6.8）（mL）	—	—	0.25	0.5
10% SDS（mL）	0.05	0.1	0.02	0.04
10% 过硫酸胺溶液（mL）	0.05	0.1	0.02	0.04
TEMED（mL）	0.002	0.004	0.002	0.004

7. 5×电泳缓冲液

5×电泳缓冲液主要用于 SDS – 聚丙烯酰胺凝胶电泳，主要配方和用量如下。

试剂	用量	用量
Tris 碱	7.55g	15.1g
甘氨酸	47g	94g
SDS	2.5g	5g
去离子水	定容至 500mL	定容至 1000mL

8. 转膜缓冲液

转膜缓冲液主要用于转膜，主要配方和用量如下。

试剂	每1000mL 用量	每2000mL 用量
Tris 碱	3.0285g	6.057g
甘氨酸	14.413g	28.826g
无水甲醇	200mL	400mL
去离子水	至 1000mL	至 2000mL

9. TBS 缓冲液（pH 值 7.5）

TBS 缓冲液主要用于配制 TBST 缓冲液，主要配方和用量如下。

试剂	终浓度	1000mL 用量	2000mL 用量
Tris-HCl	20mmol/L	2.42g	4.84g
NaCl	140mmol/L	8.18g	16.32g
去离子水		至 1000mL	至 2000mL

10. TBST（TBS + 0.05% 吐温 20）缓冲液

TBST 缓冲液是由 TBS 缓冲液中加入 0.05% 吐温 20 配制而成，主要用于洗膜和配制封闭液，主要配方和用量如下。

试剂	终浓度	100mL 用量	500mL 用量
吐温 20	0.05%	0.05mL	0.25mL
TBS		100mL	500mL

11. 封闭缓冲液 – Blocking buffer ［TBST + 5% 脱脂奶粉（Dry Milk）］

封闭缓冲液 – Blocking buffer 是由 TBST 缓冲液中加入 5% 脱脂奶粉配制而成，主要用于转膜，主要配方和用量如下。

试剂	终浓度	20mL 用量	100mL 用量
Dry Milk	5%	1g	5g
TBST		20mL	100mL

二、Western blotting 操作注意事项

（一）配液和灌胶时

（1）30% 聚丙烯酰胺贮备液：储于棕色瓶，4℃ 避光保存。严格核实 pH 值不得超过 7.0，因可以发生脱氨基反应是光催化或碱催化的。使用期不得超过两个月，隔几个月须重新配制。如有沉淀，可以过滤。

（2）1.5mmol/L Tris 溶液（pH 值 8.8）和 1.0mmol/L Tris 溶液（pH 值 6.8）：配后 4℃ 保存。这两种缓冲液必须使用 Tris 碱制备，再用 HCl 调节 pH

值，而不用 Tris-HCl。

（3）过硫酸胺（AP）：临用前配制，因 AP 可提供两种丙稀酰胺聚合所必须的自由基。由于过硫酸铵会缓慢分解，故应新鲜配制。

（4）灌胶时最后加 TEMED，作用一催化过硫酸铵形成自由基而加速两种丙稀酰胺的聚合。

（5）配胶：注意一定要将玻璃板洗净，最后用双蒸水冲洗，将与胶接触的一面向下倾斜置于干净的纸巾晾干。

分离胶及浓缩胶均可事先配好（除 AP 及 TEMED 外），过滤后作为储存液避光存放于 4℃，可至少存放 1 个月，临用前取出室温平衡（否则凝胶过程产生的热量会使低温时溶解于储存液中的气体析出而导致气泡）。

（6）封胶：灌入 2/3 的分离胶后应立即封胶，胶浓度 <10% 时可用 0.1% 的 SDS 封，浓度 > 10% 时用水饱和的异丁醇或异戊醇，也可以用 0.1% 的 SDS。封胶后切记，勿动。

（7）灌好浓缩胶后 1h 拔除梳子，注意在拔除梳子时宜边加水边拔，以免有气泡进入梳孔使梳孔变形。拨出梳子后用双蒸水冲洗胶孔两遍以去除残胶。若上样孔有变形，可用适当粗细的针头拨正；若变形严重，可在去除残胶后用较薄的梳子再次插入梳孔后加水拔出。30min 后即可上样，长时间有利于胶结构的形成，因为肉眼观的胶凝时其内部分子的排列尚未完成。

（二）样品处理

培养的细胞：去培养液后用温的 PBS 冲洗 2 ~ 3 遍（冷的 PBS 有可能使细胞脱落）；加入适量的冰预冷的裂解液后置于冰上裂解；取少量上清进行定量。将所有蛋白样品调至等浓度，充分混合沉淀后加 loading buffer 后直接上样最好，剩余溶液（溶于 1 × loading buffer）可以低温储存，－70℃ 可保存一个月，－20℃ 可保存一周，4℃ 可保存 1 ~ 2 天，每次上样前 98℃ 变性 3min。

（三）电泳

上样前将胶板下的气泡赶走；所有蛋白样品调至等浓度后上样，样品两侧的泳道用等体积的 1 × loading buffer 上样，Marker 也用 1 × loading buffer 调整至与样品等体积。

（四）转膜：浸泡膜—取胶—转膜

浸泡 NC 膜；左上切角；注意用玻棒逐出气泡，剪去滤纸与膜的过多部分（尤其是干转，以防止短路）；黑面对黑面，加上冰块降温。

（五）封闭及杂交

必须根据一抗来源选择合适的二抗。

（六）发光鉴定

一般使用辣根过氧化物酶 HRP-ECL 发光法或碱性磷酸酶 AP-NBT/BICP 显色法。HRP-ECL 发光法：将 A、B 发光液按比例稀释混合。膜用去离子水稍加漂洗，滤纸贴角吸干，反贴法覆于 A、B 混合液滴上，熄灯至可见淡绿色荧光条带（5min 左右）后滤纸贴角吸干，置于保鲜膜内固定于片盒中，迅速盖上胶片，关闭胶盒，根据所见荧光强度曝光。取出胶片立即完全浸入显影液中 1～2min，清水漂洗一下后放在定影液中至底片完全定影，清水冲净晾干，标记 Marker，进行分析与扫描。

主要参考文献

［1］卢春凤，陈廷玉，王淑秋，等.2005，槲皮素抑制离体大鼠肝星状细胞增殖［J］.中国病理生理杂志，21（6）：1154，1166.

［2］章静波.组织和细胞培养技术［M］.第3版.北京：人民卫生出版社，2014.

［3］Russell KA，Koch TG. Equine platelet lysate as an alternative to fetal bovine serum in equine mesenchymal stromal cell culture-too much of a good thing? ［J］. Equine Veterinary Journal，2015，48（2）：261－264.

［4］Tatsuma Yao，Yuta Asayama. Animal-cell culture media：History，characteristics，and current issues［J］. Reproductive Medicine and Biology，2017，16（2）：99－117.

［5］卢春凤.内分泌干扰物 TCDD 与 PCBs 联合暴露复合效应代谢组学研究［D］.沈阳：沈阳药科大学，2009.

［6］卢春凤，王以美，彭双清，等.2，3，7，8－四氯二苯并二噁英和 Aroclor 1254 对大鼠睾丸的单独和联合毒性效应［J］.生态毒理学报，2009，4（1）：63－68.

［7］卢春凤，陈廷玉，赵锦程，等.槲皮素对 INH 诱导的大鼠肝损伤及肝组织 Bcl-2 和 Bax 表达的影响［J］.解剖学研究，2010，32（1）：28－31.

［8］卢春凤，杨玉，商宇，等.ROS 介导的氧化应激在 INH 诱导的细胞毒性中的作用及槲皮素的干预［J］.生态毒理学报，2015，10（3）：209－215.

［9］Ali Annagür，Rahmi Örs，Hüseyin Altunhan，et al. Total antioxidant and total oxidant states，and serum paraoxonase-1 in neonatal sepsis［J］. Pediatrics International，2015，57（4）：608－613.

［10］Demet Alici MD，Feridun Bulbul MD，Osman Virit MD，et al. Evaluation of oxidative metabolism and oxidative DNA damage in patients with obsessive－compulsive disorder［J］. Psychiatry and Clinical Neurosciences，2015，70（2）：109－115.

［11］卢春凤，陈廷玉，王丽敏，等.JNK 信号通路在异烟肼诱导 L-02 细胞凋亡中的作用及

槲皮素干预作用［J］. 毒理学杂志，2015，29（4）：253－256，261.

［12］ Chun-Feng Lu，Li-Zhong Li，Wei Zhou，et al. Silica nanoparticles and lead acetate co-ex-posure triggered synergistic cytotoxicity in A549 cells through potentiation of mitochondria-de-pendent apoptosis induction ［J］. Environmental Toxicology and Pharmacology，2017，52：114－120.

［13］ 陈廷玉，卢春凤，张晓波，等. 血管内皮生长因子 C 和 nm23 表达与微血管密度及宫颈癌转移的关系［J］. 解剖学研究，2007，29（5）：336－339.

［14］ 陈廷玉，卢春凤，张东东，等. 宫颈癌 COX-2、MMP-9 和 CD105 表达与肿瘤血管生成及侵袭转移的关系［J］. 解剖学研究，2008，30（1）：24－27.

［15］ 陈廷玉，卢春凤，苗智，等. 宫颈癌 PCNA 和 PTEN 的表达与癌细胞增殖及淋巴结转移的关系［J］. 解剖学研究，2010，32（1）：17－20.

［16］ 陈廷玉，卢春凤，关宝生，等. 宫颈癌组织中 Livin 和 COX-2 蛋白的表达与相关性研究［J］. 解剖学研究，2015，37（5）：398－400.

［17］ 赵琳娜，陈薛钗，钟儒刚. 单细胞凝胶电泳技术检测 DNA 损伤的方法及进展［J］. 生物学杂志，2013，30（3）：85－88，71.

［18］ Chun-Feng Lu，Xiao-Yan Yuan，Li-Zhong Li，et al. Combined exposure to nano-silica and lead induced potentiation of oxidative stress and DNA damage in human lung epithelial cells ［J］. Ecotoxicology and Environmental Safety，2015，122：537－544.

［19］ 陈廷玉，孙洁，杨玉，等. 活性氧在异烟肼诱导 L-02 细胞 DNA 损伤中的作用及槲皮素的保护效应［J］. 癌变·畸变·突变，2016，28（6）：472－476.

［20］ 叶棋浓. 现代分子生物学技术与实验技巧［M］. 北京：化学工业出版社，2015.

［21］ 卢春凤，王淑秋，陈廷玉，等. 槲皮素对 INH 诱导的 L-02 细胞 DNA 损伤的保护效应［J］. 中国病理生理杂志，2015，31（2）：308－312.

［22］ Duojiao Ni，Peng Xu，Diviya Sabanayagam，et al. Protein Blotting：Immunoblotting ［J］. Current Protocols Essential Laboratory Techniques，2016，12（1）：8. 3. 1－8. 3. 40.

［23］ JunHua Gong，JianPing Gong，KaiWen Zheng. Checking transfer efficiency and equal load-ing via qualitative optical way in western blotting ［J］. Electrophoresis，2017，38（21）：2786－2790.

［24］ 黄立华. 分子生物学实验技术—基础与拓展［M］. 北京：科学出版社，2017.

附录 英文缩略词表

缩写	英文全称	中文名称
Ab	Antibody	抗体
ABC	Avidin biotin-peroxidase complex	卵白素—生物素—过氧化物酶复合物
AChE	Acetylcholinesterase	乙酰胆碱酯酶
AEC	3-amino-9-ethylcarbazole	3－氨基－9－乙基咔唑
Ag	Antigen	抗原
AGEs	Advanced glycationend products	晚期糖基化终产物
AIF	Apoptosis inducing factor	凋亡诱导因子
AKP	Alkaline phosphatase	碱性磷酸酶
Apaf	Apoptotic protease activating factor	凋亡蛋白酶激活因子
AO	Acridine orange	丫啶橙
AOPP	Advanced oxidation protein products	晚期氧化蛋白产物
AP	Ammonium persulfate	过硫酸胺
APCR	Anchored PCR	锚定 PCR
APES	3-Aminopropyltriethoxysilane	3－氨丙基三乙氧基硅烷
AP-PCR	Arbitrary primer PCR	随机引物扩增 PCR
ATP	Adenosine triphosphate	三磷酸腺苷
BCA	Bicinchoninic acid	二喹啉甲酸
BCIP	5-bromo-4-chloro-3-indodyl phosphate	溴氯羟吲哚磷酸盐
BHK	Baby hamster kidney cell	幼地鼠肾细胞

缩写	英文全称	中文名称
BME	Basal medium eagle	基础 Eagle 培养基
BRAB	Bridge avidin-biotin method	桥抗生物素—生物素法
BSA	Bovine serum albumin	牛血清白蛋白
BSS	Balanced salt solution	平衡盐溶液
CAD	Caspase-activated DNase	凋亡蛋白酶激活的 DNA 酶
CASP	Comet Assay Software Projec	彗星分析软件
Caspase	Cysteinyl aspartate specific proteinase	天冬氨酸特异性半胱氨酸蛋白酶
CAT	Catalase	过氧化氢酶
CD	Cluster of differentiation	分化决定簇
CDM	Chemical defined medium	限定化学成分培养基
CHO	Chinese hamster ovary	中国仓鼠卵巢细胞
CM	Comet moment	彗星矩
CSP	Cell surface protein	细胞表面蛋白
CytC	Cytochrome C	细胞色素 C
DAB	3，3′-diaminobenzidine	二氨基联苯胺
DAPI	4′，6-diamidino-2-phenylindole	4′，6－二脒基－2－苯基吲哚
DCFH-DA	2，7-dichlorodihydrofluorescein diacetate	2，7－二氯荧光素二乙酸酯
DFF	DNA fragmentation factor	DNA 碎片因子
DMEM	Dulbecco's modified eagle's medium	达尔伯克改良伊格尔培养基
DMSO	Dimethyl sulfoxide	二甲基亚砜
DNA	Deoxyribonucleic acid	脱氧核糖核酸
DTNB	5，5′-dithio-bis-nitrobenzoic acid	二硫代双硝基苯甲酸
DTT	Dithiothreitol	二硫苏糖醇
EB	Ethidium bromide	溴化乙锭
EBSS	Eagle'sbalanced salt solution	Eagle's 液
EDTA	Ethylene diamine tetraacetic acid	乙二胺四乙酸
ELLSA	Enzyme-linked immunosorbent assay	酶联免疫吸附试验

缩写	英文全称	中文名称
EMA	Epithelial membrane antigen	上皮细胞膜抗原
FACS	Flow cytometry analysis	流式细胞术
FAT	Fluorescent antibody technique	荧光抗体技术
FCA	Freund's complete adjuvant	弗氏完全佐剂
FBS	Fetal bovine serum,	胎牛血清
FIA	Freund's incomplete adjuvant	弗氏不完全佐剂
FITC	Fluorescein isothiocyanate	异硫氰酸荧光素
FM	Fluorescence microscopy	荧光显微镜
FN	Fibronectin	纤连蛋白
G	Guanine	鸟嘌呤
GAPDH	Glyceraldehyde-3-phosphate dehydrogenase	甘油醛 $-3-$ 磷酸脱氢酶
GFP	Green fluorescent protein	绿色荧光蛋白
GICT	Immune colloidal gold technique	免疫胶体金技术
Grx	Glutaredoxin	谷胱甘肽硫氧还蛋白
GSH	Glutathione	谷胱甘肽
GSH-Px	Glutathione peroxide	谷胱甘肽过氧化物酶
GSH-Re	Glutathione reductase	谷胱甘肽还原酶
GSSG	Oxidized glutathione	氧化型谷胱甘肽
GST	Glutathione S-transferase	谷胱甘肽转硫酶
HBSS	Hank'sbalanced salt solution	Hank's 液
HE	Hematoxylin and eosin	苏木素—伊红
HEPES	4-（2-hydroxyethyl）-1-piperazineethanesulfonic acid	4 - 羟乙基哌嗪乙磺酸
HNE	4-hydroxynonenal	4 - 羟基壬烯酸
HRP	Horseradish peroxidase	辣根过氧化物酶
H_2O_2	Hydrogen peroxide	过氧化氢
ICC	Immunocytochemistry	免疫细胞化学
IEL	Immunoenzyme labelling	免疫酶标

缩写	英文全称	中文名称
IHC	Immunohistochemistry	免疫组织化学
IS PCR	In situ PCR	原位 PCR
KLH	Keyhole limpet hemocyanin	钥孔血蓝蛋白
LAB	Labelled avidin-biotin method	标记抗生物素—生物素法
LCA	Leukocyte common antigen	白细胞共同抗原
LETS	Larger external transformation substance	纤维连接素
LM	Light microscopy	光学显微镜
LMPA	Low melting point agarose	低熔点琼脂糖
MAPK	mitogen-actived protein kinase	丝裂原活化蛋白激酶
MCO	Metal ions in the catalytic oxidation	金属离子催化氧化
MDA	Malondialdehyde	丙二醛
MEM	Minimal essential medium	低限量 Eagle 培养基
MHC antigen	Major histocompatibility complex antigen	主要组织相容性复合体抗
MI	Mitotic index	分裂指数
MMP	Mitochondrial membrane potential	线粒体膜电位
MPO	Myeloperoxidase	髓过氧化物酶
MT	Metallothionein	金属硫蛋白
MTT	Methyl thiazolyl tetrazolium	四甲基偶氮唑蓝
NBT	Nitroblue tetrazolium	氮蓝四唑
NC	Nitrocellulose	硝酸纤维素膜
NMPA	Normal melting point agarose	正常熔点琼脂糖
$O_2^{\cdot-}$	Superoxide anion	超氧阴离子
$^1O_2$	Singlet oxygen	单线态氧
$\cdot OH^-$	Hydroxyl free radicals	羟自由基
8-OHdG	8-hydroxy-2 deoxyguanosine	8－羟基脱氧鸟嘌呤
OS	Oxidativestress	氧化应激
OVA	Ovalbumin	卵白蛋白
PAGE	Polyacryamide gel electrophoresis	聚丙烯酰胺凝胶电泳

缩写	英文全称	中文名称
PAP	Peroxidase-antiperoxidase	辣根过氧化物酶—抗过氧化物酶
PBS	Phosphate buffered saline	磷酸盐缓冲液
PCD	Programmed cell death	细胞程序性死亡
PCNA	Proliferating cell nuclear antigen	增殖细胞核抗原
PCR	Polymerasechain reaction	聚合酶链式反应
PFM	Protein free midium	无蛋白培养基
PI	Propidium iodide	碘化丙啶
PLL	Poly-L-Lysine,	多聚赖氨酸
PMSF	Phenylmethysulfony fluoride	苯甲基磺酰氟
PS	Phosphatidylserine	磷脂酰丝氨酸
PTP	Permeability transition pore	线粒体通透性转换孔
PUFA	Polyunsaturated fatty acid	多不饱和脂肪酸
PVDF	Polyvinylidine difluoride	聚偏二氟乙烯印迹膜
Q-PCR	Quantified PCR	定量 PCR
RPCR	Recombinant PCR	重组 PCR
RAPD	Randomamplification of polymorphic DNA	随机引物扩增多态 DNA
RB	Butyl rhodamine B	四乙基罗丹明
Rh123	Rhodamine123	罗丹明 123
RNS	Reactive nitrogen species	活性氮
ROS	Reactive oxygen species	活性氧
RT-PCR	Reverse transcription PCR	逆转录 PCR
SCE	Sister chromatid exchange	姐妹染色单体交换
SCGE	Single cell gel electrophoresis	单细胞凝胶电泳技术
SDS	Sodium dodecyl sulfat	十二烷基硫酸钠
SFM	Serum free medium	无血清培养基
SOD	Superoxide dismutase	超氧化物歧化酶

缩写	英文全称	中文名称
SP	Streptavidin-perosidase	链霉菌抗生物素蛋白—过氧化物酶连结法
TAC	Tricarboxylic acid cycle	三羧酸循环
TBA	2-thiobarbituric acid	2－硫代巴比妥酸
TCA	Trichloroacetic Acid	三氯乙酸
TEP	1，1，3，3-tetraethoxypropane	四乙氧基丙烷
TEMED	N，N，N′，N′-tetramethylethylenediamine	N，N，N′，N′－四甲基乙二胺
TI	Tail interia	尾惯量
TM	Tail moment	尾矩
TRITC	Tetramethylrhodamine isothiocyanate	四甲基异硫氰酸罗丹明
Trx	Thioredoxin	硫氧还蛋白
UDS	Unscheduled DNA synthesis	非程序 DNA 合成
VWF	Von willebrand factor	血管性血友病因子